AF384625

LA MÉDECINE A BORD

8° Te¹⁸
949

So58403

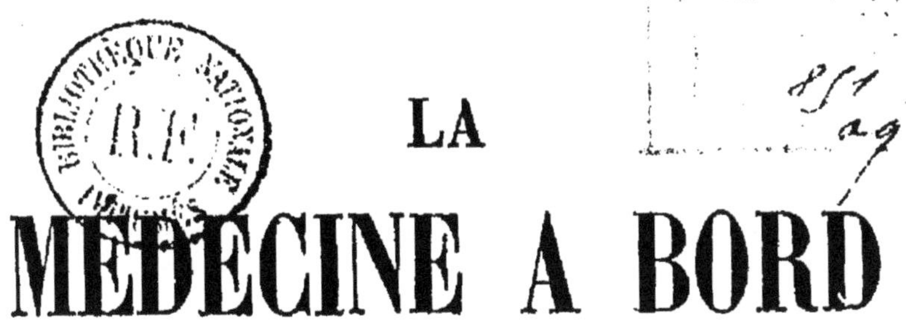

LA MÉDECINE A BORD

NOTES

recueillies au cours de dix-huit années de navigation

PAR

FRANCK CLAIR

Médecin sanitaire maritime

Membre correspondant de la Société de Pathologie exotique
Membre de la Société de Médecine et d'Hygiène tropicales
Médailles d'honneur des épidémies en argent

Ouvrage couronné par l'Académie de Médecine
(Prix Clarens)

———⊞———

PARIS

VIGOT FRÈRES, ÉDITEURS

23, PLACE DE L'ÉCOLE-DE-MÉDECINE

—

1910

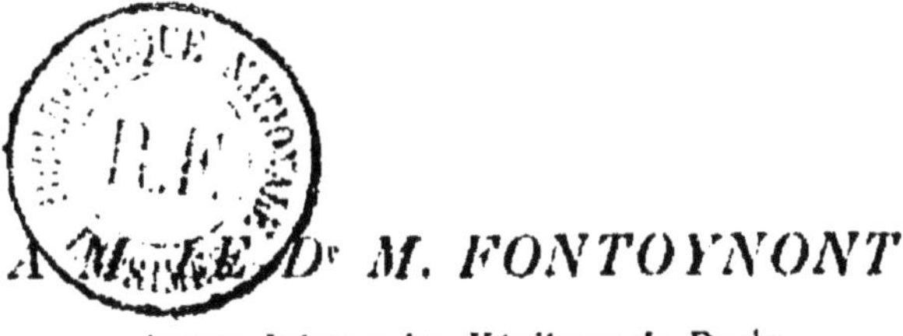

Dᵉ M. FONTOYNONT

Ancien Interne des Hôpitaux de Paris
Directeur de l'École de Médecine de Tananarive.

Mᴏɴ ᴄʜᴇʀ ᴀᴍɪ,

En écrivant votre nom à la première page de ce
livre, je ne puis vous donner qu'un faible témoi-
gnage de gratitude pour votre constante sympathie
à mon égard. Je voudrais aussi vous remercier pour
vos conseils éclairés, pour les notes intéressantes
qu'à maintes reprises vous m'avez généreusement
communiquées. Vous avez bien voulu m'écrire une
délicate préface; je vous en suis profondément
reconnaissant, car ce sera pour ce modeste travail
une précieuse recommandation.

Dʳ F. CLAIR.

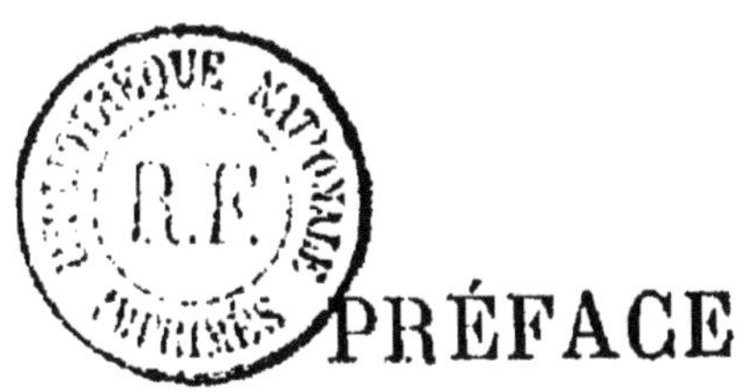

PRÉFACE

Par M. le Dʳ M. Fontoynont

Au passager d'un de nos grands paquebots qui, au soir d'une de ces journées étouffantes des tropiques, ressent avec délices la douce caresse d'une brise légère, pendant que le bruit monotone de la machine doucement l'ensommeille, et aussi à celui qui, affalé sur sa couchette et brisé par l'angoissant mal de mer, se refuse à tout mouvement, à toute pensée, pourrait être dédié ce livre.

Ils songeraient alors que s'ils s'amusent ou se reposent sans souci ni crainte pour leur santé, c'est parce que la présence seule du médecin à côté d'eux suffit à les rassurer, parce qu'ils le savent prêt à venir au moindre appel. Ils y apprendraient combien est active la vie d'un médecin sanitaire maritime, combien sont sérieuses à tout moment ses préoccupations. Et, de fait, si l'on réfléchit aux multiples responsabilités qui incombent au médecin du bord et à la nécessité pour lui de prendre souvent des décisions grosses de conséquences morales et matérielles ; si l'on imagine la diplomatie nécessaire pour tenir la balance égale entre des intérêts multiples et souvent contradictoires, tels ceux des passagers, ceux de la Compagnie ou ceux du personnel navigant, on peut se rendre compte combien est souvent délicate la situation du médecin sanitaire maritime embarqué.

Jamais il n'a été dit aussi exactement ce qu'est et surtout ce que doit être le médecin à bord des navires de commerce. Cependant à l'heure actuelle où l'expansion coloniale de la France augmente de jour en jour, où nos colonies entrent ou vont entrer dans la phase d'exploitation, le problème se pose impérieux.

Le docteur Clair dans ce livre intitulé La Médecine à bord étudie la question sous toutes ses faces, avec d'autant plus de compétence que dix-huit années de navigation ont pu lui montrer tous les avantages et tous les inconvénients de la situation. Il parle en connaissance de cause parce qu'il a fait et refait les voyages des Indes Néerlandaises, du Brésil, d'Australie, de Chine, de Méditerranée; parce qu'il s'est trouvé sur la ligne de Madagascar au moment de l'expédition et par ce fait a dû assumer la grande responsabilité des soins à donner à des milliers de convalescents ou même de mourants, tristes épaves d'une lamentable campagne.

L'exposé détaillé du service médical et la description des installations sanitaires à bord d'un navire; la relation des affections les plus fréquemment observées avec des aperçus souvent nouveaux, sur leur pathogénie, leurs particularités à bord, les méthodes de traitement utilisables dans ce milieu spécial qu'est un navire; un examen judicieux des raisons qui militent en faveur de la création d'un corps de médecins sanitaires maritimes, sous le contrôle direct de l'État avec un projet de réglementation à ce sujet ; des vues très originales sur la façon d'aménager pratiquement l'hôpital, aussi bien sur les anciens que sur les nouveaux paquebots ; enfin tout un chapitre de déontologie médicale appropriée à la vie maritime et coloniale ; tel est le bilan de l'ouvrage.

Ce qui caractérise ce travail, c'est qu'à côté d'idées, de discussions, de théories purement scientifiques, l'auteur a voulu faire œuvre pratique ; qu'il n'a négligé aucun détail, dût-il paraître futile à première vue, de manière à permettre à l'administrateur colonial, à l'officier, au voyageur la lecture utile de son livre. Ils y trouveront nombre de renseignements indispensables pour parer aux premiers accidents.

Le médecin sanitaire ou colonial y puisera des idées souvent nouvelles sur la pathologie exotique.

Les Compagnies de navigation seront à même de comprendre combien grands sont les services que peut et doit leur rendre le médecin du bord, s'il a en mains l'outillage nécessaire.

L'opinion publique, enfin, pourra être juge en toute connaissance de cause de la nécessité qu'il y a à rendre sur les bateaux le médecin indépendant ; à en faire un gardien vigilant de la santé publique ; à l'instituer sur ce prolongement du sol français délégué de l'État, capable, d'une part de protéger l'existence de tous les habitants de la ville flottante, de l'autre de faire appliquer dans toute leur rigueur les lois sanitaires, sauvegarde du pays.

Conçue ainsi que l'entend le docteur Clair, la vie

d'un médecin de bord est pleine d'intérêt ; elle sera un véritable réconfort pour tous ceux qui affrontent les longs voyages, s'en vont au loin pour leur plaisir ou leurs affaires.

Ainsi se trouve dépeint sous son vrai jour le médecin sanitaire maritime tel qu'il est, plein de dévouement et d'abnégation, tel que je devine, malgré lui, à chaque page, l'auteur de ce livre.

Dʳ M. FONTOYNONT.

Tananarive, 15 novembre 1908.

AVANT-PROPOS

Plusieurs milliers de malades ont été soignés par nous sur les lignes des Indes Néerlandaises, du Brésil, d'Australie, de Chine, de Madagascar, de Méditerranée, etc...

Dans de nombreux ports nous avons eu la bonne fortune de rencontrer d'aimables et savants confrères qui nous ont ouvert leurs cliniques, leurs laboratoires, nous facilitant ainsi l'étude des maladies spéciales aux contrées où ils exerçaient.

C'est principalement sur les lignes de l'Océan Indien (Côte Orientale d'Afrique, Madagascar, La Réunion, Maurice) faites pendant huit années consécutives que nous avons pu observer le plus grand nombre de malades. Sur ces lignes que l'expédition de Madagascar (1895-96) rendait particulièrement intéressantes, les paquebots étaient transformés au retour en navires-hôpitaux. Outre Madagascar en effet, la Réunion, les Comores, Zanzibar où s'embarquaient les Anglais venant de l'Ouganda et les Allemands de Dar-es-Salam, Djibouti d'où partaient les Italiens employés au chemin de fer du Harrar, toutes ces autres escales enfin, nous donnaient un certain nombre de grands malades, qu'il importait d'éloigner par les voies les plus rapides du milieu où ils avaient contracté leur maladie. Aussi ne devra-t-on pas nous taxer d'exagération quand nous dirons qu'ayant toujours dû à lui seul assurer le service avec des ressources très limitées, le médecin du bord a eu quelquefois à remplir une tâche au-dessus de ses forces.

Nous avons divisé ce travail en deux parties.

La première comprend :

I. L'exposé détaillé du fonctionnement du service médical et la description de nos installations sanitaires à bord d'un navire et plus spécialement pendant la campagne de Madagascar.

II. La relation des diverses affections observées le plus fréquemment par nous sur les bateaux ; la description de quelques autres rencontrées plus rarement ; les méthodes de traitement peu compliquées qui nous ont donné les meilleurs résultats pratiques.

La deuxième partie comprend :

I. Un projet de règlement pour la création d'un corps de médecins sanitaires maritimes sous le contrôle direct de l'État.

II. Un aperçu du rôle et des devoirs du médecin à bord d'un navire.

III. Un projet d'installations hospitalières sur les paquebots.

IV. L'établissement de nomenclatures aussi complètes que possible, de médicaments, d'objets de pansement, d'instruments de chirurgie et de divers articles du matériel indispensable pour les recherches bactériologiques.

V. Dans les derniers chapitres nous nous attachons a démontrer combien serait nécessaire la création d'un nouveau corps de médecins sanitaires maritimes et quels réels avantages, il en résulterait pour tout le monde ; enfin nous terminons par quelques mots de déontologie médicale.

Une modeste expérience, acquise au cours de longues années de navigation, nous a permis de relater des faits, qui certes ne sont pas nouveaux et dont l'exposé ne se présentera pas sous une forme très scientifique. La bienveillante approbation de maîtres éminents, dont l'opinion fait autorité en matière sanitaire, nous a néanmoins encouragé à entreprendre ce travail auquel on voudra bien, nous l'espérons, accorder à défaut d'autre mérite, celui d'être d'une entière sincérité.

Enfin, si en faisant mieux connaître la petite corporation des médecins sanitaires maritimes, nous avons réussi à attirer sur elle une sympathique attention, notre but aura été atteint, notre effort n'aura pas été inutile.

F. CLAIR.

En mer, le 8 Janvier 1909.

LA MÉDECINE A BORD

PREMIÈRE PARTIE

I

LE SERVICE MÉDICAL A BORD

Lignes de navigation. — Parmi les principales lignes françaises de navigation sur lesquelles on rapatrie le plus grand nombre de malades, il faut citer celles de Madagascar et de Chine (1) ; cette dernière surtout très chargée, car notre colonie d'Indo-Chine, prenant chaque jour plus d'importance, occupe des fonctionnaires et des colons de plus en plus nombreux.

Avec les paquebots en service actuellement, la traversée entre Saïgon et Marseille est de vingt-cinq jours. Aussi pendant le séjour des malades à bord, le médecin peut à loisir les observer, instituer un traitement, en enregistrer les effets. Sur la ligne de

(1) Au point de vue médical, ces deux lignes offrent un réel intérêt. Au cours de ce travail nous nous occuperons plus spécialement d'elles.

1

Madagascar les passagers sont transportés de Diego Suarez en France en dix-neuf ou vingt-cinq jours, selon les itinéraires suivis (1). Cette différence dans la durée du voyage avait son importance en 1895-96. Il en résultait presque toujours une mortalité moins élevée sur le courrier direct, car le gain de quelques journées sur une traversée pénible n'était pas indifférent, quand il s'agissait de passagers embarqués dans un tel état de cachexie que quelques-uns mouraient sur les chalands qui les avaient amenés le long du bord. Si l'on ajoute à cela que le séjour dans les escales est très mal supporté par les malades privés de la brise due à la vitesse du navire, on conçoit aisément que quand ils ont le choix, les passagers préfèrent prendre le courrier direct. Nous devous signaler également la situation fâcheuse dans laquelle le mal de mer met la plupart des convalescents à leur retour en France à l'époque de la mousson de S. O. (Mai-octobre) dans l'Océan Indien ; quant à la Méditerranée elle est généralement très dure en hiver. Ces convalescents, déprimés moralement et physiquement, sont alors atteints d'embarras gastrique. Chez certains d'entre eux nous voyons reparaître le paludisme, la dysenterie ; cette dernière complication est particulièrement funeste à bord pour les malades rapatriés.

Températures. — La Méditerranée et la mer Rouge présentent au cours de l'année, au point de vue de la température, de notables différences, surtout cette

(1) Sur la ligne d'Australie les passagers restent quarante-cinq jours sur le navire (Nouméa-Marseille).

dernière dont la traversée, supportable d'octobre à mai, est quelquefois meurtrière aux autres mois de l'année. Dans la Méditerranée il nous est arrivé de trouver en hiver quelques degrés seulement au-dessus de zéro. La température moyenne des parages traversés oscille entre 23° et 29° dès que l'on a dépassé Aden pour faire route dans le Sud. Dans l'Est la chaleur (28° à 32°) ne se fait sentir d'une façon à peu près uniforme, pendant la traversée, que jusqu'à Saïgon, le froid pouvant être assez rigoureux dans les mers de Chine et du Japon.

Ces variations considérables de température peuvent avoir sur certaines affections la plus grave influence. Ajoutons que dans quelques parages, Océan Indien, détroit de Malacca, côtes d'Indo-Chine, la chaleur est d'autant plus difficile à supporter que l'état hygrométrique de l'air augmente.

Ravitaillement. — Il n'est pas toujours facile de se procurer dans chaque escale certains aliments réservés plus spécialement aux malades. Le lait concentré sucré dont on fait une abondante consommation finit par n'être plus accepté qu'avec répugnance ; or sur les navires dépourvus de chambres frigorifiques spacieuses, il ne faut pas compter trouver du lait naturel. Quant aux œufs, les procédés de conservation leur communiquent un goût désagréable qui s'accentue avec la chaleur et finit par les rendre impropres à la consommation. Si nous mentionnons le fait, c'est que le refus absolu de boire le lait concentré nous a mis quelquefois dans la pénible nécessité de débarquer certains malades dans le premier hôpital où ils ont pu suivre dans de meilleures conditions le traitement indiqué. Il y a quelques années, ces difficultés s'étaient aggravées par l'apparition de la peste à Maurice, à la Réunion, à Madagascar, en Égypte. Désireux de communiquer avec certains ports indemnes, les navires se mettaient d'eux-mêmes en quarantaine dans les escales où existait la maladie. Or pour pouvoir certifier que ces navires n'avaient réellement pas communiqué, les autorités sanitaires locales s'opposaient à l'introduction à bord des provenances de ces pays contaminés où l'on était cependant dans l'obligation absolue de s'approvisionner. Actuellement, grâce à une plus large interprétation des règlements sanitaires, cette fâcheuse situation s'est bien améliorée.

Hôpital de bord. — Sur les bateaux de Madagascar est installé à tribord-avant une cabine-hôpital de douze couchettes. Elle est malheureusement trop étroite et l'air n'y circule pas suffisamment. Bien souvent, la grande quantité de passagers de pont se tenant sur le gaillard d'avant et quelquefois aussi l'état de la mer, nécessitent la fermeture des petits panneaux vitrés permettant le renouvellement de l'air par en haut. L'exiguïté de ce local est telle, qu'il n'est pas facile de se mouvoir entre les deux rangées de couchettes superposées deux par deux et ce n'est que malaisément qu'on peut se livrer à une intervention quelconque sur les malades. A notre arrivée à bord nous avons fait supprimer, dans cet hôpital, la sparterie et le linoléum que les malades peu soucieux de la propreté ou trop faibles pour utiliser les récipients mis à leur disposition, souillaient à chaque instant. Le sol simplement cimenté présentait une légère inclinaison pour l'écoulement par les dalots, de l'eau des fréquents lavages. Il convient de donner une particulière attention à ces mesures d'hygiène, surtout dans les faux ponts où sont disposées les couchettes de passagers rapatriés ou se rendant aux Colonies.

Faux ponts. — Suivant les besoins du service, il est possible à bord des bateaux en service actuellement de mettre environ 400 couchettes à la disposition des marins ou soldats passagers. Ces faux ponts doivent être l'objet d'une visite quotidienne de la part du médecin. Sous la surveillance des gradés on organisera dès le lendemain du départ le service de propreté. En 1895 sur la ligne de Madagascar l'installation de ce service était de nécessité absolue. Il n'est pas inutile en effet de rappeler que les cachectiques paludéens souillaient journellement leur literie, leurs vêtements (1) et que nous dûmes procéder sur eux à de grands lavages corporels suivis de la désinfection du sol au moyen d'une solution phéniquée forte bouillante.

Les malades étant appelés à faire un long séjour à bord, la question du couchage n'est pas négligeable. On attribuera aux plus valides les couchettes supérieures qu'il serait difficile à un fiévreux de quitter ou de regagner. Celles situées autour des panneaux de cale par lesquels les faux ponts reçoivent princi-

(1) Dans les faux ponts il n'est pas délivré de draps aux passagers.

palement l'air et la lumière, seront données à ceux dont l'état de santé nécessite une surveillance plus directe; enfin l'hôpital et les cabines disponibles seront réservés aux hommes trop faibles pour se servir des échelles assez raides donnant accès dans les faux ponts.

Il faut reconnaître qu'en 1895-96, les installations réservées aux troupes sur les navires affrétés laissaient à désirer. Le bateau amarré dans le port, les faux ponts lavés, balayés, vides de passagers, tous les hublots ouverts, la commission de surveillance arrivait, faisait une visite rapide et se déclarait satisfaite. Le navire à la mer, l'aspect de ces faux ponts changeait totalement. Deux ou trois cents hommes y étaient alors entassés, les hublots naguère ouverts restaient désormais fermés, situés qu'ils sont très peu au dessus de la flottaison. Au voyage de retour en France, la situation s'aggravait de ce que l'on avait affaire, non à des hommes valides, mais bien à de grands malades. Ajoutons qu'à cette époque les couchettes étaient disposées sur trois rangées superposées. Le fait s'observe du reste encore quelquefois à bord de certains bateaux où l'on cherche à réserver dans les faux ponts le plus de place possible aux marchandises. Il serait à souhaiter que l'on s'opposât énergiquement au retour de ces fâcheux errements, car le passager placé dans la couchette la plus élevée, la tête peu éloignée du pont en fer est exposé au coup de chaleur dans ces locaux, où règne la plupart du temps une température insupportable. En 1895 pour soigner un homme dans la couchette supérieure, le médecin devait se faire suivre d'un aide porteur d'une petite échelle sur laquelle, se tenant tant bien que mal en équilibre, il lui fallait examiner le malade, pratiquer une injection, faire un pansement.

Au voyage d'aller les passagers alités sont relativement rares et le médecin a moins à intervenir. Son service se bornera le plus souvent à faire observer autant que possible les mesures de prophylaxie et les règles d'hygiène courante. Dans cette partie de son rôle, il a néanmoins de quoi occuper son activité, surtout quand, sur le bateau, se trouvent réunies huit à neuf cents personnes et qu'il faut les vacciner, ce qui nous est arrivé plusieurs fois.

Douches. — Quand les passagers de pont sont en nombre considérable, une installation faite au moyen de prélarts permet à plusieurs individus à la fois de se doucher. Du centre de la toile formant la partie supérieure de cet abri, coule un fort jet d'eau amené par une manche à eau. Il serait préférable que cette eau fût en moins grande quantité et que ce fût de l'eau douce, car l'eau de mer n'est d'aucune utilité pour les lavages corporels, est même nuisible quand les bourbouilles ont fait leur apparition.

Appareils à désinfection. — Il serait à désirer qu'il y eût sur tout navire faisant de longs voyages une étuve à désinfection par l'action de la vapeur sous pression, avec batteries chauffantes intérieures. De même deux pulvérisateurs à pompe devraient y être réglementaires, car ces appareils fournissent un bon moyen de désinfection. Il sera prudent toutefois de s'assurer, avant le départ de France, qu'ils fonctionnent bien, car souvent les rondelles en caoutchouc se désagrègent, l'embout par où s'échappe le liquide pulvérisé manque, et quand on a besoin de l'appareil il est hors de service. Le médecin devra s'attacher à bien connaître le fonctionnement de l'étuve. Cette connaissance lui sera utile pour surveiller les agissements du chauffeur auquel on confie ordinairement l'opération de la désinfection. Pour gagner du temps ce dernier ne fait pas les *décompressions* (1), nécessaires, destinées à expulser l'air contenu dans l'appareil, et dont la présence fausse les indications du manomètre. Le linge est souvent rendu non désinfecté et humide. Au voyage de retour, la veille de l'arrivée en France et aussi quand il y a nécessité, nous faisons désinfecter soigneusement en notre présence le linge des malades, la literie de l'hôpital; quant au linge sale des hommes de l'équipage et des passagers, outre qu'on ne peut se le faire délivrer qu'avec les plus grandes difficultés, sa désinfection ne sert à rien car le peu qui a passé par l'étuve est immédiatement mélangé dans les sacs et les malles avec celui qui n'a pas été désinfecté. Au lieu de mettre la plus mauvaise volonté dans la livraison de ce linge, les passagers et l'équipage devraient comprendre qu'ils ont tout intérêt à utiliser gratuitement l'étuve après un long séjour sur le bateau. Personnellement nous ne manquons jamais à chaque voyage de retour de profiter de cette étuve, tout au moins pour débarrasser notre linge sale des insectes

(1) Ouvrir et fermer à diverses reprises le robinet d'échappement de vapeur.

qui pullulent principalement sur les bateaux vieux et naviguant presque continuellement dans les mers équatoriales. Une pratique recommandable, car elle faciliterait les opérations, consisterait à faire désinfecter chaque semaine au voyage de retour le linge sale du bord qui ne serait plus manipulé alors que pour être débarqué à l'arrivée au port d'attache. On l'enfermerait dans des sacs solides, placés dans des soutes bien closes et à l'abri des rats.

Eau potable. — Il existe plusieurs moyens de se procurer l'eau potable. Ou bien le navire accoste un quai sur lequel se trouvent des prises d'eau, ou bien on envoie à bord l'eau de bateaux citernes qui viennent se ranger le long du bord. Cette provision épuisée, on fabrique en cours de route de l'eau distillée. Pour cela on se sert d'une chaudière (1) ou bouilleur dans laquelle on introduit de l'eau de mer pure, d'un condenseur (2) où l'on évacue cette vapeur à la pression de un kilo, enfin d'un aérateur placé entre le bouilleur et le condenseur et que la vapeur traverse en entraînant de l'air.

La transformation en vapeur augmente le degré de saturation de cette eau maintenue toujours au même niveau par nouvelle addition d'eau de mer, aussi à 3 degrés au pèse-sel on laisse s'écouler une partie de cette eau saturée. L'eau distillée obtenue se rend au filtre (gravier, noir animal, sable) de là aux

---

(1) Lorsque de grandes quantités d'eau sont nécessaires on peut utiliser la chaudière auxiliaire située sur le pont sans dépasser 1 k. 60 de pression pour éviter les incrustations.

(2) Appareil « Perroy ».

caisses à eau où elle est livrée à la consommation. Elle est reconnue d'une digestion difficile, aussi on remédie à cet inconvénient en ne l'utilisant que pour diluer le lait concentré ou préparer les infusions quand elle est destinée aux malades. Sur les bateaux desservant actuellement les lignes de Chine et de Madagascar, on peut distiller dix à douze tonnes d'eau dans les vingt-quatre heures. Le même tuyautage sert à envoyer dans les caisses à eau l'eau distillée par la machine et l'eau douce dont on s'approvisionne dans les escales. Or, on devrait exiger que l'appareil servant à fabriquer l'eau distillée à bord soit muni d'un tuyautage indépendant, se rendant à des caisses où l'on n'introduirait que de l'eau distillée. C'est ainsi que l'on procède en général à bord des navires de guerre et cette sage mesure donne les meilleurs résultats. Ce qui se passe actuellement sur les navires de commerce mérite d'être signalé à l'attention des hygiénistes. La citerne où l'on se fournit habituellement d'eau potable est un bateau sur lequel sont placées plusieurs caisses en fer formant compartiments. Aucune surveillance n'est exercée au moment où l'on fait le plein de ces caisses confiées ordinairement à des gardiens indigènes pour lesquels toute idée de propreté est lettre morte, et qui souvent, négligeant de les fermer, les laissent exposées à recevoir les ordures et l'eau sale qui tombent le long du bord. A tout moment les gardiens y puisent au moyen d'un récipient quelconque, et après avoir bu à même ces récipients en rejettent le contenu dans la citerne. Or les navires s'approvisionnent à peu près partout ainsi d'eau potablo, sauf à Aden où l'on ne trouve que de l'eau distillée dont le prix de revient est relativement élevé.

Visite médicale journalière. — A huit heures du matin l'infirmier sonne la visite. On commence par l'équipage que le service réclame ailleurs. Les soldats non alités descendent à la salle de consultation où ils sont examinés d'après une liste dressée par le sous-officier de service. Leur nom est inscrit sur le *Cahier de visite des malades* avec en regard le diagnostic et la médication prescrite. La distribution des remèdes a lieu devant l'hôpital à dix heures du matin. Faisons remarquer en passant que sur la ligne de Chine, à bord des bateaux affrétés, le médecin militaire convoyeur dispose pour une moyenne de cinquante alités, de deux infirmiers européens gradés, de deux infirmiers annamites très expérimentés, d'un nombre indéfini de soldats chargés de la propreté de l'hôpital. Or en 1895-96, sur la ligne de Madagascar, à bord des bateaux de la Cⁱᵒ des Messageries Maritimes, le médecin assurait seul le service (1). Il se double en plus d'un pharmacien (2), et cette seconde fonction était loin d'être une sinécure quand il s'agissait de distribuer chaque matin des médicaments à soixante ou quatre-vingts malades. Au plus fort des rapatriements de Madagascar, les

(1) Il en est du reste toujours ainsi sur la ligne de Madagascar et sur les courriers rapides de la ligne de Chine et d'Australie.

(2) Il faudrait être aussi quelque peu vétérinaire, car il arrive qu'on est consulté pour un chien malade. Comment le médecin devra-t-il accueillir pareille démarche ? En cette occurrence le mieux est de s'inspirer des circonstances.

commandants de place à Majunga, Tamatave, Diego-Suarez nous avaient bien autorisé à choisir des infirmiers parmi les hommes valides, mais le navire était à peine sorti du port que les hommes désignés se déclaraient malades et refusaient tout service. Cette pénurie d'aides a rendu assez pénibles nos premiers voyages sur cette ligne, mais après les tâtonnements inévitables du début, nous sommes arrivé à dresser un petit personnel qui, une fois au courant du service nous a été d'un précieux secours.

En règle générale, toutes les fois que la chose est possible, le malade prend en présence du médecin le médicament qui lui est destiné, et c'est là une pratique indispensable si l'on veut faire œuvre utile, car il faut compter avec l'insouciance du malade, laquelle rend bien souvent illusoires les efforts du médecin. Fréquemment nous trouvons intacts les potions, les cachets, dissimulés sous la paillasse ou le traversin. Ce sont surtout les malades atteints d'affections intestinales qui évitent de consulter dans la crainte d'être soumis à un régime sévère. En 1895 nous avons eu de ce fait à enregistrer d'assez nombreux décès que l'impossibilité de toute surveillance ne nous a pas permis d'éviter.

Le service journalier se continue par la visite des malades de l'hôpital et des passagers alités de toutes classes.

Situation des malades rapatriés en 1895-96 — Situation actuelle. — En 1895, à certaines traversées de retour en France, nous avons eu un nombre relativement élevé de décès. Tout en conservant les corps le moins longtemps possible, nous procédions de préférence de nuit aux immersions de façon à attirer le moins possible l'attention des malades. Ces décès étaient presque inévitables, car on avait mis le médecin dans l'obligation d'accepter tous les rapatriés sauf ceux atteints d'affections contagieuses graves ; on voulait leur donner par un prompt départ la seule chance qui leur restait de recouvrer la santé.

On se figure l'aspect que donnait aux navires affectés à ce service la présence de plusieurs centaines de malades dont quelques-uns mouraient dans le court trajet de la terre au bateau. C'est parmi les jeunes soldats que nous avons eu le plus de décès. Il nous est arrivé de soigner sur les paquebots des hommes qui n'avaient pas six mois de séjour dans l'île et dont le rapatriement avait été néanmoins jugé indispensable. Pour comprendre qu'il ne pouvait en être autrement, il faut avoir constaté sur place les résultats navrants des fautes commises pendant cette désastreuse expédition.

Il n'était pas rare de rencontrer de nombreux soldats, un béret sur la tête, errant aux heures les plus chaudes de la journée dans les rues de Majunga et le soir se répandant dans les buvettes installées par d'infâmes mercantis avant l'arrivée des troupes sans que jamais aucune mesure énergique n'ait été prise pour faire fermer ces établissements où l'on empoisonnait nos soldats. Rentrés le soir dans des baraquements insalubres, sous des tentes dressées à la hâte, les hommes, accablés par la chaleur, dévorés par des nuées de moustiques ne pouvaient prendre aucun repos. Le lendemain ils avaient à satisfaire aux exigences de la vie militaire d'Europe, transportée sans discernement dans ces pays malsains où les travaux de terrassement ne leur furent même pas épargnés. Aussi le résultat ne se fit pas attendre et dans une expédition où nous n'eûmes pas vingt hommes tués au feu, il fut un moment où l'on n'arrivait pas à enterrer les cadavres. De plus, c'est par centaines qu'il faudrait compter les décès survenus sur les bateaux rentrant en France et dans les hôpitaux où l'on semait les moribonds. A Zanzibar et à Suez on pourrait à cet égard fournir des chiffres éloquents. Chacun sait cela en France, on n'ignore pas non plus les autres causes encore plus stupéfiantes de ce terrible désastre, mais cela n'a servi, ne servira à rien, et il faut se borner à souhaiter que jamais plus nous n'entreprenions d'expéditions lointaines avec des chefs et des troupes non préparés par un long entraînement à l'existence spéciale des colonies. Nous avons constaté en effet que très peu des survivants du 200me de ligne, du 40me bataillon de chasseurs à pied et des compagnies du génie ont pu aller jusqu'au terme du voyage. L'infanterie de marine a mieux résisté, mieux encore la légion étrangère, enfin les compagnies de tirailleurs haoussas et sénégalais figurent à peine dans notre statistique des décès survenus en mer. Quant aux métis, ils payent au paludisme un tribut aussi lourd que l'Européen. Quelques-uns à la vérité ont acquis par un long séjour dans le pays une certaine accoutumance, mais un changement de climat et des conditions nouvelles d'existence la leur font perdre rapidement; de plus, la plupart d'entre eux n'offrent aucune résistance à la fatigue, aussi le recrutement fournit-il des contingents sur lesquels il serait imprudent de compter en campagne.

On a beaucoup critiqué les rapatriements en masse. Il faut songer que chez les malades l'espoir de revoir la France produisait un effet moral excellent qu'on aurait eu tort de négliger. Il suffisait pour s'en convaincre d'aller les visiter dans les baraquements où ils étaient hospitalisés à Majunga. Le bateau apparaissait à ces malheureux comme un petit coin de la France; ils avaient pensé si souvent au jour où ils s'y trouveraient, que par le seul fait d'être embarqués ils se considéraient comme parvenus au terme des souffrances endurées. Beaucoup durant la traversée se sont ainsi raccrochés à l'existence; aussi en cours de route nous ne débarquions que ceux dont la fin n'était plus qu'une question d'heures, ménageant ainsi aux familles la consolation de savoir que le corps de leur parent n'avait pas été immergé.

Actuellement une meilleure organisation des services hospitaliers, la diminution considérable des effectifs ont bien modifié la situation qui ne nécessite plus de la part du médecin la même dépense d'activité. Avant l'embarquement, les malades présentés par le médecin traitant, passent devant le Conseil de Santé de la colonie. Nous recevons des listes portant en regard du nom, le diagnostic, l'état de santé actuel, quelques indications thérapeutiques, renseignements qui facilitent notre tâche dans une large mesure. En dehors de quelques rares officiers, soldats ou passagers civils qu'on fait partir dans l'espoir d'une réaction favorable, nous ne recevons plus guère que des convalescents pour la plupart en état de supporter heureusement les fatigues du voyage. Toutefois nous avons constaté que vers le milieu de la traversée, alors que s'est atténuée la joie des premiers jours, le malade se laisse aller au découragement, la santé ne revient pas assez vite, la France est encore bien loin. C'est malheureusement dans ces fâcheuses dispositions que, suivant l'expression des marins, il lui faudra *étaler* pendant le dur passage de la mer Rouge. En 1895-96 quelques suicides ont été constatés qui donnent bien la mesure de ce profond découragement. Signalons aussi ce fait, que dès le départ, le convalescent se livre presque toujours à des excès de nourriture et de boisson; excès particulièrement désastreux surtout chez les passagers de quatrième classe qui, à peine sortis de l'hôpital, auraient besoin d'un tout autre régime que celui auquel ils ont droit; suivant une coutume très regrettable, on rapatrie ces convalescents comme passagers de pont, sachant très bien qu'à bord s'ils sont malades, on n'hésitera pas à leur accorder les avantages de la classe supérieure. Nous voyons fréquemment reparaître les accès de fièvre, les diarrhées, enfin différents accidents qui prennent rapidement un caractère de gravité extrême chez ces individus dont l'organisme, miné par le paludisme, la dysenterie, n'offre plus qu'un minimum de résistance.

Il est malheureusement impossible de remédier à cet état de chose, entretenu par la très grande difficulté de la surveillance et la facilité qu'ont les malades de se procurer tout ce dont ils ont envie, grâce à la complaisance coupable de leurs camarades.

On nous a confié au départ des convalescents: peu de jours après nous avons à soigner de grands malades.

Décès — Immersions. — Bien souvent on est obligé de procéder à l'immersion des corps avant les délais réglementaires. Il faut tenir compte de la putréfaction rapide des cadavres dans des parages où la température dépasse souvent 35°. Il ne serait pas sans inconvénient de conserver 24 heures le corps d'un passager décédé à la suite d'un longuee maladie.

Quand un décès se produit il sera bon de prier les médecins passagers de vouloir bien le constater. Récemment, M. le docteur Icard a fait connaître un procédé qui fournit un bon signe de la mort réelle. Le voici succinctement décrit : Introduire dans l'une des narines, à cinq ou six centimètres de profondeur une bandelette de papier trempé dans une solution d'acétate neutre de plomb et enroulée sur un fil de fer. Boucher l'autre narine en appliquant exactement dessus une petite bande du même papier. Au besoin une pièce d'argent ou de cuivre bien décapée pourra rendre le même service. Le papier et l'argent prennent une teinte noire, le cuivre une teinte noire à reflets irisés dus à la production de gaz sulfureux dans le poumon (1).

Dans quelques cas, très rares à la vérité, et quand il s'agissait d'un petit enfant, nous avons, avec l'assentiment du Commandant, consenti à embaumer le

(1) Utiliser également le procédé à la fluorescine en injectiou hypodermique, surtout si aucun confrère ne se trouve à bord.

corps en observant le mieux possible les règles prescrites. Tous les viscères enlevés, on pourra injecter la solution suivante :

Sublimé corrosif.	20 gr.
Glycérine.	
Essence de térébenthine.	àà 200 —
Alcool à 90°.	
Formol (sol. alcool à 10 p. 100) . . .	àà 300 —
Carmin	Q. S.

Ce liquide sera introduit superficiellement et profondément dans l'épaisseur des masses musculaires et un peu partout par de multiples injections, faites avec une seringue tout en verre de la contenance de dix à vingt centimètres cubes, munie d'une aiguille en platine iridié de sept à huit centimètres de longueur. A défaut de seringue de Luer, on pourra utiliser une seringue en ébonite, sur laquelle on adaptera l'aiguille au moyen d'un embout métallique.

Avant de refermer les cavités débarrassées des viscères on pourra les remplir exactement d'étoupe largement imbibée du liquide conservateur.

Cette opération d'embaumement est à la vérité, surtout par gros temps, assez pénible, mais on nous a toujours témoigné une si réelle gratitude que nous n'avons pas regretté notre peine.

La cabine dans laquelle a séjourné un malade, où est mort un passager est désinfectée dans le plus bref délai. A l'arrivée à Marseille elle est repeinte à neuf sur la demande du commissaire auquel le médecin aura soin de remettre un état concernant les locaux contaminés.

Conclusions. — Quelques conclusions semblent

se dégager d'elles-mêmes des faits exposés dans les pages précédentes.

I. Nécessité absolue pour le médecin d'être secondé par un infirmier de profession. A l'heure actuelle sur les bateaux on a presque toujours affaire à des individus ignorants, paresseux, indignes du rôle d'infirmier.

II. Le médecin devra avoir à sa disposition des cabines-hôpital spacieuses, une pour les hommes, une pour les femmes ; de plus une disposition spéciale permettra de ménager dans cette dernière une installation suffisamment pratique pour permettre de faire un accouchement. Toutes ces cabines devront être disposées de façon à ce que le médecin puisse en attendant le débarquement soigner un malade gravement atteint, faire dans de bonnes conditions d'asepsie et d'éclairage les opérations urgentes qui peuvent se présenter.

III. Il devra exister sur tous les bateaux un local spécial où l'on pourra isoler momentanément un ou plusieurs malades. Ce sera l'hôpital volant au sujet duquel nous reviendrons plus loin avec quelques détails. (V. p. 3o3.)

IV. D'importantes modifications devront être apportées à la composition de la boîte de chirurgie qui ne répond plus aux nécessités de la pratique chirurgicale actuelle. La nomenclature des médicaments, ustensiles et objets de pansement, devra être soigneusement revisée.

Toutes ces questions, ainsi que quelques autres de non moindre importance, seront traitées en détail dans la deuxième partie de ce travail.

II

EXPOSÉ SUCCINCT DES DIFFÉRENTES
AFFECTIONS SOIGNÉES A BORD

Tout d'abord, nous croyons indispensable d'établir une fois pour toutes que sur certaines lignes (Chine, Madagascar, Côte occidentale d'Afrique) on rapatrie de grands malades. Il est bien certain que si le médecin se désintéresse de sa profession, le passager découragé évitera ou cessera de le consulter, s'arrangera pour arriver tant bien que mal au terme du voyage. Vous entendez dire souvent que les médecins ne s'occupent nullement de leur service à bord, et qu'il ne peut vous arriver rien de plus fâcheux que d'être malade sur un bateau. Ces appréciations peu flatteuses représentent malheureusement l'opinion de la grande majorité des passagers à l'égard du médecin navigant. Elles sont peu faites pour l'aider à supporter les misères d'une existence dont le public indifférent ne voit que les côtés agréables.

Notre intention n'est pas de rééditer ici ce que chacun pourra trouver dans les traités de médecine, de refaire mal dans ces notes ce qui a été déjà bien fait ailleurs. Nous voulons seulement exposer aussi brièvement que possible les observations un peu particulières que nous avons recueillies au cours de dix-huit années de navigation, décrire parmi les méthodes indiquées par les maîtres, celles qui étant les moins compliquées nous ont permis d'obtenir à la mer les meilleurs résultats. Nous avons cru pouvoir indiquer aussi quelques formules personnelles que nous a suggérées la modeste expérience d'une longue pratique à la mer, et dans lesquelles nous nous sommes attaché à ne faire figurer que les médicaments existant dans la nomenclature établie à la deuxième partie de ce travail (1).

Pour ce qui a trait plus particulièrement à la chirurgie, il reste bien entendu qu'il n'est pas question de faire à bord de grandes opérations. Toutefois des complications peuvent survenir. Débarquera-t-on brutalement, laissera-t-on sans soins pendant près d'un mois un malheureux passager qui a pris le bateau pour aller consulter un spécialiste ou demander à un climat plus favorable le rétablissement de sa santé ?

De plus, alors que l'escale la plus rapprochée est encore éloignée (Colombo-Fremantle, dix jours de traversée à une vitesse de quatorze nœuds), il peut se présenter telle circonstance où il y ait urgence

(1) Sans doute, il eût été préférable d'apporter une plus grande variété dans ces formules, mais il ne faut pas oublier que les ressources sont forcément limitées à bord d'un bateau. Il arrive fréquemment que, sans tenir compte de ces conditions spéciales, sans même daigner consulter le médecin du bord, des passagers lui envoient par les gens de service des ordonnances à exécuter et se fâchent si on ne peut les satisfaire.

absolue à intervenir : écrasement d'un membre, abcès rétro-pharyngien, corps étrangers du larynx, glaucome aigu, enclavement de l'iris, suite d'une blessure de l'œil, plaie pénétrante de poitrine, etc... Dans ces cas, quoique réduit à ses propres ressources, ressources limitées certes, le médecin ne devra jamais être pris au dépourvu. Il lui faudra tout d'abord discuter avec les confrères passagers l'opportunité d'une intervention et se faire aider par eux, car, malgré l'urgence opératoire, les soins apportés à cette intervention, il se trouvera toujours des gens heureux de tromper leur désœuvrement en critiquant la conduite du médecin, si le malade vient à succomber. Aussi souvent dans des cas graves, malgré l'appui sympathique de confrères passagers, nous avons préféré ne pas intervenir, ou ne l'avons fait qu'à la dernière extrémité.

En somme, avec des moyens d'une grande simplicité, un modeste arsenal chirurgical, dans des conditions suffisantes d'asepsie, le médecin peut, à bord, favorisé par la pureté de l'air marin, obtenir d'excellents résultats avec la chirurgie conservatrice, pratiquer un certain nombre de petites interventions. Il rendra service aux malades, évitera aux Compagnies de navigation les frais inutiles et parfois considérables qui leur incombent quand, peu soucieux d'intervenir pour diverses raisons, il décide l'envoi du malade à l'hôpital ou l'adresse à un spécialiste, négligeant ainsi une occasion de se faire mieux apprécier dans le milieu où il est appelé à vivre, petite satisfaction d'amour-propre qu'il aurait tort de mépriser.

Accouchement. — Il arrive que certaines passagères prennent le paquebot désireuses de rentrer en Europe ou dans la colonie pour faire leurs couches, mais soit qu'il y ait eu erreur sur l'époque présumée de cet événement, soit que le départ ait été impératif, soit enfin que le mal de mer, une chute... aient provoqué l'accouchement prématuré, le médecin peut être appelé à donner ses soins. Cela arrive plus spécialement avec les émigrantes. Or, l'intervention médicale pourra s'effectuer dans des conditions particulièrement difficiles, la plupart des bateaux n'ayant aucun local utilisable pour pratiquer un accouchement, de plus la mer pourra être très dure (1).

Si le roulis et le tangage ne sont pas trop violents, comme les couchettes sont généralement fixées par deux de leurs côtés aux cloisons de la cabine, il y aura avantage à installer un lit de fortune solidement amarré, autour duquel le médecin et ses aides pourront librement circuler.

Supprimer dans la cabine tout objet inutile. Autant que possible préparer à l'avance : forceps, canules en ébonite à bout olivaire et à ouvertures latérales (2), ciseaux droits et courbes, pince longuette à cinq griffes, pince à mors plats, pinces de Kocher, aiguilles à sutures variées, très courbes, sondes de Nélaton,

(1) Nous avons souvenir de certain accouchement pratiqué avec le concours du D' Gauthier, médecin-major des troupes coloniales, dans une étroite cabine où le roulis et le tangage nous obligeaient à nous raccrocher un peu partout. Nous ne pûmes éviter une déchirure de périnée, heureusement sans gravité.

(2) La canule en ébonite doit toujours être employée de préférence à celle en verre qu'on risque de briser.

fil d'Alsace très fort, catgut, pince à traction de la langue. Certains de ces objets placés dans une poissonnière remplie d'eau bouillante seront tout d'abord débarrassés des corps gras destinés à les préserver de la rouille, puis stérilisés en les laissant durant trente minutes dans l'eau en ébullition contenant : borate de soude 2 p. 100, glycérine 60 p. 1.000.

Il faudra tenir prêts en outre :

Une toile cirée blanche pour protéger le matelas (de préférence en fibres de coco).

Un bassin à fond plat.

Un bock à injection avec tube en caoutchouc de deux mètres et robinet.

Un bain de siège (pour un bain à 38°, dans lequel on débarrassera de tout enduit gras le corps du nouveau-né.

Draps et serviettes de rechange.

Bandage de corps, bandage en T et bande en toile.

Coton et gaze hydrophiles. Gaze chiffon. Coton cardé.

Seringue à injection hypodermique — aiguilles en platine iridié.

Flacon pour injection de sérum artificiel avec poire de Richardson.

Épingles anglaises.

Comprimés de bichlorure de mercure (1 gr.) et paquets de permanganate de potasse (25 centigr.)

Poudre de talc et acide borique pulvérisé.

Vaseline pure. — Savon blanc. — Savonnoir à barbe. Brosse à ongles. Condoms.

Solution de nitrate d'argent (0.25 centigr. pour 15 gr. d'eau distillée). Solution de chlorure de sodium 5 p. 100.

Sérum artificiel, huile camphrée, éther, caféine, chloroforme. Eau chaude bouillie et filtrée, plusieurs litres dans un vase clos.

Infusion thé, sucre, cognac.

Vider vessie et rectum. En cas d'écoulement suspect, minutieuse toilette du vagin, de la vulve. Faire tomber entre les paupières de l'enfant largement écartées, trois gouttes du collyre au nitrate d'argent, et laver à l'eau salée. Panser aseptiquement le cordon. L'entourer de gaze hydrophile jusqu'à cicatrisation complète. En cas de grand roulis, installer la mère et l'enfant dans deux lits séparés, disposés comme il est dit (P. 169). *Ne jamais refuser inconsidérément l'aide de quelque passagère expérimentée qui spontanément sera venue offrir ses services.*

Adénite. — Les adénites inguinales, crurales, axillaires, suite de plaies des membres et de la verge se rencontrent fréquemment à bord des bateaux. Si on les observe ouvertes et drainées chez un paludéen, on s'aperçoit que la guérison en est souvent retardée par l'apparition d'un accès de fièvre au lendemain duquel on trouve le pansement souillé de pus et la plaie présentant un vilain aspect. Ces conditions fâcheuses imputables au paludisme ont aussi leur retentissement dans le traitement des blennorragies. Il y a lieu en effet de signaler les recrudescences si nettes d'écoulements urétraux ou quelquefois leur arrêt brusque et momentané (comme le fait existe lorsqu'il y a orchite), coïncidant avec chaque accès de fièvre intermittente. Quant à l'orchite et à l'adénite paludéennes, elles sont, à notre avis, extrêmement rares. Bien souvent, pour cette dernière, on néglige de rechercher minutieusement des plaies, à la vérité très difficiles à découvrir quelquefois, situées qu'elles peuvent être entre les orteils, sous les ongles... Un très petit furoncle au début (genou) et qui aura passé inaperçu peut être la cause d'une adénite très douloureuse. Exceptionnellement le paludisme pourra être pour une ancienne adénite la cause d'une poussée aiguë, mais il est extrêmement rare de rencontrer des manifestations ganglionnaires de nature essentiellement paludéenne. Dans plusieurs cas d'adénites de causes variées, nous avons pu obtenir la disparition d'accidents inflammatoires et douloureux au moyen d'un pansement humide bien appliqué et légèrement compressif. Coton hydrophile trempé dans une solution très chaude de sublimé à o. 30 p. 1.000 (1). Par-dessus le coton on dispose un large morceau de gaze chiffon. Bandage serré méthodiquement. Dans la journée, sans défaire le pansement, on peut l'humidifier au moyen d'une petite seringue sur laquelle on monte un bout de sonde assez rigide pour pouvoir être glissé entre le coton et la peau. Quand le ganglion est totalement ramolli, la peau en imminence de sphacèle, on peut se contenter de drainer la poche au moyen de crins accolés ensemble et réunis à leurs extrémités. Deux petites ouvertures avec la pointe d'un fin bistouri après

(1) Cette solution faible a l'avantage de pouvoir, malgré la chaleur, être employée longtemps sans irriter les tissus. Toutefois, si faible serait-elle, on se gardera bien de l'utiliser, si récemment on a fait quelque application de teinture d'iode sur la région enflammée.

application d'un tampon imbibé de chlorure d'éthyle, l'injection d'un mélange modificateur (menthol. o.3o centigr., peroxyde de zinc 3 gr., ichtyol 5 gr., stovaïne o.5o centigr., huile de vaseline 100 gr.), l'introduction des crins au moyen d'un stylet aiguillé, constitueront une intervention qui sera acceptée par le patient le plus timoré. Pansement humide légèrement compressif. Repos absolu au lit. Salicylate de soude à l'intérieur (3 à 4 grammes par jour).

Dans certains cas d'adénite, nous n'avons pas hésité après anesthésie à la stovaïne et large ouverture de la collection purulente à pratiquer l'extirpation du ganglion enflammé. C'est un procédé de choix, car le résultat (réunion par première intention, sauf dans quelques cas où nous avons dû momentanément établir un drainage) est bien supérieur à celui que l'on obtiendra en attendant la fonte du ganglion laquelle pourra quelquefois s'accompagner de sphacèle des tissus, et nécessiter alors un long séjour au lit, d'interminables et coûteux pansements. Enfin on pourra essayer la méthode de Bier, en faisant observer que son emploi nécessite une surveillance active de la part du médecin.

A ce propos, il ne sera peut-être pas sans intérêt de faire remarquer qu'une des applications de cette méthode est utilisée de temps immémorial par les Arabes d'Aden et de la côte des Somalis. Pour obtenir une légère congestion de la partie malade, ils se servent d'un lien fait de poils de chèvre tressés, qu'on humidifie de temps à autre pour produire le degré de striction voulue. A l'heure actuelle, à la vérité, bon nombre d'indigènes appliquent la méthode sans discernement et se contentent de porter ce lien à la façon d'une amulette, mais si l'on prend la peine d'en observer et interroger un grand nombre (1), on peut se rendre compte que plusieurs obéissent à un mobile assez intelligent, qui est tout au moins le résultat d'une longue expérience transmise de père en fils. Chez eux, la méthode est restée rudimentaire, tout empirique, il n'en est pas moins vrai que parfois ils l'utilisent avec succès. A bord des bateaux, il serait à désirer que le médecin s'attachât à en exposer en termes familiers le mode d'action, l'application, les résultats heureux, principalement aux chauffeurs et aux matelots qui se blessent souvent aux mains et aux pieds, sont quelquefois porteurs de durillons forcés qui s'infectent et peuvent être l'origine d'un phlegmon de la main. On éviterait souvent ainsi la formation d'un abcès (fréquence des suppurations périunguéales et de la synovite purulente des doigts) une intervention douloureuse, à la suite de laquelle le blessé restera de longs jours incapable d'aucun service. A diverses reprises nous avons eu l'occasion d'expérimenter cette méthode sur nous-même, les résultats en sont surprenants. Quand il s'agit d'une petite plaie des doigts et dès que la région environnant la lésion devient sensible au toucher, nous nous servons d'un drain en caoutchouc assez gros en ayant soin d'interposer entre lui et la peau un peu de coton hydrophile. On applique ce drain à la base du doigt, mais si la lésion s'accompagne

(1) On embarque à bord 70 à 80 Arabes pour le service de la machine.

d'accidents plus marqués, nous utilisons une bande large, fixée au-dessus du coude. On la laissera en place vingt heures sur vingt-quatre. Dans aucun cas l'application de la bande ne devra occasionner de la douleur. Les tissus ne tarderont pas à prendre une teinte rouge-bleue. Il se produit un abaissement de température dans la région intéressée, une accumulation de sérum venant des capillaires ; or ce dernier chargé de transporter dans tout l'organisme les produits de défense (immunité) fournis normalement par les cellules aura un rôle bactéricide manifeste. La vie microbienne ne trouve plus qu'un milieu défavorable à son évolution dans ce sérum qui, recueilli, pourrait présenter les caractères d'une culture atténuée. De plus, la stagnation du sang dans les capillaires augmente l'action bactéricide, agglutinante, antitoxique du sérum. Le coagulum produit par le bacille s'accumule, les toxines mises en liberté ne peuvent se répandre librement dans le reste de l'organisme et le bacille perdant sa mobilité est mis en état d'infériorité vis-à-vis des phagocytes, ce qui ne se produirait pas si la circulation se faisait normalement dans le membre intéressé. On pourrait rappeler ici les heureux résultats obtenus par l'emploi de la glace qui, par un autre effet, arrive au même résultat et met l'élément microbien dans des conditions difficiles d'évolution.

Arthrites. — L'emploi non interrompu de la glace sur l'articulation immobilisée assure la cessation des douleurs dans l'arthrite blennorragique. Suivant la gravité des accidents, la difficulté de la mobilisation (ankylose possible) on débarquera ou on gardera le malade. Dans sept cas d'arthrite rhumatismale aiguë du coude et trois cas d'arthrite rhumatismale du genou avec vives douleurs, la glace et le repos absolu nous ont donné d'excellents résultats. Aucune gêne n'a subsisté dans l'articulation. Il en a été de même dans plusieurs cas d'hydarthrose traumatique du genou. Il convient de dire que les malades absorbaient du salicylate de soude (4 à 6 gr. dans les vingt-quatre heures). Néanmoins nous croyons devoir attribuer à l'emploi de la glace la cessation rapide des douleurs, car employé seul le médicament ne nous a jamais donné d'aussi prompts résultats. Cette glace ne devra exercer aucune pression pénible sur la région intéressée qu'elle devra recouvrir au delà des limites du mal. Suivant la vitalité des tissus, la tolérance du malade, on interposera une, deux, trois épaisseurs de flanelle entre la peau et la vessie à glace.

Balanite. — Balanite avec œdème considérable. On a essayé divers traitements qui ont échoué. On pourra essayer le suivant. Introduire sous la peau distendue, en observant une rigoureuse asepsie, de fines aiguilles en platine iridié, percées de petits orifices latéraux ovalaires à la façon d'un drain. A la garniture des aiguilles on adapte un mince tube en caoutchouc assez long pour reposer sur le sol dans un récipient. Le malade gardera le lit, la verge reposant sur la cuisse du même côté que les tubes. On tiendra en permanence sur le prépuce œdématié des compresses trempées dans une solution boriquée à 5o p. 1.ooo très chaude.

Au cas où, la balanite s'accompagnant de paraphimosis, il y aurait menace de gangrène, il faudra intervenir sans attendre le sphacèle de la bride constrictive. En utilisant la stovaïne, cette petite intervention peut être faite sans hésitation de la part du médecin.

Béribéri. — Nous n'avons eu que rarement l'occasion de soigner des béribériques, mais par contre, dans diverses contrées, nous avons pu en observer un nombre considérable. Principalement sur la ligne de Madagascar, nous avons recueilli quelques observations parmi lesquelles nous avons choisi celles qui paraissaient présenter quelque intérêt.

Que l'on observe le béribéri à Java, au Japon, en Indo-Chine, au Brésil, ses manifestations se présentent toujours sous le même aspect clinique. Les phénomènes morbides constants dans presque tous les cas ont été la douleur au creux épigastrique, la dyspnée, la paralysie des membres inférieurs avec ou sans œdème, les douleurs articulaires. Abandonnés à eux-mêmes, les malades ne tardent pas à succomber. L'œdème envahit le ventre, la paralysie gagne les membres supérieurs, l'anorexie est complète, la diarrhée profuse et le malade tombe dans le coma ou meurt brusquement, cette dernière éventualité pouvant se produire à la suite de la déchirure du quatrième ventricule distendu par un épanchement séreux abondant, fait que nous avons pu constater à l'autopsie. Toutes les races sont aptes à contracter la maladie, et plus particulièrement à Madagascar, on peut par ordre de fréquence classer ainsi les individus : indigène, chinois, noir de Maurice et de la Réunion, indien, mulâtre et blanc. Les Européens sont donc moins que les indigènes tributaires de la maladie. Frappés par elle, ils résistent mieux et se rétablissent plus rapidement. Il est bon de dire qu'ils sont généralement vus par le médecin au début de la maladie, alors que l'indigène ou le métis s'adressent à ce dernier quand le béribéri les a mis dans l'impossibilité de se mouvoir. Néanmoins dans tous les cas il est indispensable d'éloigner les malades du lieu où ils ont contracté la maladie. Le séjour dans des hôpitaux bien installés, situés à une certaine altitude, est particulièrement favorable. Autant que possible dès le début de la maladie, les médecins hollandais envoient à Buitenzorg (250 mètres d'altitude) et à Sindanglaya (1.300 mètres d'altitude) les individus atteints, et ils obtiennent de cette judicieuse pratique des résultats remarquables que nous avon pu constater. Au cours du traitement, la disparition de l'œdème est un bon signe. Elle s'accompagne presque immédiatement d'une amélioration dans la marche, le pouls est plus régulier, la dyspnée moins intense, les vomissements cessent, l'appétit revient.

Comme nous le verrons plus loin, les causes de cette maladie sont multiples, mais tous les auteurs s'accordent à dire que la misère physiologique a dans son étiologie un rôle prépondérant. Presque tous les malades observés ont été trouvés dans des conditions hygiéniques déplorables. Surmenage, habitations humides et malpropres, privation complète d'aliments respiratoires ou en quantité insuffisante et de mauvaise qualité. Il semble bien aussi qu'il s'agisse d'une maladie tellurique avoisinant avec la malaria, s'y associant ou y faisant suite, sans que jamais on puisse les confondre. Les mêmes causes semblent les favoriser, mais son évolution conserve au béribéri un caractère propre, avec un même ensemble de symptômes principaux qui peuvent évoluer avec le paludisme, à la suite du paludisme et aussi en dehors de lui. En fait, la malaria affaiblissant l'organisme, étant pour lui une cause d'anémie profonde, il n'est pas rare de voir le béribéri s'attaquer à un individu présentant des accès francs ou ébranlé antérieurement par les fièvres intermittentes, les accès pernicieux, la bilieuse hémoglobinurique et cette coïncidence relativement fréquente a fait croire à l'identité du paludisme et du béribéri. Il s'agit donc d'une infection particulière dont le microorganisme, qu'à diverses reprises on a cru avoir découvert, reste encore à étudier. Mais la nature infectieuse et spécifique de la maladie ne peut faire de doute. On ne l'observe pas chez les enfants et il faut un certain temps de séjour dans le pays où elle est endémique pour la contracter. L'alcoolisme, la syphilis sont des causes prédisposantes. En somme, elle guette tout individu qui se défend mal et, répétons-le, l'impaludé est un merveilleux terrain pour l'évolution de la maladie. A Madagascar, elle est endémique sur la côte Est et s'étend assez loin dans l'intérieur des terres. Peut-être existe-t-elle sur les hauts plateaux, en tout cas, elle n'est certainement pas localisée au littoral de la Grande Ile (D⁰ Chevreau) (1). On

(1) M. le Dʳ Chevreau, exerçant depuis de longues années à Madagascar et à Maurice, nous a fourni, sur le béribéri, de précieux renseignements.

l'observe toute l'année, mais les cas en sont plus nombreux et la mortalité plus élevée de décembre à avril, période qui correspond à la saison chaude (31° à 34°) et aux grandes pluies. C'est surtout dans les mois de février et mars (période d'élimination des faibles) que l'on voit un grand nombre d'individus débilités par les grandes chaleurs, épuisés par le paludisme, contracter le béribéri et mourir. Le climat à la fois chaud et très humide, les brusques variations de température, le défaut de salubrité des habitations, le manque absolu d'hygiène, le voisinage des marais, la malaria sont dans cette île les principales conditions étiologiques du béribéri.

Dans presque tous les cas observés on constate que les individus se trouvaient dans les mêmes conditions misérables d'existence, avaient été exposés aux mêmes causes d'infection, aussi est-il difficile d'affirmer si l'on a affaire ou non à une affection contagieuse.

D'après quelques expériences que nous avons pu réaliser dans de bonnes conditions de contrôle, le riz moisi paraît susceptible de produire à lui seul chez le pigeon des accidents analogues à ceux du béribéri et rapidement mortels si ce riz est donné comme nourriture exclusive à ce volatile. A Tamatave, à Majunga, à Java nous avons pu nous procurer une certaine quantité de riz refusé comme impropre à la consommation. Ce riz a été consommé par des pigeons qui n'ont pas eu d'autre nourriture. Au bout de dix à douze jours ces animaux perdent leurs plumes, les ailes traînent sur le sol, de la diarrhée sanguinolente survient et la mort quelques jours plus tard. La muqueuse de l'intestin, sur laquelle on constate par places un léger piqueté hémorragique est congestionnée et très épaissie. Le cœur est flasque, couleur feuille morte. Ces lésions sont celles trouvées à l'autopsie d'un béribérique. Deux pigeons injectés avec du sang recueilli dans le cœur de ces volatiles, immédiatement après leur mort, succombent six jours plus tard, après avoir présenté les symptômes décrits plus haut. Le sang d'un béribérique injecté à un pigeon produit des accidents semblables ; au bout d'une dizaine de jours, quatre pigeons injectés perdent leurs plumes, restent immobiles dans un coin de la cage, les ailes traînant sur le sol et étendues pour servir de point d'appui au corps rejeté en arrière. Les volatiles, le bec ouvert, font un continuel mouvement de déglutition de l'air. Ils se couchent pour ne plus se relever et meurent peu après. Or la plupart des malades atteints de béribéri, et nous avons plus spécialement en vue certaines races de couleur, ont le riz comme nourriture presque exclusive. (Maurice, Madagascar, Java, Japon, Inde Anglaise). Ce riz bien souvent est avarié (époques de famine) ; de plus il est décortiqué et perd de ce fait les qualités physiques excitantes contenues dans l'enveloppe. Cette enveloppe est au point de vue nutritif la partie la plus importante, et si on la supprime il restera surtout l'amidon, substance incapable à elle seule d'entretenir la vie. Le son qui se trouve dans la pellicule (riz rouge) est un produit alimentaire de grande valeur qui a de plus sur toute l'étendue du tube digestif une action manifeste. La décortication prive en outre le riz des phosphates naturels, des sels de magnésie qui se trouvent directement sous l'enveloppe et sont les éléments particulièrement excitateurs et nutritifs du système nerveux. Enfin décortiqué, le riz prend plus rapidement l'odeur du moisi. Il est envahi par les champignons de la moisissure ordinaire (*mucédinées*) et ceux du genre *streptothrix*, qui, ingérés, passent à la longue dans le courant circulatoire et déterminent une intoxication lente de l'organisme. Si l'on examine le riz moisi, on trouve au milieu de grains à peu près intacts de petits amas collés les uns aux autres au moyen d'une sorte de feutrage formé de filaments très ténus. Ces grains roulés entre les doigts se transforment en une fine poussière, résultat de la moisissure. Si, pendant quelques heures, on a soin d'exposer ce riz moisi aux rayons d'un soleil ardent, en ayant soin de le remuer fréquemment avec une cuillère de bois, l'odeur caractéristique du moisi disparaît. Chez les Européens qui ne consomment pas le riz d'une façon exclusive, le béribéri fait peu de victimes ; toutefois, comme on pourrait très bien avoir affaire à un poison végétal (*lathyrisme*) qui aurait pour le sang et le système nerveux une particulière affinité, nous rappellerons ici les accidents survenant en Italie dans les classes pauvres qui se nourrissent presque exclusivement de fèves. Il serait difficile de nier pour les autres céréales la possibilité de donner naissance au microorganisme qu'on suppose être une des causes de la maladie qui nous occupe.

Selon certains auteurs (Noc, Angier) le béribéri ne serait qu'une forme sévère d'ankylostomiase. Le parasite serait un ver nématode l'*Uncinaria Ame-*

ricana. Sans aller aussi loin que ces auteurs, nous pensons que la présence d'Ankylostomes, d'Helminthes divers (1) dans le tube intestinal du béribérique est pour lui une cause surajoutée de déchéance organique et le met dans les plus mauvaises conditions pour résister aux multiples causes de destruction. Se fixant sur la muqueuse intestinale, passant ensuite dans les vaisseaux lymphatiques et sanguins, puis enfin dans les différents organes de l'individu, quelques-uns de ces parasites facilitent puissamment la pénétration des germes pathogènes. Ces germes, dans l'espèce microorganismes végétaux, produisent à la longue l'anémie des centres cérébraux et de la moelle, en agissant sur les capillaires à la façon d'un agent vaso-constricteur. Les larves des parasites, entraînant mécaniquement ces germes pathogènes dans l'ensemble de l'organisme, auraient donc un rôle important dans la genèse de cette maladie infectieuse. On pourrait dès lors considérer cette affection comme le résultat d'un empoisonnement d'origine alimentaire, rendu possible grâce à l'atteinte portée à l'intégrité de l'épithélium intestinal par les divers parasites, chez des individus que le froid, l'humidité, une alimentation insuffisante ont mis en état d'infériorité. De la sorte, une part de vérité se trouverait renfermée dans l'hypothèse émise par les auteurs précités.

En résumé, le béribéri a pour la race noire une affinité particulière; dans la race mulâtre la propaga-

____

(1) Dans les pays chauds, ces parasites sont trouvés d'une façon à peu près constante dans les selles de la plupart des indigènes.

tion est un peu moins rapide, mais le chiffre de la mortalité y est encore élevé, enfin la race blanche résiste bien à l. maladie. Pour se produire, la contagion sembl 'ger un contact prolongé, la vie sous le même l .. Le poison béribérique n'est pas très diffusible, les maisons voisines ne sont pas contaminées, quoique les conditions d'existence soient à peu près les mêmes dans la majorité des familles. Mais quand la maladie a pénétré dans l'une d'elles, il est rare qu'elle ne fasse qu'une seule victime. Elle ne frappe pas seulement les nostalgiques, les cachectiques, les alcooliques, on l'observe parfois chez les individus indemnes de toute tare (contingent européen du corps d'occupation hollandais à Java). La récidive est fréquente pendant plusieurs années de suite à la même époque, car les mêmes causes réexistant, les mêmes accidents reparaissent. (Février et mars à la Réunion et à Madagascar.) La marche de la maladie peut être rapide ou durer plus d'une année. La forme sèche réclame une médication plus longue que la forme humide, mais donne une mortalité bien moindre. La forme mixte est celle que nous avons le plus souvent rencontrée. Rarement chez ces malades on obtiendra une guérison durable si on ne les éloigne au plus tôt du milieu où ils ont contracté la maladie. Il y aura rémission seulement, le malade vivra d'une existence précaire fatalement exposé aux rechutes dans un délai plus ou moins éloigné.

Nous donnons ici quelques observations choisies parmi celles qui nous ont paru présenter quelque intérêt.

OBSERVATION I. — On est à la fin de l'expédition de 1895. Huit indigènes Antemours (Madagascar) habitent une case humide, mal aérée. Ils se trouvent dans des conditions d'existence particulièrement misérables, ne peuvent même pas se procurer les herbes utilisées d'ordinaire comme légumes, et sont réduits à consommer du riz de mauvaise qualité. Bientôt survient chez eux de la paralysie des membres inférieurs avec œdème; des vomissements, de la diarrhée profuse aggravent la situation. Le cœur est irrégulier et la dyspnée intense. Vingt jours à peine se sont écoulés depuis l'époque où ces malades ont été vus pour la première fois et déjà sept d'entre eux sont morts. Un seul se rétablit lentement.

OBSERVATION II. — Famille mulâtre de la Réunion; milieu pauvre, souvent visité par la fièvre. Ni syphilis, ni alcoolisme. L'habitation est étroite, humide, mal aérée. Une jeune fille de 18 ans atteinte la première de béribéri meurt au bout de quelques jours. Peu après la mère s'alite à son tour et succombe rapidement suivie à quelques jours de distance par le père et un des fils.

OBSERVATION III. — Au mois de novembre 1897 le *Fabert* en station à Madagascar reçoit l'ordre d'aller étouffer une révolte à Mohéli (Comores). Soixante individus sont entassés dans la petite prison de Nossi Bé où une nourriture insuffisante et de mauvaise qualité leur est délivrée. Un mois après leur déportation, ces hommes, sains pour la plupart, présentent les accidents suivants : paralysie et œdème des membres inférieurs, diarrhée abondante, tachycardie, œdème pulmonaire. Trois décès se produisent, et chaque jour à partir de ce moment cinq ou six individus meurent après avoir présenté les symptômes cliniques du béribéri. Le Dr Moraut, médecin-major des troupes coloniales, nous a dit qu'il était convaincu que pas un de ces hommes ne serait sorti vivant de la prison s'il n'avait réussi à les faire évacuer sur Majunga où une installation plus confortable leur fut donnée.

OBSERVATION IV. — Massir-Ben-Jed, tirailleur algérien, 26 ans. Embarqué à Tamatave, avril 1896. Diagnostic porté sur la feuille d'évacuation : béribéri, paludisme.

Plaie avec abondante suppuration à la jambe gauche. Cachexie. La station droite est impossible. La paralysie date d'un mois. Pas de syphilis. Les membres supérieurs sont atrophiés, la main fléchie se relève difficilement. Réflexes rotuliens nuls. Au cœur, bruit de souffle systolique avec maximum d'intensité à la partie moyenne du ventricule gauche et propagation dans l'aisselle du même côté. OEdème des membres inférieurs. Dyspnée exagérée par le mouvement et le décubitus dorsal. Fièvre quotidienne à accès francs le soir vers 4 heures. Urines albumineuses. Foie gros, douloureux. Rate un peu augmentée de volume.

Le traitement suivant est institué rigoureusement et continué durant toute la traversée. A trois reprises différentes, 1 gramme de calomel est administré. Chlorhydrate de quinine 1 gr. 50 par jour. Arséniate de strychnine 6 à 8 milligrammes dans les 24 heures. Lait concentré sucré. Tisanes diurétiques.

10 *mai*. — L'œdème après que disparu. La plaie est en bonne voie de guérison. Dyspnée moindre. Pas de fièvre.

16 *mai*. — Le malade peut faire quelques pas en s'aidant d'une canne. Appétit normal. Selles régulières. Urines légèrement albumineuses. Le poids du malade a augmenté de trois kilos.

OBSERVATION V. — Mahomed-Ab-del-Oussa, tirailleur algérien, embarqué à Tamatave, avril 1896. Diagnostic : béribéri, paludisme, cachexie.

Paralysie des membres inférieurs. Membres supérieurs privés de force. Abolition des réflexes rotuliens. Affaiblissement notable de la vue. Douleurs violentes en ceinture, avec maximum d'intensité au niveau du creux épigastrique. Plaies des jambes avec abondante suppuration. Cœur fortement hypertrophié, la totalité de sa partie antérieure bat contre le thorax. Pas d'œdème appréciable des jambes. Foie très augmenté de volume. Rate grosse et douloureuse à la pression. Fièvre quotidienne précédée de vomissements bilieux. Douleurs articulaires. Diarrhée. — Traitement : Calomel. Injections de quinine. Arséniate de strychnine, 6 à 8 milligrammes par jour. Potion chloroformée contre les vomissements. Régime lacté.

27 *avril.* — Apparition d'un zona sur le côté gauche du thorax. Douleurs intenses. Injections de morphine. Poudre d'oxyde de zinc en applications.

3 *mai.* — Le zona est en voie de guérison. Le malade dort mieux et s'alimente bien.

12 *mai.* — La diarrhée a disparu. Régime plus substantiel. Urines normales.

A Suez le malade est débarqué sur sa demande. Il commence à mouvoir les jambes. La vue est restée trouble. Au retour dans cette escale nous avons appris que le malade s'était complètement rétabli à l'hôpital.

OBSERVATION VI. — Protopapas. Passager grec embarqué à Tamatave, avril 1899. Cet homme, qui pendant l'expédition 1895-96 était employé au service du batelage, n'eut pas un seul accès de fièvre pendant trois ans de séjour à Majunga (1). De retour dans l'île après

(1) Majunga est un des points les plus sains de Madagas-

un séjour en Europe, il alla à Tamatave dans l'espoir d'y gagner plus largement sa vie. Il y contracta la fièvre paludéenne et dut abandonner tout travail. Admis à l'hôpital avec le diagnostic béribéri, il en sortit un mois et demi plus tard très amélioré. Il recommença son ancien métier, mais six mois après il fut repris par la fièvre qui devint rémittente. Il est rapatrié d'office. Nous le voyons peu après son arrivée à bord. Étendu sur un matelas il ne peut mouvoir les jambes. Incontinence des matières fécales et d'urine. Œdème des membres inférieurs. Abolition des réflexes rotuliens. Dyspnée intense qui oblige le malade à s'arrêter au milieu d'une réponse. Kératite ulcéreuse de l'œil droit. Cœur irrégulier. Diarrhée. Urines albumineuses et rares. Température 39°,6. Diminution notable de l'acuité visuelle. Le malade nie toute syphilis.

22 avril. — Quinine en solution. Arséniate de strychnine 6 milligrammes par jour. Régime lacté absolu. Théobromine 1 gr. 50. Dans l'œil malade instillation de sublimé 0.05/30 plusieurs fois par jour. Le soir pommade au précipité jaune 1/30.

29 avril. — L'œdème a diminué. L'appétit est un peu revenu. La quinine est bien supportée. Plus de douleurs dans la région orbitaire du côté malade. Calomel 1 gramme.

4 mai. — L'œdème diminue de plus en plus. Pas de fièvre.

18 mai. — Le malade a pu faire quelques pas sur le pont avec l'aide de l'infirmier, le pouls est encore un peu irrégulier. La quantité d'urine est normale, un peu d'albumine. La respiration est plus facile. L'incontinence des matières fécales a disparu.

car. En 1895, comme les survivants du corps expéditionnaire venaient y mourir en masse, cette localité y a gagné un fâcheux renom qu'il serait injuste de lui conserver.

Quelques mois s'écoulèrent sans que nous recevions de nouvelles de notre malade retourné à Patras. Il nous en donna enfin par l'intermédiaire du Consulat de de France. Elles étaient aussi bonnes qu'on pouvait l'espérer chez un malade aussi profondément atteint.

Des considérations qui précèdent, ainsi que de ces quelques observations, certaines conclusions semblent se dégager.

Et tout d'abord, bien pénétré de cette idée que les causes sont multiples dans la genèse et l'évolution du béribéri, le médecin en possession des commémoratifs indispensables devra suivre la ligne de conduite qui lui semblera la plus rationnelle en matière de traitememt. Après avoir éloigné le malade du lieu où il a contracté la maladie, l'avoir installé autant que possible dans un local confortable, situé à une certaine altitude (1.000 à 1.200 mètres), il s'attachera à l'alimenter dès que ce malade pourra en retirer quelque bénéfice, la fonction rénale s'effectuant normalement. Dans cette alimentation, la graisse et le sucre figureront à un taux élevé ; le lait concentré est particulièrement indiqué. Si l'examen des selles (1) a fait découvrir des parasites, on aura recours au traitement approprié. Plus spécialement contre l'ankylostome, nous indiquons le traitement institué par le D' Angier qui a bien voulu nous en donner les détails lors d'une visite qu'il nous fit faire à l'hôpital de Choquan (Cochinchine). — Le premier jour ; diète lactée, le soir calomel 0.50 centigr. et

____

(1) Étaler un peu de matière fécale sur une lame et diluer dans une à deux gouttes de glycérine. — Grossissement 300.

poudre de Jalap 0.25 centigr. Le deuxième jour : thymol 6 gr. en trois doses à une heure d'intervalle avec du lait chaud. Deux heures après lavement chaud. Un autre le soir. Le troisième jour 20 grammes de sulfate de soude. Régime ordinaire. Si au bout de 6 jours une notable amélioration ne s'est pas produite on recommencera rigoureusement le traitement. Il a tout au moins l'avantage de produire une énergique révulsion.

Nous nous sommes bien trouvé de l'administration de l'arséniate de strychnine (6 à 8 milligr. dans les 24 heures). La quinine (chlorhydrate), en injection ou par la voie stomacale suivant l'état des tissus, a été également bien supportée. Quand le malade commence à marcher, on peut remplacer la strychnine par la liqueur de Fowler et l'huile de foie de morue. Digitaline à doses quotidiennes faibles 2 à 4 gouttes de la solution à 1 p. 1.000 ou une granule d'un 10ᵉ ou 20ᵉ de milligramme selon la méthode de Huchard. La théobromine peut également être prescrite longtemps à la dose de 0.50 centigr. à 1 gramme par jour dans une tisane diurétique (stigmates de maïs) jusqu'au rétablissement d'une diurèse normale. Si l'on a la possibilité d'utiliser le kéfir, on ne devra pas manquer de faire profiter le béribérique de ce précieux aliment dont la digestion facile convient bien à son estomac intolérant ; mais on n'en abusera pas, car à la longue, l'acide carbonique pourrait être préjudiciable aux fonctions de cet organe. La farine de lentilles (au cas où l'on n'aurait pas à sa disposition l'excellent reconstituant qu'est la phytine), la laitance de poisson figureront dans l'alimentation du malade. Dans les formes chroniques la teinture d'iode et l'iodure de potassium à l'intérieur sont particulièrement efficaces. Ce dernier médicament pourra être pris dans un peu de bière. Soins hygiéniques, frictions, massage.

Ces soins pris, on pourra retirer du traitement des résultats satisfaisants, à moins que la paralysie, l'atrophie et la contracture musculaires ne soient trop anciennes et trop accusées pour qu'on puisse espérer quelque amélioration dans l'état du malade.

Blennorragie. — Nous donnons ici le traitement que nous avons institué chez un nombre considérable de malades atteints de cette affection. Le long séjour des passagers à bord, leur existence désœuvrée leur ont permis de suivre ce traitement dans d'excellentes conditions qui à terre auraient été peut être plus difficiles à réaliser. Dès le début nous administrons le salol (3 à 4 gr. dans les 24 h.) ou le benzoate de soude (1,50 en 24 h.) pendant huit jours puis l'urotropine (o gr. 60 en 24 h.) également pendant huit jours pour revenir au salol et ainsi de suite jusqu'à ce que les filaments aient à peu près complètement disparu de l'urine examinée dans trois verres où l'on fera uriner le malade. La période inflammatoire passée, laver l'urètre antérieur au moyen d'une sonde molle filiforme percée à la partie terminale d'un orifice étroit à bords mousses, et aussi de petits orifices latéraux sur quelques centimètres seulement. Cette sonde est adaptée au moyen d'un tube compte-gouttes au tuyau du bock à injection suspendu à environ 1 m. 5o au-dessus de la vessie. Le jet ainsi obtenu est très fin et il faut à peu près vingt minutes pour épuiser le contenu du bock, 3oo à 5oo grammes. Solutions chaudes (39°-4o°) de permanganate de potasse à o,1o p. 1.ooo au début pour tâter la susceptibilité de l'organe malade. Arriver progressivement à o gr. 6o, titre que nous ne dépassons jamais. La sonde est dans les premières séances introduite à 4 ou 5 centimètres de profondeur dans le cas où l'on n'a à traiter que l'urètre antérieur; à mesure que l'écoulement diminue, la faire pénétrer au niveau de l'urètre membraneux jusqu'aux col vésical, pour arriver aux grands lavages, le liquide pénétrant alors dans la vessie. Nous employons à ce moment une sonde plus volumineuse ou mieux la canule de Janet. Dans les premiers jours du traitement faire deux lavages par jour, dans la suite une fois par jour seulement. L'écoulement tari (on pourra essayer l'épreuve de la bière (administrer le santal associé au copahu (4 gr. de chaque médicament dans les 24 h.) Durant tout le cours du traitement, régime végétarien mitigé. Tisanes diurétiques (chiendent, queues de cerises) eau de Vichy ou Vittel. Suspensoir n'exerçant aucune compression sur la verge.

Dans les cas d'urétrite chronique, ce lavage est précédé d'un massage de la prostate. Pour le canal on peut se servir d'une sonde en caoutchouc susceptible d'une certaine dilatation, non perforée et présentant sur les neuf dixièmes de sa longueur à partir du pavillon, des côtes arrondies assez accentuées. Cette dilatation de la sonde est obtenue par l'envoi d'un jet d'eau sous forte pression au moyen de la seringue à hydrocèle ; elle se fait suivant les différents calibres du canal et peut être maintenue pendant toute la durée de la séance de massage par la fermeture d'un robinet solidement fixé au pavillon de la sonde. Grâce aux côtes mentionnées plus haut, d'étroites rigoles subsistent par lesquelles s'écoulera au dehors le pus chassé par le massage. Le liquide (permanganate de potasse o.30 p. 1.000 ou oxycyanure de mercure 1 p. 1.000) introduit au préalable dans la vessie permettra de terminer par un grand lavage intus-extra. Ces procédés un peu longs, surtout à décrire, nous ont permis d'arriver sans accidents à des résultats satisfaisants. La guérison s'est ordinairement effectuée au bout de dix à quinze jours chez les malades ayant consciencieusement suivi les instructions données. Dans quelques cas, rares à la vérité, l'inflammation, les douleurs intenses ne nous ont pas permis d'instituer immédiatement le traitement indiqué plus haut (1).

Le bock, les tuyaux, les sondes devront être tenus en état de minutieuse propreté. Les solutions seront toujours filtrées sur coton hydrophile. Un peu de jus de citron suffira pour faire disparaître à l'intérieur du bock, sur la peau les tâches de permanganate de potasse.

Il serait indispensable que le médecin donnât sur la blennorragie quelques indications aux hommes de

(1) Pendant toute la période inflammatoire, bains locaux fréquents très chauds avec : une solution de borate de soude glycérinée (borate de soude, 25 gr. ; glycérine, 60 gr. ; eau bouillie et filtrée, 1.000 gr.). A l'intérieur : Salicylate de soude 4 gr. dans les 24 h.

l'équipage, pour leur permettre de se protéger autant que possible contre cette affection si répandue dans les milieux qu'ils fréquentent de préférence pendant les escales du navire.

Après tout coït, uriner si possible en interrompant plusieurs fois le jet par l'ouverture et la fermeture brusque du méat. Procéder immédiatement après à un savonnage minutieux du périnée, du pubis, des parties génitales et plus particulièrement du gland, du sillon balano-préputial (1). Introduire enfin dans l'urètre antérieur un peu de la pommade : protargol 1 gr., huile de vaseline 10 gr., lanoline 20 gr. On pourrait renfermer cette pommade dans des capsules de gélatine contenant la quantité nécessaire pour un usage et se terminant en pointe effilée de 2 ou 3 centimètres. L'extrémité coupée, cette pointe serait introduite dans l'urètre à trois centimètres de profondeur, puis on la retirerait lentement en chassant par expression la pommade qui se déposerait régulièrement dans l'intérieur du canal. Placer à l'extrémité du méat un peu de coton qu'on y maintiendra aussi longtemps que possible en le recouvrant par le prépuce ramené en avant. Une petite boîte plate facile à dissimuler dans une poche de côté pourrait contenir la pommade, un peu de savon au sublimé, une petite lame bien affilée, des comprimés d'hermophényl (1 à 2 gr.), un peu de coton hydrophile.

(1) Cette toilette devant être complète, il sera préférable de la faire assis sur un bidet, ou accroupi sur un vaste récipient, les membres inférieurs dépouillés de tout vêtement et linge de corps.

Plus spécialement aux hommes de l'équipage on pourrait se contenter de conseiller d'avoir sur eux du permanganate de potasse (comprimés de o gr. 5o à 1 gr.) un savon ordinaire, enfin de ne se servir que de condoms soigneusement désinfectés, de refuser par conséquent ceux qui auraient pu avoir servi à quelque autre personne. Se rincer la bouche, savonner le visage et y passer un linge trempé dans une solution d'oxycyanure de mercure à 1 p. 1,000 ou de sublimé o.5o p. 1,000.

Ayant été renseignés de la sorte, les hommes de l'équipage prendraient d'utiles précautions sans craindre de froisser la susceptibilité des dames dont ils sont les clients habituels. C'est une habitude à faire passer dans les mœurs ; elle ne tarderait pas à devenir un besoin.

Bronchite. — Il pourra sembler banal de parler de la bronchite, toutefois nous ferons observer que cette affection est particulièrement délicate à soigner sur un bateau.

Le début en est souvent un simple coryza.

On l'observe fréquemment à bord, principalement au retour en Europe pendant les mois d'hiver. Or, les malades ne consentent à garder la cabine qu'avec la plus grande répugnance, surtout lorsque l'état de la mer ne permet pas de tenir les hublots ouverts, et comme sur le pont règne un vent violent et dans les coursives et batteries un perpétuel courant d'air, de sérieuses complications peuvent survenir et plus particulièrement chez les petits enfants.

Teinture d'iode, avec prudence toutefois, si la

peau est envahie par les bourbouilles, et éviter d'utiliser une teinture devenue trop concentrée par suite de l'évaporation de l'alcool, le flacon étant mal bouché. Ventouses sèches. Pas de vésicatoire.

Contre la toux. — Potions faciles à préparer. Adultes :

Sirop de codéine. 30 à	40 gr.	
Alcoolature d'aconit (feuilles)	XXX gouttes.	à prendre au cours des 24 heures.
Infusé de queues de cerises	150 gr.	

Boissons chaudes, lait, alcool.

S'il y a congestion pulmonaire :

Poudre d'ipéca . . .	0,80 centigr.	
Benzoate de soude . .	4 gr.	à prendre au cours des 24 heures.
Sirop de tolu	60 —	
Infusé de tilleul . . .	120 —	

Ventouses sèches ou scarifiées.

Pour tarir les sécrétions :

Terpine . . 0 gr. 50 à	1 gr.	
Sirop de codéine. . .	30 —	à prendre au cours des 24 heures.
Eau de laurier-cerise .	5 —	
Infusé de tilleul . . .	120 —	

La terpine doit être finement pulvérisée au mortier et mélangée ensuite intimement avec de la gomme arabique en poudre.

Enfants : administrer de préférence l'ipéca dans de l'eau froide sucrée, le sirop d'ipéca ne se conservant pas à bord. Pratiquer toujours l'examen de la gorge.

Introduire le soir dans les narines un peu de la pommade suivante :

Menthol.	0 gr. 20
Stovaïne	0 — 10
Glycérine	10 —
Vaseline	30 —

ou bien :

Résorcine	5 gr
Vaseline.	40 —

Potion à faire prendre au cours des 24 heures :

Terpine.	0 gr. 25
Benzoate de soude	1 —
Sirop de Codéine	10 —
Infusé de tilleul.	100 —

Fréquents lavages de bouche avec une solution de borate de soude 2 p. 100 ; chez les très jeunes enfants appliquer sur toutes les régions accessibles avec un pinceau bien désinfecté le collutoire :

Borate de soude	2 gr.
Stovaïne	0 — 10
Glycérine	40 —

En cas de fièvre avec tendance à la congestion, enveloppement dans un drap mouillé moulant exactement les formes du corps, pénétrant entre les jambes, sous les aisselles. Débuter par un simple enveloppement du tronc. Pour cela une serviette un peu grande suffit. Les draps, serviettes seront trempés dans l'eau alcoolisée (1/4) et à 38°. Par dessus placer une pièce de taffetas caoutchouté ou de gaze chiffon assez large pour recouvrir exactement le tronc, puis l'enfant sera roulé dans une couverture de laine, 15 à 20 minutes. De 4 h. en 4 h. tant que la température dépassera 39°. Se guider le thermomètre en main. Si l'on donne un bain sinapisé, avoir soin de recouvrir la baignoire d'un drap qui, ne laissant passer que la tête du malade, évitera à ce dernier de respirer des vapeurs irritantes (1). Bains à 38°, 10 à 15 minutes.

Eau de Vichy. A partir de 3 ans, on peut donner aux enfants un peu d'alcool sous forme de thé punché ou d'alcoolat de cannelle. Le moins d'antipyrine possible (2). La digitale et la caféine seraient indiquées si le pouls devenait faible.

Brûlures. — Sur un paquebot les brûlures sont fréquentes et souvent les tissus détruits sont couverts de charbon, souillés de graisse, ce qui rend malaisé, quelquefois impossible le nettoyage de la région. Le procédé qui consiste à traiter une brûlure comme une plaie ordinaire, à la désinfecter même sous chloroforme est impraticable sur un bateau.

1° *Le blessé a respiré de la vapeur brûlante.* — Bain tiède à 38°. Ventouses sèches ou scarifiées suivant l'intensité de la congestion pulmonaire. Envelop-

(1) Plus simplement, tremper une serviette dans de l'eau tiède sinapisée (Farine de moutarde 100 gr. Eau 1.000 gr., 38°) l'exprimer et en entourer le thorax de l'enfant, 10 à 15 minutes, une fois par jour. Bain tiède pour débarrasser la peau de toute trace de farine.

(2) L'antipyrine a l'inconvénient d'entraver l'élimination toxique en diminuant les urines.

pements humides. Si le malade souffre beaucoup, injection de morphine. Utiliser en inhalations le mélange :

Essence de feuilles d'eucalyptus . .	8 gr.
Acide phénique pur 10 gr. ou menthol.	1 —
Hydrate de chloral.	10 —
Cocaïne (chlorhydrate de)	0 — 50
Alcool rectifié	100 —

une cuillerée à café dans un récipient de la contenance d'environ 500 grammes d'eau qu'on fera évaporer par l'ébullition près du lit du malade. Une petite quantité du mélange sera versée sur des bandes de gaze iodoformée qu'on suspendra dans la cabine.

Pour les brûlures intéressant la muqueuse buccale, lotions avec :

Chloral hydraté.	2 gr. 50
Stovaïne.	0 — 50
Perborate de soude	6 —
Eau de tilleul bouillie et filtrée. . .	500 —

sur les lèvres appliquer la pommade (V. p. 55).

Potion :

Acétate d'ammoniaque	15 gr.
Benzoate de soude	8 —
Sirop de punch.	60 —
Éther.	XL gouttes.
Infusé de stigmates de maïs . . .	200 gr.

à faire prendre au cours des 24 heures. — Soutenir le malade avec des injections d'éther, de caféine, d'huile camphrée, de sérum artificiel. Boissons diurétiques. Champagne. — Régime lacté surtout dans les cas de brûlures un peu étendues.

2° Brûlures des téguments. — Nous ne nous occuperons ici que des brûlures au premier, deuxième, troisième degrés.

1 L'accident vient de se produire et les phlyctènes ne sont pas formées. Soigneux nettoyage de toute la région intéressée. Se servir d'eau tiède savonneuse puis d'eau bouillie. Application directe de compresses trempées dans une solution d'acide picrique à 5. p. 1.000 et fortement exprimées jusqu'à ce qu'il ne s'en écoule plus de liquide (1). Coton hydrophile. Légère compression avec une bande de gaze. Dans tous les cas enlever le pansement le lendemain et s'il n'existe pas de phlyctènes, le refaire dans les mêmes conditions et le laisser en place plusieurs jours. On l'ouvre alors et la peau est saupoudrée avec :

Acide borique pulvérisé.	30 gr.
Salicylate de bismuth	30 —
Peroxyde de zinc	15 —
Talc de Venise	100 —

Bande de gaze hydrophile.

Ces minutieuses précautions ont leur raison d'être, car la sueur, l'eau de mer, les frottements au contact de vêtements souillés transforment une lésion insignifiante en une plaie qui empêchera le blessé de faire aucun service pendant de longs jours. Que de fois nous avons eu à soigner de graves plaies des membres

(1) Un peu de jus de citron, une solution faible de carbonate de lithine suffiront pour nettoyer les doigts tachés par l'acide picrique.

ayant débuté par de légères brûlures sur lesquelles le malade s'était empressé d'appliquer un corps gras quelconque, de l'encre, une feuille de salade, etc..

II Les phlyctènes sont formées au moment où l'on voit le blessé. Minutieux savonnage de la région. Pour ne pas crever les phlyctènes, un savonnoir à barbe en poils de blaireau, bien désinfecté à l'eau bouillante est particulièrement utile. Ouvrir ensuite ces phlyctènes en plusieurs endroits à leur partie déclive au moyen d'une fine pointe flambée. Avec une compresse stérilisée exercer sur elles une pression suffisamment énergique pour en chasser tout le liquide, mais en ayant bien soin de ne pas entraîner la pellicule qui forme la poche. Gaze hydrophile trempée dans une solution d'acide picrique à 5/1.000 et fortement exprimée. Épaisse couche de coton hydrophile. Bande moyennement serrée. Si aucune odeur ne se dégage du pansement nous le laissons plusieurs jours en place, puis nous employons la poudre formulée plus haut.

III Les tissus sont légèrement mortifiés. Nettoyer la région le mieux possible à l'eau bouillie tiède, de façon à la débarrasser de la graisse, de la poussière de charbon qui pourraient la souiller. Le savonnoir à barbe est encore ici très utile. Rinçage à l'eau bouillie. Application d'une large compresse stérilisée enduite légèrement de la pommade suivante :

Hydrate de chloral.	1 à	2 gr.
Cocaïne (chlorhydrate de)	0 — 50	
Huile goménolée à 50 p. 100	30 —	
Peroxyde de zinc	5 —	
Lanoline . . . . } ĀĀ	30 —	
Vaseline. . . . . }		

On pourra avantageusement avant l'application de cette pommade, recouvrir pendant 24 heures la brûlure d'un pansement humide. Eau distillée, bouillie, tiède. Gaze stérilisée. Taffetas caoutchouté.

3° *Brûlures par un acide.* — Lavage de la région avec une solution de bicarbonate de soude à 1/100 stérilisée. Panser avec la pommade précédente. Pour la main et le pied faire une sorte de gantelet.

4° *Brûlures par une substance alcaline.* — Citron. Eau légèrement vinaigrée. Puis, la région soigneusement asséchée, panser avec la même pommade. Lorsque la brûlure intéresse l'œil, panser d'abord dans tous les cas avec la vaseline pure, *larga manu*, après minutieux et abondant lavage à l'eau bouillie tiède, puis employer la pommade précédente. Si le blessé a reçu de la chaux vive dans l'œil, lavage à l'eau bouillie sucrée, puis panser légèrement avec :

Peroxyde de zinc	3 gr.
Sucre en poudre	3 —
Cocaïne (chlorhydrate de)	0 — 80
Lanoline	30 —
Vaseline	15 —

Chancre mou. — Pendant notre embarquement sur les bateaux de la ligne de Madagascar, nous avons pu constater la fréquence des maladies vénériennes dans ce pays. A vrai dire, nous n'y avons pas observé de cas aussi graves qu'en Cochinchine et au Brésil; nous avons eu toutefois à soigner des accidents phagédéniques aussi bien avec les chancres indurés qu'avec les chancres mous, et avons vu des malades porteurs à la fois de chancres mous et de chancre induré. Dans bien des cas le diagnostic a été particulièrement délicat.

Un fin jet d'eau à 40° ou 50° tombant sur la région malade pendant une dizaine de minutes à chacune des deux séances journalières donnera de bons résultats. Pour éviter la douleur au patient, l'eau sera progressivement portée à la température nécessaire. Dans l'intervalle des séances, lorsqu'on pourra l'utiliser dans des conditions pratiques, un pansement humide (sublimé à o.5o/1.ooo) sera bien préférable à l'emploi des poudres habituelles, hormis l'iodoforme que malheureusement rien ne remplace. Ce pansement sera recouvert de taffetas caoutchouté ; le malade aura soin de faire subir au gland un léger mouvement de torsion sur son axe au moment de la miction afin de ne pas souiller la plaie, si elle siège au niveau du frein. Du reste, il sera bon de remplacer plusieurs fois dans la journée la gaze hydrophile. Dans les cas graves, le patient tiendra autant que possible pendant la nuit la verge en position relevée et l'entourera pour cela de coton cardé à la base, où, au moyen d'une bande fixatrice, il exercera, sans toutefois provoquer de l'œdème, une légère compression, surtout s'il y a tendance au phagédénisme. Avec un peu de soin, le malade arrive très rapidement à disposer ce pansement qui n'est pas bien compliqué. Si l'eau chaude ne donne pas les résultats espérés, nous faisons précéder le pansement humide d'une énergique cautérisation des moindres anfractuosités au moyen d'un brin de bois rigide, garni de coton à l'une de ses extrémités et trempé dans le mélange suivant aussi efficace et moins douloureux que le chlorure de zinc :

Acide phénique pur	15 gr.
Hydrate de chloral	2 —
Acide salicylique	3 —
Cocaïne (chlorhydrate de)	0 — 50
Alcool	60 —

Au moyen de gaze hydrophile on absorbe l'excédent du liquide et on interpose entre le gland et le prépuce un peu de cette gaze au cas où l'on ne pourrait utiliser le pansement humide. Enfin si l'on est incertain au sujet du diagnostic, le traitement mercuriel rigoureusement institué pourra, dans certains cas, arrêter la marche du phagédénisme. Si le chancre mou siège au niveau du frein on se heurtera bien souvent à de réelles difficultés pour arriver à la guérison. Comme dans la majorité des cas la lésion entraînera à la longue la disparition du frein, nous n'hésitons pas, après avoir passé un fil sous le pont formé par la lésion chancreuse, à sectionner ce pont. On a affaire alors à une plaie nette, sans anfractuosités, qu'on pourra mieux garantir contre l'urine et soigner par les procédés énumérés plus hauts, procédés parmi lesquels le pansement humide donnera les meilleurs résultats. Nous en avons aussi obtenu d'excellents en passant sur toute la lésion chancreuse un tampon imbibé de bleu de Khüne (1) (V. article Pansements), après avoir fait une minutieuse désinfection du gland, du prépuce, du sillon balano-préputial.

(1) Nous insistons plus longuement sur l'emploi de ce colorant et de quelques autres couleurs basiques d'aniline (V. p. 221).

Le peroxyde de zinc suffit ordinairement dans l'herpès génital de causes diverses. Au cas où la guérison ne surviendrait pas assez vite, cautériser légèrement les divers points enflammés avec le mélange précédent, puis appliquer la poudre et interposer de la gaze entre le prépuce et le gland. Dans quelques cas rebelles on administrera avec avantage les préparations arsenicales et le salicylate de soude (3 à 4 gr. par jour).

Le chancre induré ne nécessite que des soins de propreté. Simple pansement humide au sublimé (o.5o/1.ooo). Dans la majorité des cas, la guérison de la plaie sera le résultat du traitement spécifique classique.

Le traitement vraiment efficace contre les condylomes (choux-fleurs, crêtes de coq), et que nous employons à l'exclusion de tout autre, est le raclage minutieux à la curette de Volkmann (n° 6). Il procure une guérison prompte et définitive. Soigneux savonnage du prépuce et du gland, lavage au sublimé ; application durant quelques minutes d'une compresse de gaze trempée dans une solution forte de cocaïne 1/5o. Chaque végétation est raclée après qu'on a eu soin de tendre énergiquement la peau tout autour de la petite tumeur, qui de la sorte se trouve bien isolée du tissu sain. A moins que les végétations ne soient trop grosses et trop nombreuses, il y a avantage à tout enlever en une séance. On pourra alors, dans ce cas, injecter à la base du gland, 2 ou 3 centimètres cubes de la solution de stovaïne à 2 p. 1oo de manière à enserrer la verge dans un anneau d'anesthésie. Pansement humide à l'eau bouillie.

Chique (PUCE). — Il y a quelques années (mars 1896), dans une communication à l'Académie de Médecine, nous signalions la présence de la chique à Madagascar, où jusqu'alors elle était absolument inconnue.

Nous donnons ici cette communication qu'on lira peut-être avec intérêt.

« Nous signalons, pour la première fois, la présence de la chique à Madagascar. L'invasion a commencé par la côte Ouest et s'est rapidement propagée dans l'île. On attribue à l'arrivée des tirailleurs sénégalais et haoussas l'introduction de ce parasite à Madagascar où jusqu'alors on n'avait jamais constaté sa présence, comme cela nous a été absolument affirmé par plusieurs confrères exerçant depuis de longues années dans le pays et par de nombreux colons européens ou métis, dont quelques-uns l'habitent depuis plus de quarante ans (1). Le terrain sablonneux de la côte convient admirablement à la chique qui paraît s'être définitivement acclimatée dans le pays. Au Sénégal la chique est fort connue et à Dakar nous avons pu constater l'habileté avec laquelle les indigènes expulsent le parasite sans rompre le sac contenant les œufs. A Madagascar (2) il en est tout autrement, et

---

(1) M. le D' Fontoynont nous apprend qu'on est actuellement persuadé que les chiques ont été apportées dans l'île par les Mozambiques recrutés pour la construction de la route entre Mevatanana 'et Tananarive. Le premier point infesté fut Ankazobe, lieu de stationnement des tirailleurs ; de là les chiques rayonnèrent sur Majunga, la côte Ouest, Tamatave, Tananarive, enfin sur l'île entière.

(2) Du moins il y a une douzaine d'années. Actuellement la puce chique (*parasy manana atody*, puce qui a des œufs) est bien connue des Malgaches qui savent se débarrasser à temps des œufs ; aussi devient-elle relativement rare dans l'île.

si nous nous arrêtons un peu longuement sur ce sujet, c'est qu'en présence de la gravité des complications survenues, nous pensons qu'il y a urgence à ce que les individus séjournant dans les régions infestées se mettent soigneusement à l'abri des piqûres de ce parasite. L'abcès formé est habituellement sans gravité, mais abandonnée à elle-même, la petite plaie qui en résulte s'enflamme, donne lieu à des accidents de lymphangite. Des abcès profonds, des adénites multiples accompagnées de violentes douleurs rendent la marche impossible. M. le Dr Manceau, de Nossi-Bé, nous a dit avoir vu, dans les cases, des officiers et des soldats dont les pieds étaient le siège d'abcès multiples, d'où partaient de nombreuses traînées de lymphangite. Les indigènes, qui ne prennent aucune précaution contre ces accidents; en présentent d'une gravité extrême. Aux pieds et aux jambes on observe de larges surfaces de tissus sphacélés. Ayant eu à soigner un passager de première classe qui, occupé par les préparatifs de départ, avait négligé de visiter minutieusement ses pieds et mains, comme il le faisait chaque soir, nous dûmes lui ouvrir onze petits abcès autour des ongles de la main et dix-huit aux orteils et à la plante des pieds. Au cours d'un voyage, nous avons avec M. le Dr Gibert, médecin des troupes coloniales, opéré un passager de première classe, M. P., administrateur à Madagascar, lequel était porteur d'une vaste plaie du pied droit avec commencement de gangrène qui nécessita l'amputation de deux orteils avec une partie de leur métatarsien.

« Le procédé suivant nous a bien réussi pour l'extirpation de la petite poche contenant les œufs et devenue assez volumineuse.

« Au moyen d'un fin bistouri pointu, on pratique une étroite ouverture sur le bord de l'abcès et à l'aide de petits ciseaux courbes on continue la libération de la peau qui le recouvre, en la sectionnant circulairement et rasant aussi près que possible le tissu sain. On relève alors la rondelle à la façon du couvercle d'une boîte, et la petite cavité se trouve vidée de la chique et des œufs qui restent adhérents à la partie postérieure de cette rondelle. On a devant les yeux un petit cratère à bords taillés à pic qu'on touche à la teinture d'iode. Un simple pansement humide (eau boriquée à 25 p. 1.000) suffit à assurer la guérison au bout de deux ou trois jours. Nous insistons sur l'importance des soins à donner à ces petites plaies qui, en temps de peste, peuvent être autant de portes d'entrée à l'infection. »

Choléra. — Plus particulièrement au départ d'une escale où des cas de choléra auront été constatés, toute diarrhée séreuse à odeur fade, survenant de nuit, devra attirer l'attention du médecin. Le patient peut être en état de microbisme latent, et la maladie n'évoluer qu'après son embarquement. Se rappeler qu'avec quelques gouttes d'acide chlorhydrique ou sulfurique (exempts de produits nitreux) ajoutées à un peu de sérosité recueillie dans les selles et filtrée, on obtient une coloration rouge violet caractéristique qui brunit par l'exposition à l'air (réaction indol-nitreuse de Bujwid).

L'isolement des malades se fera immédiatement et sera aussi rigoureux que possible.

Les mesures de désinfection seront prises aussitôt après la constatation du cas.

Potion :

Bleu de méthylène chimiquement pur.	0 gr. 50
ou fuchsine basique	0 — 30
Acide lactique	10 —
Eau chloroformée	100 —

A prendre au cours des 24 heures de 2 heures en 2 heures.

Potion :

Validol.	XXX gouttes.
Acétate d'ammoniaque.	15 gr.
Sirop de punch	60 —
Infusé de tilleul	150 —

A prendre au cours des 24 heures de 3 heures en 3 heures.

Grands lavages chauds de l'intestin avec :

Bleu de méthylène	0 gr. 25
Eau de mer bouillie et filtrée. . .	1,000 —

Sérum de Hayem en injections intra-veineuses. Huile camphrée. Éther.

Congestion du foie. — On a souvent l'occasion de soigner cette affection sur les bateaux des lignes de Chine et de Madagascar.

Diverses causes, paludisme, opium, excès de nourriture et d'alcool ont provoqué la congestion du foie (1). Mais cet état congestif a été précédé de divers accidents, hyperhémie de l'organe, décoloration des selles, diarrhée, sensation de pesanteur dans la région hépatique. Ces premiers *avertissements sans gros frais* auxquels le malade n'accorde guère d'attention seront suivis d'hypertrophie de l'organe dont la résistance alors affaiblie rendra possible la formation d'un abcès par infection des voies biliaires.

Au patient qui le consultera, le médecin pourra conseiller le régime lacté ou tout au moins végétarien mitigé. Il lui prescrira l'eau de Vichy (Grande-Grille, Hôpital) à la température de la cabine, un verre à jeun, un verre à 4 heures du soir, pendant quinze à vingt jours, les douches froides sur la région du foie; s'il y a de la douleur les douches très chaudes sont préférables.

Les divers révulsifs, le régime n'ont pas donné les résultats espérés; de la fièvre survient, l'état général est mauvais. Pratiquer avec les précautions habituelles, après délimitation de l'organe, plusieurs ponctions en plein tissu hépatique au moyen d'une aiguille en platine iridié de 8 centimètres de longueur, de 2 millimètres de diamètre intérieur et percée de quelques trous ovalaires à la façon d'un drain. On la fixe au moyen d'un embout métallique et d'un tube en caoutchouc

(1) Dans les pays chauds les complications hépatiques sont rares chez l'indigène; le riz étant sa nourriture principale, la flore microbienne de son intestin est pauvre.

sur une seringue en verre (20 cent. c.) On retire 150 à 200 grammes de sang. Les ponctions faites après injection de stovaïne ou simple pulvérisation de chlorure d'éthyle sont absolument indolores. Les ventouses, même largement scarifiées, ne procurent pas aux malades un aussi prompt soulagement que cette petite intervention d'une innocuité complète. Quatre ou cinq jours après on peut la renouveler. En cas de fièvre chez un paludéen avéré, injections de quinine, régime lacté absolu. Pendant quelques jours, prendre le matin à jeun dans un verre d'eau de Vichy tiède : sulfate de soude 5 grammes. Bicarbonate de soude 2 grammes (1).

Constipation. — Fréquemment provoquée à bord par le manque d'exercice, la nourriture trop azotée et en excès.

Le malade couché sur le côté droit, les cuisses fléchies sur le bassin, on pratiquera de grands lavages d'intestin au moyen du bock à injections, rempli d'eau de mer tiède filtrée glycérinée (60 p. 1.000). Ne pas abuser de ces lavages qui à la longue pourraient rendre l'intestin paresseux. Les faire précéder d'un massage abdominal, commencé en soulevant la peau en plis larges et suivi d'un

(1) Les Européens et les indigènes à Java emploient avec succès, contre la congestion du foie, le Temoe-lawak [*Radix Zodoriac rotunda et longa* (Gingibéracées)]. On utilise le suc de racines fraîches. Boire le matin à jeun un verre à liqueur de ce suc.

pétrissage profond pendant cinq à six minutes. Voici une formule de pilules.

Extrait d'aloès	0 gr. 05
— de rhubarbe.	0 — 05
— de belladone	0 — 01
Gomme gutte	0 — 05
Essence d'anis.	V gouttes.
Miel blanc	Q. S.

Pour une pilule — 1 ou 2 par jour avant le repas. En avoir à bord une large provision.

Pour les nourrissons, utiliser le savon de Marseille ordinaire, dont on façonne un petit cône à sommet mousse qu'on introduit dans le rectum après l'avoir trempé dans la glycérine.

Le régime végétarien mitigé est un des meilleurs moyens pour lutter contre la constipation habituelle.

Corps étrangers de l'œil et de l'œsophage. — Les corps étrangers de l'œil sont la cause d'accidents fréquents à bord des bateaux. Escarbilles, particules métalliques s'implantant dans la cornée au cours d'un travail de forge, piquage du sel des chaudières, etc. Les suites peuvent être quelquefois sérieuses à cause de la fâcheuse habitude qu'ont les patients de s'adresser à tout le monde sauf au médecin. Successivement on a essayé le coin d'un mouchoir, le papier à cigarettes, la bague en or glissée sous la paupière, manœuvre suivie d'un léger massage de l'œil, d'où conjonctivite, photophobie, chémosis même.

Il arrive qu'au moment où l'escarbille atteint la

cornée, elle est encore à une température élevée; Elle y pénètre alors profondément. Cet accident peut se produire lorsqu'on charge les foyers et qu'un vent violent entraîne le long du bord d'épais nuages de fumée. Examen à l'éclairage oblique. Instillations de cocaïne 1/5o. Se servir de la gouge à corps étrangers de l'œil, d'une main ferme et prudente surtout s'il y a du roulis. Si on a affaire à une particule de fer ne laisser aucune trace du corps étranger dans la petite loge qu'il s'est creusée dans la cornée. La lésion produite par l'extraction a disparu le lendemain. L'escarbille est mobile et fixée sous la paupière supérieure : après instillation de cocaïne, retourner la paupière et aller cueillir le corps étranger au bout d'un brin de bois portant un peu de coton hydrophile à son extrémité. Avoir soin de montrer au patient le corps du délit.

Une exploration minutieuse n'a rien fait découvrir et le malade continue à souffrir. Cette douleur peut être due à la petite lésion produite par un long séjour du corps étranger éliminé naturellement, mais il se peut aussi qu'il soit fixé tout en haut du cul-de-sac supérieur. On introduit alors sous la paupière après instillation de cocaïne un stylet aiguillé très flexible, largement garni de coton hydrophile et on en promène délicatement l'extrémité dans toute l'étendue du cul-de-sac. Quand elle existe réellement, l'escarbille se prend à tous coups dans les filaments du coton. Si l'extraction a été un peu laborieuse, il sera bon de désinfecter l'œil avec une solution de sublimé à o gr. 10 p. 1.ooo d'eau bouillie, filtrée, et de maintenir sur l'œil durant quelques heures des compresses imbibées de cette solution conservée chaude au bain marie. En cas d'hyperhémie intense, on instillera toutes les heures quelques gouttes de la solution : cocaïne o gr. 3o, solution d'adrénaline à 1/1.000, 20 gouttes, eau stérilisée distillée 20 grammes.

Enfin au cas où l'accident, ayant des suites graves, le médecin serait appelé à fournir un certificat d'origine de blessure, il devra s'informer si au moment où l'accident s'est produit le blessé était porteur de lunettes spéciales comme le prescrivent les règlements, lorsque les hommes se livrent à des travaux pouvant être dangereux pour les yeux.

Au cas où un corps étranger serait arrêté dans l'œsophage, on pourra essayer de le faire cheminer jusque dans la cavité stomacale d'où, s'il est de petit volume, il pourra passer dans l'intestin et enrobé de matières fécales, être expulsé dans une selle sans danger pour la muqueuse. Une purée de haricots, pommes de terre et châtaignes facilitera ce cheminement. S'il s'agit d'un petit fragment d'os, d'une épine, d'une arête de poisson, on fera déglutir au patient un écheveau de fil embrouillé et mouillé; en le retirant doucement on aura souvent la satisfaction de ramener le corps étranger.

Nous avons fait construire un instrument qui dans deux cas d'extraction de corps étrangers (1) de l'œsophage nous a donné de bons résultats. Il se compose essentiellement d'une solide tige en

______

(1) Noyau d'olive et tube en caoutchouc.

baleine, longue de 45 centimètres, large de 5 millimètres et terminée par une partie métallique sur
l'extrémité de laquelle sont fixés de petits segments
dont la réunion constitue une sorte d'olive très
aplatie. Leur extrémité supérieure est arrondie et un
peu renflée, de façon à ne pas blesser la muqueuse
quand on retire l'appareil ouvert. Ces segments
abandonnés à eux-mêmes ont une tendance à
s'écarter par en haut, les uns des autres. Ils sont
maintenus rapprochés ou deviennent libres, suivant
qu'on rapproche ou éloigne d'eux un petit cône
métallique venant s'emboîter exactement sur la partie inférieure de l'olive. Les déplacements de ce
cône sont commandés par ceux d'une longue tige
métallique reçue dans une rigole creusée dans le
milieu de la baleine et y restant fixée au moyen d'une
série de petits anneaux en argent. Elle est surmon-
tée d'un plateau sur lequel on peut visser une petite
éponge en caoutchouc rouge qui servira à refouler
le corps étranger dans l'estomac si l'on juge cette
manœuvre avantageuse. Entre, l'extrémité supérieure de la tige en baleine et le plateau, se trouve
un fort ressort à boudin qui exerce une pression
constante sur la face inférieure de ce plateau et
maintient par suite le petit cône fixé à la partie inférieure de la tige métallique, exactement en contact
avec la partie inférieure des segments. Pour permettre à ceux-ci de s'écarter, il suffit d'exercer sur le
plateau une pression suffisante pour vaincre la résistance du ressort à boudin.

La tige métallique porte à sa partie supérieure
une graduation permettant une fois l'olive intro-

duite au-dessous du corps étranger de connaître exactement le degré d'écartement des segments. En produisant au moyen de l'olive de petits chocs sur le corps étranger, on peut se rendre compte si on a affaire à un objet métallique, à un corps dur.

Malgré les avantages que peut présenter cet instrument, le dernier mot restera à l'œsophagoscopie dans le cas où présentant des angles acérés, le corps étranger a pénétré dans les parois du conduit. Il est bien certain qu'alors tout effort de traction aveugle serait inutile et dangereux. Malheureusement l'œsophagoscopie nécessite l'emploi d'instruments spéciaux dont le maniement très délicat exige beaucoup d'habileté et une grande pratique pour une intervention en somme un peu exceptionnelle.

Coryza. — On est souvent consulté, il faut faire quelque chose. Bromhydrate de quinine : (o gr. 5o à 1 gr. Valérianate de quinine : o gr. 3o à o gr. 6o suivant l'indication. La poudre suivante rend des services :

Menthol.	0 gr. 20
Cocaïne (chlorhydrate de)	0 — 30
Salicylate de bismuth	20 —
Peroxyde de zinc	15 —

Aspirer énergiquement un peu de cette poudre afin de la faire pénétrer aussi-haut que possible dans les narines. Le soir, avant de se mettre au lit, introduire très haut dans les narines au moyen d'un tampon de coton monté sur un brin de bois la pommade :

Valérianate de menthol	5 gr.
Huile goménolée à 50 p. 100	10 —
Glycérine	10 —
Chlorhydrate de cocaïne	0 — 30
Vaseline. . . . . } ĀĀ	20 —
Lanoline.	

Dents. — Un enfant souffre de la dentition. On n'a pas toujours à sa disposition les spécialités usitées. Pas de scarifications inutiles et faites le plus souvent avec l'ongle ou un instrument malpropres.

Contre l'insomnie :

Hydrate de chloral	0 gr. 25
Bromure de potassium	0 — 50
Eau de fleurs d'oranger.	100 —

une cuillerée à café d'heure en heure.

Frotter à diverses reprises les gencives douloureuses avec le doigt soigneusement lavé et enduit du mélange :

Stovaïne.	0 gr. 25
Salol	0 — 50
Teinture de girofle. . . . . . } ĀĀ	5 —
Teinture de cannelle	
Glycérine	60 —

Pour une dent malade en attendant les soins du spécialiste :

Chloroforme	1 gr.
Hydrate de chloral.	2 —
Menthol.	0 — 40
Camphre raffiné.	5 —
Salol	1 —

Thymol	5 gr. (1)	Teinture d'aconit.	
Salol	2 —	— d'iode.	
Menthol.	1 —	Chloroforme . .	ââ
Cocaïne (chlorhy-			
drate de)	0 gr. 50		
Teinture de cannelle	ââ 20 gr.		
— — girofle. .			

Imprégner d'un de ces mélanges un brin de coton hydrophile, l'introduire dans la cavité débarrassée au préalable de tout corps étranger au moyen d'un courant d'eau chaude (45°) qui elle-même est un calmant contre la douleur (2). Une seconde parcelle de coton recouvrira le premier pansement. Le patient restera une heure au moins sans introduire un liquide dans la bouche. En cas d'hémorragie, suite d'extraction dentaire, faire rincer la bouche à diverses reprises avec : antipyrine o gr. 10, perchlorure de fer 6 gouttes, eau très chaude 200 grammes.

Formules de poudres dentifrices faciles à préparer :

Menthol.	0 gr. 50
Salol	2 —
Carbonate de magnésie	30 —
Pierre ponce pulvérisée.	20 —
Carmin	Q. S.
Chlorate de potasse	6 gr.
Carbonate de chaux	30 —
Cocaïne (chlorhydrate de)	0 — 20
Carmin	Q. S.

Savonner d'abord les dents puis se servir d'une de ces poudres. Massage des gencives avec le doigt.

(1) En ajoutant V ou VI gouttes d'acide sulfurique pur à ce mélange, on en fait un excellent hémostatique qui, largement additionné d'eau, sera utile après une extraction dentaire.

(2) Cette eau sera amenée sur la dent au moyen d'un compte-goutte dont on aura recourbé à la lampe la partie effilée, et qu'on adaptera au tuyau du bock à injections.

Plus particulièrement au cours d'un traitement mercuriel, faire disparaître le tartre, cause surajoutée de gingivite. Après chaque repas débarrasser complètement au moyen d'un brin de bois tendre, les espaces interdentaires de tout débris alimentaire. Désinfection des râteliers dans une solution de lysol. Gargarismes au chlorate de potasse. Fréquents lavages de bouche avec une eau tiède thymolée ou mentholée. Frictions des gencives en dedans et en dehors avec une brosse aussi rude qu'on pourra la supporter, l'accoutumance se fera vite.

Dans plusieurs circonstances, nous avons dû intervenir énergiquement pour de sérieux accidents de la dent de sagesse. Dans tous les cas, alors même que la dent était gênée dans son évolution par un léger degré d'encastrement dans la branche montante du maxillaire inférieur, nous avons procédé ainsi et nous nous en sommes bien trouvé :

Tout d'abord, lavages fréquents de la bouche avec une solution d'hydrate de chloral à 1 p. 100 ou de l'eau oxygénée à 6 volumes. Purgatif salin. Quand les phénomènes inflammatoires sont moins intenses, écarter les mâchoires au moyen de bouchons de liège de plus en plus gros, puis pratiquer une injection de quelques centigrammes de stovaïne à la partie interne et externe de la gencive et dans le capuchon de cette gencive enflammée (1). La tête du patient est confiée à un aide qui la maintient

---

(1) Ces injections se feront aisément avec l'excellente seringue de Ash n° 13 qui est munie d'embouts métalliques présentant diverses courbures et se vissant avec l'aiguille sur la seringue.

solidement. La cavité buccale bien éclairée, on écarte aussi largement que possible de la région intéressée, la langue saisie avec une compresse, puis avec la curette de Volkmann tenue de la main droite, on détruit sans hésitation tout ce qui recouvre la dent de sagesse. Pour que les résultats soient bons, il faut que l'opérateur puisse faire circuler librement tout autour de la couronne de la dent libérée, la pointe d'un stylet mousse recourbé ; alors seulement il sera assuré d'avoir fait une intervention utile. Cette opération donne un peu de sang. Se servir du mélange (p. 72) auquel on ajoute quelques gouttes d'acide sulfurique. Soins minutieux de la bouche. Se servir du mélange : salol 2 grammes, menthol 1 gramme, cocaïne 0 gr. 50, alcool de cannelle 100 grammes. Quelques gouttes dans un peu d'eau tiède pour des lavages fréquents de la bouche surtout après les repas et avant de se coucher.

Le médecin devra pouvoir pratiquer à bord n'importe quelle extraction dentaire. Toutefois, si l'interrogatoire du malade permet de croire qu'on a affaire à un hémophilique, on se contentera de panser la dent malade. Il en sera de même avec un paludéen, un cachectique, en général avec tout individu très anémié. Lotions avec la solution d'hydrate de chloral 1 p. 100 ; injection de stovaïne portant sur la région où la racine est supposée se trouver. Avec les malades très pusillanimes on pourra appliquer pendant quelques secondes sur les points où porteront les injections, un petit tampon de coton imbibé d'éther ou de chlorure d'éthyle.

Détatouage (1). — Un officier, un matelot vous demandent de faire disparaître un tatouage qui a cessé de plaire.

Rasage des poils s'il y a lieu, savonnage de la région, lavage à l'alcool. Injections de stovaïne (1 p. 100) pratiquées tout autour du tatouage en dirigeant l'aiguille vers le centre de la région intéressée. Frotter ensuite la peau avec un tampon imprégné d'alcool. Une légère congestion des tissus se produit. Badigeonnage avec une solution concentrée de tanin 10 p. 5. Avec un fin bistouri ou l'aiguille de Vidal on pratique des scarifications linéaires, profondes, très rapprochées, et qu'il faut quadriller à la façon des hachures d'un dessin. On étanche complètement le sang, et on fait un nouveau badigeonnage avec la solution de tanin. On attend quelques secondes, puis on passe sur toute la partie scarifiée un tampon de coton trempé dans une solution de nitrate d'argent (o gr. 50 p. 50). Laisser sécher, puis appliquer un simple pansement de protection.

La chute spontanée de la croûte doit être attendue, la cicatrice d'abord rouge devient blanche avec le temps. On aura soin de n'opérer chaque fois que sur une surface de 5 à 6 centimètres carrés. — Un autre procédé est de détruire le tatouage avec la fine pointe du thermocautère. Celui qui consiste à cribler de trous au moyen d'une aiguille la surface à détatouer, donne des résultats dont l'insignifiance ne tarde pas à décourager client et opérateur.

(1) Nous n'avons en vue ici que les tatouages de petite surface.

Diarrhée. — Diarrhées passagères accompagnées ou non de coliques et ordinairement causées par le refroidissement du corps (nuit passée sur le pont, exposition prolongée au ventilateur pendant le sommeil), une alimentation défectueuse ou exagérée. Une potion contenant 2 gr. de laudanum ou 15 à 20 grammes d'Élixir parégorique sont administrés. Toutefois, lorsque la diarrhée persiste et s'accompagne d'un état saburral des voies digestives, un purgatif salin est indiqué. Prescription d'un régime sévère, d'abord hydrique, observé durant vingt-quatre heures, puis lacto-végétarien, malgré les dires du malade qui affirme toujours manger à peine à sa faim, alors que chacun sait que la table tient le rôle principal dans les occupations journalières du passager. On peut administrer également une poudre qu'il est facile de préparer à bord et dont on aura toujours en réserve une certaine quantité. Elle nous a donné d'excellents résultats que nous attribuons au mélange intime de l'opium avec les diverses poudres qui la composent :

Benzo-naphtol	15 gr.
Salicylate de bismuth	40 —
Charbon de Belloc.	30 —
Laudanum de Sydenham	30 —

On mélange intimément au mortier, puis on étend sur une feuille de carton, une plaque de verre le produit que l'on place dans un endroit sec. Le lendemain on pulvérise le tout au mortier et on conserve dans un flacon jaune à large goulot et à fermeture hermétique la poudre ainsi obtenue. Dose 4 à 6 grammes

par jour en cachets avant les repas avec la prescription d'un régime approprié.

Dans les cas de diarrhée chronique (tropical sprue),
la chlorodyne est précieuse. On n'en a pas toujours
à sa disposition, nous la remplaçons le mieux possible par la potion :

Laudanum de Sydenham	8 gr.
Menthol	0 — 05
Cocaïne (chlorhydrate de)	0 — 05
Eau de laurier cerise	5 —
Eau chloroformée saturée	100 —

A prendre dans les vingt-quatre heures de 3 heures
en 3 heures par cuillerée à soupe.

On pourra essayer les cachets suivants :

Bleu de méthylène	0 gr. 40
Biphosphate de chaux	1 —

pour 4 cachets ; à prendre dans les vingt-quatre
heures.

Tous les matins, sulfate de soude 10 grammes
jusqu'à modification des selles. Les aphtes sont cau-
térisés légèrement à l'acide phénique cristallisé. Au
cours de la journée, lotions de la bouche et garga-
rimes avec le mélange suivant :

Perborate de soude ou chlorate de potasse	5 gr.
Eau de laurier cerise	15 —
Cocaïne (chlorhydrate de)	0 — 20
Glycérine	80 —
Eau bouillie, filtrée	300 —

Régime lacté. Purées de lentilles, pommes de
terre, riz, œufs.

Dysenterie. — Affection très fréquente parmi les militaires et colons rapatriés. Pour le traitement, on est amené à user des moyens les plus simples parmi ceux que l'on a à sa disposition sur un bateau. Rien ne vaut l'ipéca à la brésilienne, traitement qui a le grand avantage de calmer rapidement les douleurs violentes des malades.

Le premier jour, on administre 1 gramme de calomel. Au cours de cette journée, on fait macérer durant vingt-quatre heures 6 à 8 grammes de poudre d'ipéca dans 200 grammes d'eau. Le lendemain, on décante, et le liquide recueilli est administré au malade dans les vingt-quatre heures.

Le troisième jour, le malade absorbe le liquide décanté provenant de l'infusion du résidu dans 200 grammes d'eau bouillante.

Le quatrième jour enfin, ce résidu est mis à bouillir pendant quelques minutes dans 200 grammes d'eau et le malade avale le tout dans les vingt-quatre heures. Cette préparation devra être tenue dans un endroit frais et dans un récipient bien couvert, car lorsque la température ambiante est élevée, le médicament prend un goût désagréable et n'est plus accepté qu'avec répugnance par le malade. Concurremment nous pratiquons de grands lavages d'intestin avec le permanganate de potasse, d'abord à o gr. 5o, puis à o gr. 35, enfin à o gr. 25 p. 1.000. Les solutions seront employées à la température de 4o° à 45°. Ces lavages sont précédés d'un lavement évacuateur à l'eau bouillie tiède.

Le malade est couché sur le côté droit, la jambe droite étendue, la gauche fléchie sur la cuisse. La sonde doit avoir 15 à 18 centimètres de longueur et être assez souple pour ne pas blesser l'intestin ulcéré. On utilisera le bock à injections placé à environ o m. 50 au-dessus du plan de la couchette.

A bord des bateaux, il ne faut pas compter donner des lavements au nitrate d'argent, car quand on a à soigner plusieurs dysentériques, la petite provision d'eau distillée de la pharmacie est vite épuisée et il ne faut pas songer à utiliser l'eau distillée par la machine, car elle contient une proportion notable de sels divers. Toutefois, soigneusement filtrée, elle peut servir pour les solutions de permanganate de potasse. Au début, on fait deux lavages par jour, puis un seul, puis tous les deux jours suivant l'amélioration survenue.

On pourra aussi employer le mélange suivant :

Bleu de méthylène, ...	0 gr. 20
ou fuchsine basique	0 — 20
Acide phénique	1 —
Stovaïne.	0 — 80
Eau bouillie filtrée.	1.000 —

Pour le bleu de méthylène et la fuschine, on commencera par des doses faibles pour aller jusqu'à celle de o gr. 50 p. 1.000 qu'on ne dépassera pas.

L'eau oxygénée donne des résultats encore bien supérieurs, surtout dans les formes chroniques (1). Notons ce fait que dans cette dernière variété de

____

(1) On pourra se procurer à bord de l'eau oxygénée à 6 volumes en faisant dissoudre 50 grammes de perborate de sodium dans un litre d'eau à 50° additionnée de 8 grammes d'acide tartrique ou citrique pulvérisés.

dysenterie on a au toucher la sensation d'un intestin en bois. Cette induration, qui est due à un épaississement considérable de la paroi de l'intestin (3 centimètres dans un cas observé à l'île Maurice) dont le calibre est alors rétréci, pourrait, en l'absence de commémoratifs, faire croire à un cancer du rectum.

Tous ces lavages sont pratiqués, le malade couché, les jambes fléchies sur le bassin. A la suite de l'ipéca à la brésilienne, on commencera à donner le sulfate de soude à la dose journalière de 8 à 10 grammes dans une potion laudanisée, pour arriver à la dose de 5 grammes qu'on continuera longtemps.

Eau chloroformée saturée, 60 grammes dans les vingt-quatre heures. Le Kho-Sam rendra des services.

Régime : panades épaisses, viandes grillées ou crues, lait (le boire avec une paille) œufs, purées de légumes variés (1). Lactose 3o gr. par jour.

Même traitement dans la dysenterie bacillaire et la forme amibienne ulcéreuse endémique.

Un fait qui mérite d'être signalé est le nombre relativement peu considérable de dysenteries que nous avons eu à soigner sur la ligne de Madagascar et il en a été de même de l'hépatite suppurée (2). Les cas de diarrhée ont été très nombreux et lents à guérir à cause de l'état de cachexie où se trouvaient

(1) Les pommes de terre germées provoquent de la diarrhée, surtout chez les enfants ; il faudra s'en souvenir, car sur les bateaux, ce légume est souvent de qualité inférieure.

(2) A propos de la relation qui existe entre les lésions du gros intestin et l'hépatite suppurée, nous signalons un fait intéressant qui nous a été obligeamment communiqué par le Dr Renault, professeur adjoint à l'École d'application du Service de santé des troupes coloniales.

bon nombre de malades à leur arrivée à bord, mais la médication ordinaire et un régime approprié nous ont donné les résultats attendus, car, en dépit des apparences, nous n'avions pas affaire à des dysenteries vraies, mais à des colites ou entéro-colites paludéennes. Toutefois il est bon d'ajouter que nous avons quitté la ligne de Madagascar depuis quelques années. Or, la dysenterie (1) vraie amibienne semblerait augmenter chaque année de fréquence dans les hauts plateaux, à Tananarive en particulier et de même l'augmentation des cas d'hépatite suppurée serait parallèle. D'après Fontoynont, il est très possible que des germes aient été apportés et soient entretenus par les nombreux officiers, soldats et fonctionnaires

(1) La dysenterie amibienne serait rare à Nouméa. On ne la rencontrerait guère qu'à l'état chronique chez des individus antérieurement éprouvés par cette affection dans d'autres colonies. Cependant l'abcès du foie est commun en Nouvelle-Calédonie. L'origine des rectites aiguës auxquelles cet abcès succède ordinairement pourrait être attribuée à l'usage longtemps continué de viandes conservées dans la saumure, viandes provenant de la Nouvelle-Zélande ou bien préparées dans le pays.

Expérimentalement, le D' Renault a pu reproduire ces accidents de rectite aiguë chez des lapins, soit en les inoculant avec des cultures obtenues au moyen de quelques gouttes de saumure, soit en injectant directement ces cultures dans le rectum de l'animal. A l'autopsie de ces animaux, il a trouvé non seulement des portions de gros intestin gangrenées, mais encore dans le foie de nombreux petits nodules grisâtres, sorte d'abcès en formation. Personnellement, nous avons eu connaissance d'opérations d'abcès du foie pratiquées à Nouméa sur des individus chez lesquels on ne relevait aucun signe d'alcoolisme, aucun accident dysentérique ou dysentériforme. Il se pourrait aussi que l'eau de boisson fût en cause surtout aux époques de sécheresse.

atteints de dysenterie chronique, souvent latente, contractée pendant un séjour en Indo-Chine.

Il est fort probable que désormais nos confrères auront fréquemment à observer des cas de dysenterie vraie sur la ligne de Madagascar et nous leur souhaitons de ne pas éprouver les déboires que nous avons rencontrés au cours du traitement des dysenteries contractées au Laos, en Cochinchine, au Tonkin.

Le repos au lit devra être complet pendant toute la période des accidents aigus. Il faudra que le malade soit bien pénétré de l'importance du régime. Souvent il s'imagine l'avoir suivi parce qu'il a remplacé par du lait les divers liquides qu'il absorbait au cours de la journée avant sa maladie. C'est surtout dans cette affection que le malade devra apporter au médecin le concours d'une entière bonne volonté ; sans cela, l'intervention de ce dernier restera absolument illusoire.

Dans le traitement des rectites, nous employons habituellement la potion suivante à prendre au cours des vingt-quatre heures :

Ipéca pulvérisé	0 gr. 50
Laudanum de Sydenham	2 —
Glycérine	60 —
Eau chloroformée	100 —

Lavements au bleu de méthylène, très chauds (0.20 p. 1.000). Un ou deux par jour.

Quand, à un voyage de retour, on aura eu de nombreux dysentériques, il sera absolument nécessaire de procéder après leur débarquement à la complète désinfection des locaux, matériel de literie et d'hôpital contaminés. Pendant le séjour des malades à bord, de rigoureuses mesures de désinfection seront prises et particulièrement en ce qui concerne les déjections de toute nature. Les malades iront dans des latrines qui leur seront spécialement attribuées et qu'on désinfectera fréquemment.

Dysménorrhée. — Il nous a semblé que la trépidation constante, les mouvements variés du plan sur lequel on se déplace sur mer, provoquent chez les femmes des accidents divers, congestion de l'utérus, leucorrhée, troubles de la menstruation (1) et bien souvent nous avons été consultés pour soulager des souffrances quelquefois très vives. Les ressources thérapeutiques étant assez précaires à bord d'un bateau, nous avons pensé qu'il ne serait peut-être pas inutile d'exposer ici la conduite que nous avons cru devoir suivre en pareille circonstance.

Causes génitales. — Il n'y a pas grand'chose à faire :

    Antipyrine (ou aspirine) . . . .   0 gr. 50
    Bicarbonate de soude . . . .   0 — 50

pour un cachet.— 2 ou 3 dans les vingt-quatre heures. Sur le ventre, compresses humides. Taffetas caoutchouté. Bandage de corps. Grand lavement évacuateur suivi d'un lavement qu'on gardera :

    Laudanum de Sydenham . . . XXX gouttes.
    Antipyrine . . . .   1 gr.
    Eau tiède . . . . 100 —
    Jaune d'œuf . . . . N° 1

(1) Au début de la menstruation la tension artérielle est manifestement augmentée par le voyage en mer.

Insister sur l'importance de la régularité des selles, la nécessité d'un exercice modéré, les dangers d'une alimentation exagérée. Quand la malade, prévoyant que la menstruation sera difficile et douloureuse, consulte le médecin à temps, on lui conseillera de faire préparer dans la première escale :

Poudre de Sabine		
Poudre de rue	ââ	0 gr. 05
Ergot de seigle		
Poudre d'aloès		0 — 03

pour une pilule. En prendre trois par jour, quatre jours avant les règles, pendant et quatre jours après leur cessation. Bain de siège tiède (38°) d'une demi-heure pendant les quatre jours qui précèdent l'époque menstruelle présumée. Chaufferettes japonaises sur le ventre (V. p. 181).

Cause nerveuse :

Hydrate de chloral.	4 gr.
Sirop de codéine	40 —
Eau de laurier de cerise	5 —
Eau de tilleul filtrée	150 —

par cuillerées d'heure en heure jusqu'à cessation des douleurs.

Une injection d'eau de mer filtrée (sur coton hydrophile) à 38° et suivie d'un bain de pied sinapisé chaud pourra être utile en cas d'aménorrhée (1), suite de refroidissement, accident fréquent à bord. Cette même injection très chaude (50°) (2) permettra une

(1) Le bain de siège (38°) pendant quinze à vingt minutes, matin et soir donne aussi de bons résultats.

(2) Enduire de vaseline les parties génitales externes et le périnée.

active intervention en cas de ménorragie et de métrorragie. On pourra aussi formuler :

Ergotine.	2 gr.
Teinture de digitale.	XXX gouttes.
Extrait de ratanhia	0 gr. 50
Teinture de cannelle	15 —
Sirop simple	100 —

par cuillerées à café toutes les demi-heures. Repos au lit. Glace sur le ventre. Suppression des rapports sexuels.

L'hydrastis canadensis, l'hamamelis virginica trouveront ici leur indication. Prescription d'un régime lacto-végétarien.

Utiliser encore l'injection très chaude dans la métrite, l'endométrite, la leucorrhée (1). Bock à o m. 5o au dessus du niveau du lit. On se servira d'une canule à bout olivaire percée seulement d'orifices latéraux et en ébonite, car une canule en verre pourrait se briser par mauvais temps. Garnir le lit d'une toile caoucthoutée et glisser un bassin sous la malade.

La passagère sera d'autant plus reconnaissante qu'elle s'attend moins à être soulagée à bord d'un bateau. Il n'en faudra pas plus pour gagner au médecin un peu d'appui sympathique, et la sympathie féminine est très agissante.

Eczéma. — Depuis de longues années nous nous servons de différentes pommades, dont nous avons

---

(1) On n'a pas toujours à sa disposition la liqueur de Labarraque. En général, à moins d'infection, éviter les antiseptiques ; lui préférer le borate de soude 30 p. 1.000, l'eau oxygénée à 10 vol.

souvent modifié la composition pour arriver aux formules suivantes qui nous ont le mieux réussi :

Pommade n° I.

Ichtyol	10 gr.
Résorcine	1 —
Hydrate de chloral (2 grammes) ou	
validol.	6 —
Stovaïne.	0 — 50
Lanoline. . . . . } ăă	30 —
Vaseline. . . . . }	

Pommade n° II.

Acide salicylique	1 gr. 50
Ichtyol	15 —
Extrait de ratanhia.	2 —
Soufre précipité.	4 —
Lanoline. . . . . } ăă	30 —
Vaseline. . . . . }	

Pommade n° III.

Acide chrysophanique	2 gr.
Ichtyol	15 —
Acide salicylique	3 —
Résorcine	1 — 50
Extrait de belladone	2 —
Soufre précipité.	6 —
Vaseline. . . . . } ăă	30 —
Lanoline. . . . . }	

Pommade n° IV.

Salicylate de bismuth.	4 gr.
Amidon	5 —
Peroxyde de zinc	5 —
Menthol	0 — 10
Glycérine . . . . }	
Vaseline. . . . . } ăă	15 —
Lanoline. . . . . }	

Les pommades n°ˢ II et III se préparent de la façon suivante.

Dans une grande coupelle on fait fondre ensemble vaseline, lanoline et soufre précipité. Il faut durant l'opération remuer continuellement le mélange avec un agitateur en verre, jusqu'à ce que le soufre qui a gagné le fond de la coupelle ait complètement disparu, incorporé intimement à la vaseline et à la lanoline. On verse alors le tout dans un mortier où se trouvent les poudres et l'ichtyol et on travaille le mélange qui se présente, une fois refroidi, sous l'aspect d'une pommade bien homogène. Ces deux pommades ont été employées dans un nombre considérable de dermatoses à manifestations très différentes. Nous avons obtenu des résultats vraiment encourageants que nous attribuons à la préparation un peu spéciale de ces deux pommades.

Nous nous contenterons de mettre les numéros des différentes pommades en regard du nom de la maladie.

Acné, n° 2, n° 4.

Dyshidrose, n° 2. — Quelques jours, puis l'amélioration survenue employer n° 4. La lésion guérie, continuer pendant quelque temps à saupoudrer l'intérieur des chaussettes avec :

Salicylate de bismuth.	50 gr.
Acide borique.	60 —
Menthol.	0 — 30
Talc pulvérisé.	150 —

Porter des chaussures en étoffe, changer fréquemment de chaussettes.

Eczéma fissuraire, n° 2.

Eczéma lichénifié, n° 3.

Eczéma prurigineux, n° 1.

Érysipèle, n° 3. — Onctions légères au niveau du bourrelet. Empiéter de 3 à 4 centimètres sur les parties saines.

Érythrasma, n° 2. — Teinture d'iode. La lésion guérie, lavages journaliers avec de l'eau très chaude. Savon à l'ichtyol.

Favus, n° 3.

Folliculite, tricophytie, n° 3.

Gale récente n° 2, invétérée n° 3, avec lésions eczémateuses n° 4. Enfants — n° 1 (remplacer la résorcine par le baume du Pérou 15 gr.), grands bains. Appliquer ces pommades le soir, après minutieuse toilette de tout le corps au savon vert. Vêtement de nuit, en changer après chaque application (une seule suffit généralement). Envoyer à l'étuve vêtements, literie. Le galeux devra s'abstenir de s'étendre sur les divans des divers salons. Difficulté du traitement quand les passagers sont nombreux. Chez un malade se livrant à des soins de toilette minutieux, le diagnostic pourra être longtemps méconnu, et la guérison lente. Délivrer une pommade anodine aux malades persuadés qu'ils ont la gale, alors que aurez diagnostiqué une affection sans gravité.

Herpès circiné, n° 2 (*Microsporum minutissimum*).

Ichtyose, n° 3.

Kératose pilaire, n° 3.

Lichen, n° 3.

Mycosis fongoïde à la période eczématiforme, n° 3.

Pelade, n° 3. — Rasage des poils en empiétant largement sur les parties saines. Matin et soir, pendant quelques minutes, frictions énergiques sur les parties atteintes. Bonnet caoutchouté en cas de plaques nombreuses. Au lever, savonnage de tout le cuir chevelu, puis nouvelle application de la pommade. Quand les lésions sont en voie de guérison, faire trois fois par jour un massage énergique du cuir chevelu en le lotionnant avec :

Chlorhydrate de pilocarpine	0 gr. 20
Acide formique	5 —
Acide salicylique	0 — 20
Acide benzoïque.	2 —
Hydrate de chloral.	5 —
Eau de Cologne.	
Alcoolat de lavande	ãã 80 —
Alcoolat de romarin	

Si quelque accident inflammatoire survenait, cesser le traitement pour reprendre quelques jours plus tard. En général, on se contentera d'une dizaine d'applications de la pommade, les poils offrant très souvent alors une suffisante résistance à un effort de traction ordinaire. — Cette affection, paraît-il, ne serait pas contagieuse. Il sera bon néanmoins de faire observer au malade certaines précautions.

Pityriasis, n° 2, ou teinture d'iode dans les formes diverses. Toilette locale, eau très chaude, savon à l'ichtyol.

Prurigo, n° 3; commencer par un savonnage de la peau au savon noir.

Psoriasis, n° 1, n° 2.

Sycosis, n° 3; frictions énergiques, couper les poils aussi ras que possible.

Tokelau, n° 3.

Les pommades indiquées une fois appliquées (pour les mains et les pieds, se servir de compresses de gaze enduites de la pommade et recouvrant exactement les parties malades) placer sur les régions traitées un linge fin, par-dessus un morceau de gaze chiffon et fixer le tout au moyen d'une bande de gaze. Si le malade ne souffre pas, laisser le pansement deux ou trois jours en place. La lésion en voie de guérison, appliquer un mélange à parties égales d'oxyde de zinc, talc et acide borique pulvérisé. Dans les cas d'eczéma compliqué d'impétigo, on peut, pour hâter la chute des croûtes, commencer le traitement par des pansements humides (résorcine, 10 p. 1.000), mais cela n'est pas absolument nécessaire. Dans nombre de cas nous avons employé avec succès ces pommades et cela dès le premier jour, alors même que le diagnostic porté était incertain. Il est bien évident que dans l'alopécie, par exemple, il sera utile de savoir si l'on a affaire au pityriasis sec, au pityriasis gras, à la séborrhée du cuir chevelu, à la syphilis, mais en pratique, excepté pour cette dernière affection, nous employons d'emblée la pommade indiquée et, nous le répétons, les résultats ont été très encourageants.

Il va sans dire que, dans beaucoup de ces dermatoses, la question du régime tient le premier rang, ces manifestations cutanées pouvant être en quelque sorte considérées le plus souvent comme la signature de l'intoxication alimentaire habituelle. Elles remplissent alors le rôle d'exutoire nécessaire, aussi la première indication dans le traitement sera-t-elle l'établissement d'un régime approprié qui sera le plus souvent végétarien mitigé.

Électrocution. — Quoique les accidents dus à

l'électrocution soient rares à bord des bateaux, la tension du courant étant au plus de 110 à 120 volts, il pourrait s'en produire, la résistance du corps humain variant avec la température et le degré d'humidité. Enquête sur les antécédents du malade.

Injection d'éther, de caféine, frictions énergiques sur tout le corps. Respiration artificielle. Tractions rythmées s'il y a lieu. Bain à 38° pendant une demi-heure. Au cas où ces moyens resteraient sans effet pratiquer une injection de o gr. 002 milligr. de sulfate de strychnine. Marteau de Mayor.

Par les moyens du bord, il sera facile de mettre à la disposition du médecin un courant d'intensité modérée, suffisante pour exciter le nerf phrénique en promenant deux électrodes de fortune sur les régions latérales du cou.

Epistaxis — Compresses très chaudes ou glace sur la nuque, le front. Exercer une compression énergique sur la cloison en appuyant le doigt sur l'aile du nez. Tampon trempé dans une solution hémostatique (V. p. 72), fortement exprimé et appliqué sur la surface qui saigne (ordinairement la partie antéro-interne du septum nasal où se termine l'artère sphéno-palatine). Coucher le malade, débarrasser la fosse nasale des caillots par un lavage à l'eau bouillie 40°. Introduire au moyen d'une longue pince à pansement, une mèche de gaze stérilisée. Tamponnement méthodique en prenant pour points d'appui la voûte, la cloison et la paroi externe des fosses nasales.

Laisser le pansement en place deux ou trois jours à moins de douleur ou menace d'infection; le retirer alors avec précaution, et le refaire s'il y a lieu. Adrénaline, 1 p. 1.000.

Érythème intertrigo — Savonnage soigneux de la région. Sécher après rinçage à l'eau bouillie, saupoudrer avec :

Oxyde de zinc	15 gr.
Salicylate de bismuth.	30 —
Menthol	0 — 30
Talc pulvérisé	200 —

à employer surtout avec les petits enfants. Très souvent les matelots ont la peau des mains (face dorsale et palmaire) complètement fissurée surtout aux plis de flexion (1). Ces crevasses causées par le froid, l'emploi d'une solution trop concentrée de potasse sont guéries en quelques jours par l'application de la pommade n° 4 (V. p. 86).

Examen des viandes abattues et sur pied (2) — Sur la demande du Commandant, le médecin du bord pourra être appelé à examiner les viandes destinées à la consommation, à donner son avis au cas où une épidémie sévirait sur les animaux transportés sur le navire. Évidemment il lui sera loisible de se récuser, ou de faire appel à la petite expérience du boucher ; toutefois il sera bon qu'il puisse apporter à ce dernier l'appui de quelques connaissances spéciales

(1) Ces lésions siègent également aux pieds qui sont ordinairement nus.

(2) Nous avons pris les renseignements qui suivent dans le *Précis de l'inspection des viandes* de L. PAUTET. Le consulter pour plus amples détails.

qu'on acquiert en fréquentant les abattoirs sous la conduite d'un guide compétent. Le plus souvent il s'agira seulement de constater si la viande est bonne ou mauvaise pour la consommation.

a) *En règle générale ne pas accorder trop de confiance à la cuisson, car telle viande pourra être carbonisée à la surface qui sera à moitié crue dans les parties centrales et les germes virulents, les parasites n'auront pas été détruits.*

b) *La chair des animaux neutres est de qualité supérieure.*

BOEUF — Récemment abattue cette viande est chaude, molle, de coloration rouge violacé, le tissu conjonctif luisant, une légère buée s'en élève (*chair pantelante*). Odeur particulière non désagréable. Quelques heures après le suc musculaire sera coagulé, la graisse, la moelle seront devenues consistantes, la couleur rouge foncé. Le tissu cellulaire sous-cutané [*graisse de couverture*] dans une bonne viande doit être blanc. Sur une coupe transversale de muscle on constate la présence de graisse dans le tissu conjonctif intra-musculaire [*persillé*].

CHEVAL — Chair rouge à grain fin — La surface de section est couverte d'une couche d'oléine qui lui donne un aspect brillant et fait que si on malaxe la chair, cette dernière adhère aux doigts ; elle se laisse également traverser si on la comprime entre le pouce et l'index. Moëlle sans consistance. Pas de persillé ni couverture. Teinte rouillée quelques heures après l'abattage.

VEAU — Chair à peine rosée, tendre. Pas de persillé. Presque pas de couverture. Graisse blanche et ferme. Une odeur aigrelette indique un manque de fraîcheur. Dans un but de fraude les surfaces de section peuvent avoir été blanchies au vinaigre. Viande se décomposant vite, surtout le foie. Pas de pâté de veau.

Mouton. — Chair rouge vif, grain très fin. Graisse d'une blancheur remarquable, en amas autour des rognons, dans le bassin.

Une queue courte, un rachis tranchant, la présence de poils permettront de constater qu'on a affaire à un cadavre de chèvre et non de mouton.

La chair du bouc dégage une odeur caractéristique.

Porc. — Chair à peine rosée, plutôt gris blanchâtre, grain fin. Graisse onctueuse ne durcissant pas. Couverture plus ou moins épaisse (lard).

La couenne permettra de distinguer de toute autre la chair du porc lequel de plus a quatorze côtes. Le verrat a une chair brunâtre, coriace, dégageant une odeur caractéristique très désagréable.

Assommement. — A bord on emploie généralement le merlin anglais pour les grands ruminants. L'égorgement permettrait, paraît-il, d'utiliser la viande plus tôt, retarderait, la putréfaction. Il est pratiqué sur les bateaux par les Arabes chauffeurs auxquels on délivre des moutons qu'ils exigent sur pied.

Catégories de viandes. — 1re catégorie : Muscles psoas, région lombaire (aloyau) cuisse (gîte à la noix, culotte). — 2e catégorie ; épaule, côtes. — 3e catégorie : tête, cou, poitrine, bras, avant-bras, jambes, abdomen. Les abats (poumons, cœur, foie, rate, rognons, langue, cervelle) devront être d'une fraîcheur irréprochable. Tout abat dégageant une odeur désagréable devra être refusé. Les meilleurs sont ceux de porc et de veau.

ALTÉRATION DES VIANDES. — *Une viande est fraîche, mortifiée (rassise) ou corrompue.* Savoir que le vent sec, le soleil, le brouillard rendent plus foncées les surfaces de section et que cette altération n'est que superficielle. Il suffira de *peler* le morceau pour que les tissus sous-jacents apparaissent d'un beau rouge. Tenir les viandes à l'abri des mouches (myiase). Les viandes altérées dégagent une odeur nauséabonde, des gaz distendent les mailles du tissu conjonctif. Les chairs sont flasques, pâles, humides.

VIANDES MAIGRES. — Chair rouge, pâle, comme lavée, molle, aqueuse. Muscles émaciés. Pas de couverture; peuvent provoquer de la diarrhée. Scier un os long (tibia) dans sa partie supérieure. Si la moelle est semi-liquide, sirupeuse, jaunâtre, refuser la viande.

VIANDES TROP JEUNES. — Tissus mous, visqueux, gluants, graisse rare, terreuse, rognons foncés en couleur; la moelle des os longs ressemble à une boue rougeâtre. Ces viandes peuvent provoquer de la diarrhée. Les refuser.

VIANDES FIÉVREUSES. — Provenant d'animaux malades : elles sont dangereuses (ptomaïnes, toxines). Rouge plus ou moins foncé. Graisse terne, quelquefois lie de vin. Système capillaire gorgé de sang. Ganglions tuméfiés, ecchymosés. Épanchements séro-sanguinolents entre les muscles. Surface de section (cuisse) rouge terne, devient à l'air rouge brique. Pour se rappeler l'odeur de ces viandes il faut aller la sentir à l'abattoir, on ne l'oublie plus. L'aspect saigneux des tissus, les ecchymoses, la graisse rougeâtre sont les caractéristiques des viandes d'animaux morts non saignés, saignés après la mort ou sacrifiés *in extremis*; la saignée chez ces derniers s'étant effectuée d'une façon imparfaite. Refuser ces viandes.

VIANDES D'ANIMAUX .SURMENÉS. — Couleur brun foncé. Collantes aux doigts. Odeur acide. Capillaires remplis de sang plus ou moins coagulé. Les refuser quand ces signes sont très accusés.

MALADIES PARASITAIRES NON MICROBIENNES

Trichinose. — Porc, sanglier, lapin, veau, agneau, cheval. Points blanchâtres (1/2, 1/3, 1 mm. de long) tranchant sur le fond rouge du muscle. Au microscope (grossissement 60 à 100 D.). Kystes ovalaires, dans le sens de la longueur du muscle (muscles striés), transparents ; lobules de graisse aux deux pôles. Dans l'intérieur un ou deux vers enroulés en spirale (trichine). Viande à refuser impitoyablement.

Strongylose bronchiale. — Mouton, porc, veau. Toux, jetage, dyspnée, cachexie. Sur la surface du poumon éminences pâles, à reflets nacrés. Grosseur d'un pois à celle d'un œuf de poule. Bronches remplies de strongles développés et d'embryons. Longueur 3 à 10 centimètres. Les poumons seront rejetés, il en sera de même pour la viande si elle est maigre.

Distomatose-Cachexie aqueuse. — Bœuf, chèvre, porc. Parasite en forme de feuille de sauge. 2 à

3 millimètres de long. ur 8 à 10 de large. Ventouse antérieure (buccale) moyenne (ventrale). Canaux bilaires. Au Tonkin les bœufs sont presque tous porteurs de douves. Caractères des viandes maigres. A refuser.

Ladrerie. — Porc, sanglier, bœuf, cheval. Cysticerques à la face inférieure de la langue, sous la muqueuse de l'œil, du rectum. Promener la face palmaire de l'index sur la langue, on sent de petites saillies au niveau desquelles la muqueuse est souvent blanchâtre ou bleuâtre. Sur une surface de section de muscle strié, vésicules elliptiques, 6 à 20 millimètres de long 5 à 10 millimètres de large, contenant la larve du *tœnia solium* (*Cysticercus cellulosæ*) dans un liquide légèrement trouble. Vers le milieu de sa longueur, la vésicule présente une tache blanche représentant la tête invaginée du tœnia. Viande à refuser.

Cysticercose. — Bœuf. A la face inférieure, sur les côtés de la langue, dans les muscles striés, vésicules contenant la larve du *tœnia inerme* de l'homme. Viande à refuser. La découverte du *Cysticercus tennicollis* larve du (*tœnia marginata*) et du *Cysticercus pisiformis* (larve du *tœnia serrata*) n'entraînera pas la saisie des viandes. Toutefois, le boucher sera tenu d'enlever les ampoules (boules d'eau) représentant les vésicules disséminées sur le péritoine, la face postérieure du diaphragme, sur les plèvres, le péricarde. Pour le cénure cérébral (*tœnia cœnurus*) se contenter de détruire les cervelles sur lesquelles on trouvera des vésicules contenant un liquide limpide et dont la surface est parsemée de grains blan-

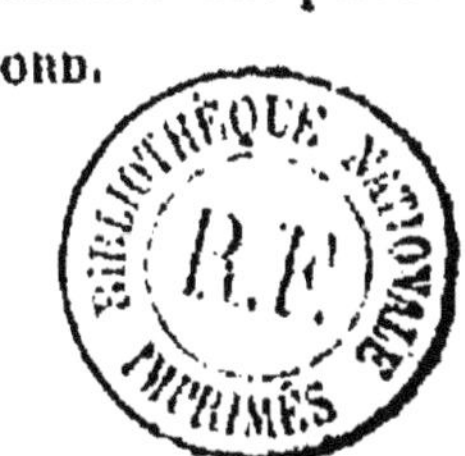

châtres (scolex du *tænia cœnurus*). Tournis des moutons. Le lapin est porteur d'un scolex (*tænia serialis*). Avant-bras, cuisse, ampoule de la grosseur d'une noix, d'un œuf de poule. Viande à refuser.

Échinocoques. — Ampoules volumineuses. Foie, poumons, muscles de tous les animaux domestiques. Larves du *tænia echinococcus*. Refuser les organes envahis par le parasite.

Coccidies oviformes. — Foie de lapin, nodules blanchâtres à centre caséeux (microscope). Utricules ovoïdes à double enveloppe et plusieurs noyaux. Détruire les foies. Refuser la chair si elle est maigre.

MALADIES MICROBIENNES

Peste bovine (Caltle plague des Anglais). — Bœuf, mouton, chèvre.

Fièvre, 41°-42°. Abattement, inappétence, sécheresse du mufle, sueurs, larmoiement, jetage purulent. Absence de rumination. Coliques. Viande abattue présente les caractères des viandes fiévreuses.

Péripneumonie contagieuse. — Gros bétail. Détruire les poumons. Caractères des viandes fiévreuses.

Fièvre aphteuse. — Bœuf, mouton, chèvre, porc. Fièvre, inappétence. Présence de phlyctènes (bouche, mamelle, espace interdigité) qui se transforment en ulcères recouverts d'un enduit pultacé. Maladie transmissible à l'homme. Si la viande abattue présente les caractères des viandes fiévreuses la refuser.

Clavelée. — Mouton. Ecchymoses grosses comme

une lentille, devenant, par la suite, des pustules à sérosité trouble et siégeant sur les parties dépourvues de laine.

Viande abattue : caractères des viandes fiévreuses.

Gale sarcoptique (noir museau du mouton). — Tête, oreilles, pattes.

La chair des animaux peut être consommée.

Morve. — Cheval, âne, mulet, chèvre, porc.

Jetage jaune verdâtre, adhérent ; hypertrophie des follicules de la muqueuse pituitaire ; taches ecchymotiques, origine de plaies nasales à bords saillants, indurés, avec dans le fond un liquide purulent strié de sang. Fièvre, tremblement. Le farcin est la morve cutanée. Recherche du bacille de Löffler-Schütz.

Viande abattue : ulcérations nasales, laryngiennes, trachéales. A la surface du poumon, le doigt promené donne la sensation de grains de plomb, de balles. Il en est de même pour la rate, le foie, le rein.

Refuser cette viande.

Charbon bactéridien. — Mouton, chèvre, bœuf, cheval, lapin, porc.

Tristesse. Inappétence. Piétinement sur place. Dyspnée, sueurs, cyanose des muqueuses. Hémorragie nasale. Urines et excréments sanglants.

L'animal tombe et meurt. Anthrax malin de l'homme.

Viande abattue : saigneuse, molle, rouge saumoné, sang poisseux, incoagulé.

Recherche de la bactéridie charbonneuse. Viandes à refuser.

Charbon symptomatique. — Tumeur à la partie supérieure des membres. Fièvre, 40°-42°. Boiterie.

Au centre, la tumeur crépitante est noire, puis rouge, rose, jaune, à mesure que l'on va vers la périphérie.

Bacterium chauvœi. — Viande à refuser. Caractères des viandes fiévreuses à rechercher.

Rage. — Chien, chat, bœuf, cheval. Hurlements, accès de fureur, paralysies. Surveiller l'animal suspect. S'il a disparu, inoculation préventive.

Viande abattue : peut, paraît-il, être consommée sans danger. Supprimer la partie mordue.

Tuberculose. — Toux, essoufflement, respiration irrégulière. La vue des organes viscéraux et séreuses splanchniques, des ganglions bronchiques hypertrophiés, durs, infiltrés de matière néoplasique, suffira pour permettre d'établir le diagnostic. On pourra refuser cette viande. Se montrer en tout cas très sévère avec la viande de porc, consommée ordinairement presque crue.

Pasteurellose bovine. — Véritable ossification des poumons. Les poumons seront détruits, la viande refusée si elle est maigre. Pasteurellose ovine. Découverte du coco-bacille. A rejeter les poumons, le foie, la rate, la chair si elle est maigre.

Pasteurellose équine. — Rechercher les caractères des viandes fiévreuses. Viande à refuser.

Rouget. Mal rouge. — Porc adulte, pigeon, lapin. Abattement, fièvre, diarrhée, tâches rougeâtres, bleuâtres, violacées à la base des oreilles, aux ars, sous le ventre, aux aines. Recherche du microbe. Viandes à refuser.

Septicémie. — Viandes à aspect sale, graisse molle, muscles friables, à teinte grisâtre, sérosité sanieuse, sang noir incoagulé, gaz fétides. A refuser. Vibrion septique.

Choléra des poules. — Pigeon, poule, dinde, oie, canard, faisan...

Tristesse. Le corps en boule, les plumes hérissées, teinte bleuâtre de la crête.

Jetage buccal, nasal, diarrhée, dysenterie.

Recherche du bacille. A refuser.

Tétanos. — Raideur de l'encolure, des oreilles, de la queue, des membres. Naseaux dilatés, globes oculaires fixes, trismus. Alimentation impossible, température atteignant 42°.

Viande abattue; impossible de se prononcer si on n'a pas vu l'animal sur pied. Si l'on sait que le tétanos est cause de la mort, refuser la viande.

Actinomycose. — Bœuf, porc, mouton, cheval. Ostéosarcome siégeant le plus fréquemment à la machoire inférieure, tumeur d'abord dure, puis ramollie par points. Pus sanieux abondant. Refuser si l'affection s'est généralisée. Examiner la langue (langue de bois).

Saumure. — Fraîche est liquide, roussâtre, acide. Altérée est louche, subit la fermentation putride, est alcaline. La charcuterie molle, à odeur de piqué, sera refusée.

Volailles. — Molles, verdâtres au croupion, au cou, au ventre à la face interne des ailes et des cuisses. Yeux ternes, affaissés, odeur nauséabonde. A refuser. Également à refuser les volailles tuberculeuses (nodules jaunâtres de la grosseur d'une tête d'épingle à celle d'un grain de chènevis); les volailles atteintes de diphtérie (fausses membranes, bouche, pharynx, larynx, trachée, bronches, intestins) ; les volailles n'ayant que la peau et les os.

Gibier. — Poils, plumes s'arrachant facilement. Peau du ventre verdâtre. Chairs molles, odeur nauséabonde. Yeux ternes enfoncés. Refuser tout gibier en état de décomposition avancée.

Poissons. — Frais. Œil clair, transparent ; ouïes humides, rose vermeil, écailles adhérentes, odeur de marée, chair ferme. Poisson avarié : les yeux sont ternes, opaques, enfoncés, ouïes verdâtres, grisâtres, chair molle. Le poisson auquel on a enlevé les branchies et les artères branchiales s'altère moins vite.

Boites de conserve. — Toute boîte à couvercle bombé, fissuré devra être impitoyablement détruite. La viande conservée n'aura pas d'odeur désagréable, résistera à la pesée des doigts, la gelée aura une belle couleur ambrée.

Fractures. — Un homme vient de tomber du pont dans la cale, ou de la mâture (1). Comme dans la cale l'examen sur place ne servirait à rien, il faut d'abord installer le malade dans un endroit où l'on puisse aisément lui donner des soins. Ne jamais permettre aux camarades du blessé de prendre ce dernier sur leur dos ou de le placer tant bien que mal dans un panier, comme cela se fait souvent. Le malade risque de faire une seconde chute. Nous avons vu le fait se produire avec un matelot qui ne paraissait pas sérieusement blessé et qui, remonté sur le dos d'un

(1) Un ou deux jours après l'accident, l'apparition d'une ecchymose sous-conjonctivale dans l'angle interne de l'œil est un signe de valeur dans la fracture du crâne.

camarade, desserra tout à coup les bras et faillit retomber dans la cale. Ce sera donc une règle absolue de ne jamais emporter le blessé avant l'arrivée du médecin, à moins que ce dernier étant absent, il ne soit pas possible d'attendre son retour. En tout cas, si l'homme est au fond de la cale, on y fera descendre plusieurs planches épaisses, de 2 mètres de longueur. Les plaçant à côté les unes des autres, on les réunira par trois solides traverses dont les extrémités dépasseront de 20 centimètres environ les côtés de cet assemblage qui aura au moins un mètre de largeur. Un matelas peu épais (fibres de coco), un oreiller sont placés dessus. Le membre qui paraît blessé est soulevé par le médecin ou confié à un aide intelligent et, avec les plus grandes précautions le malade saisi par la tête, le tronc, le bassin, les jambes est enlevé dans un plan aussi horizontal que possible, puis déposé sur le matelas. A ce moment on fera descendre la chaîne du treuil à laquelle l'assemblage sera solidement amarré par les matelots habitués à ce genre de travail. Il faudra les laisser faire. Un homme prendra place sur le milieu de la civière improvisée, ayant entre les jambes le corps du blessé. On remonte le fardeau le plus doucement possible. A bord de tous les bateaux il serait désirable que ce dispositif simple fût toujours prêt à être immédiatement descendu dans la cale en cas d'accident. Des gouttières métalliques de formes diverses permettront d'immobiliser les membres blessés dans les moins mauvaises conditions en attendant l'arrivée dans le premier port, à moins que plusieurs jours devant s'écouler avant cette arrivée, le médecin ne décide de réduire immédiatement la fracture et de poser un appareil plâtré (1). Pour obtenir un bon plâtre, mettre une partie d'eau pour deux de plâtre. Pas d'addition de sel qui ultérieurement pourrait nuire à la solidité de l'appareil. Un plâtre est à point quand, après l'avoir bien remué avec la main en évitant l'introduction de bulles d'air, le doigt promené à la surface trace un sillon qui persiste quelques secondes (Calot). La tarlatane sera disposée en huit épaisseurs. A défaut d'elle, le carton fort, quand on sait bien en tirer parti, rendra de précieux services dans le cas où le plâtre éventé serait inutilisable. Pour les fractures de côtes, utiliser le bandage de corps au diachylon en ayant soin d'interposer entre lui et la peau une large pièce de gaze hydrophile, car avec la chaleur le diachylon pourrait provoquer de l'érythème. Ce bandage contentif apporte au malade un soulagement immédiat. Les fractures de l'extrémité inférieure du radius et du cubitus peuvent très bien être soignées à bord. Quand la fracture siège à la main et se complique d'écrasement des parties molles, on ne se hâtera pas trop d'amputer, à moins que la phalange ne doive être, après guérison, plus gênante qu'utile (2). Asepsie minutieuse. Injection antitétanique, 10 centimètres cubes.

Dans le cas où, pour raisons diverses, on se déciderait à immobiliser la fracture, il faudra le faire sur-le-champ, chaque heure gagnée représentant des

(1) Avant l'application du plâtre, enduire la jambe de vaseline.
(2) Quelle que soit la gravité de la lésion intéressant le pouce, tous les efforts du chirurgien devront tendre à la conservation de ce doigt.

journées en moins d'immobilisation. Si un confrère se trouve à bord, le prier d'anesthésier le malade (chloroforme 1 partie, éther 2 parties) ou de réduire la fracture. Si le médecin est seul à bord, il injectera plusieurs centimètres cubes de la solution stérilisée de stovaïne à 2 p. 100 en plein foyer de fracture (Reclus). Donner au blessé une couchette « à roulis » si possible, dans le sens de la longueur du bateau et tenir toutes les régions du corps en état de méticuleuse propreté. S'il est porteur de plaies occasionnées par la chute, si l'on a affaire à une fracture ouverte, il faudra observer une rigoureuse asepsie. En mer mieux que partout ailleurs on peut dire que, grâce à la pureté de l'air, toute plaie bien désinfectée est à moitié guérie.

Furonculose. — S'observe fréquemment à bord chez les individus qui négligent les soins de propreté corporelle, se livrent à des excès de nourriture pendant la traversée des parages à température élevée. L'hypersécrétion des glandes sudoripares favorise l'apparition des bourbouilles. A cette cause il faut ajouter l'irritation constante de la peau, produite, surtout chez les enfants à épiderme délicat, par l'air salin, la douche d'eau de mer, la poussière liquide que les embruns dispersent sur le pont par gros temps, l'usage de linge de corps, de vêtements imprégnés de sueur dont l'acidité est augmentée par l'ingestion d'aliments trop azotés. De même qu'à la suite d'une sécrétion anormale, l'orifice externe des fosses nasales, les lèvres s'ulcèrent, de même cette hypersécrétion des glandes sudoripares provoque tout d'abord une vive irritation des téguments et peu après l'inflammation de l'orifice glandulaire cause de rétention de la sueur.

Avec les ongles le patient facilite l'ensemencement des germes, des lésions de grattage font suite, la peau s'infecte, la furonculose apparaît. On remarquera que les furoncles se développent surtout au moment où la température devenant plus froide, les bourbouilles pâlissent et la période de desquamation apparaît. C'est en tout cas presque toujours à ce moment que nous avons à intervenir. A tout malade porteur d'un furoncle au début nous proposons le traitement par l'ignipuncture. On enfoncera assez profondément la pointe ou le couteau du thermocautère au centre de la petite tumeur. Pansement humide recouvert de taffetas caoutchouté (1). — Si le furoncle est volumineux, et surtout s'il siège à la nuque, large incision cruciale au thermocautère, avec destruction profonde de la partie centrale. Pansement à l'alcool camphré. Toilette journalière de la plaie. On pourra combiner ce traitement avec la méthode de Bier. Application répétée de ventouses soit dès le début, soit après incision. Si le furoncle siège à un membre, user de la bande constrictive. Dans les intervalles de repos, pansement à l'alcool recouvert de gaze chiffon.

(1) On peut essayer aussi les applications de collodion iodé ou salicylé (0 gr. 10 pour 30 grammes de collodion élastique). Pour le collodion iodé, nous appliquons simplement une ou deux couches de teinture d'iode sur la région enflammée et par-dessus nous étendons le collodion. De même l'application durant quelques heures, d'un petit tampon imbibé de bleu de Kühne donnera de bons résultats surtout si le furoncle est percé.

Souvent chez les enfants des abcès se collectent à la suite de l'infection de la peau. S'ils siègent au cou et à la face, se contenter de pratiquer à la partie déclive une étroite ouverture donnant issue au pus. Au moyen de deux très petits drains accolés l'un à l'autre on lave la poche avec la solution :

```
Borate de soude  . . . . . . . . . .    15 gr.
Acide salicylique . . . . . . . . . .     5 —
Eau bouillie filtrée  . . . . . . . . . , 1.000 —
```

Chasser par pression méthodique tout le liquide restant et injecter dans la poche quelques centimètres cubes du mélange :

```
Peroxyde de zinc  . . . . . . . . .     5 gr.
Diodoforme  . . . . . . . . . . .       2 —
Stovaïne.  . . . . . . . . . . . .      0 — 10
Glycérine  . . . . . . . . . . . .    100 —
```

gaze hydrophile, coton, bande exerçant une certaine compression.

Les hourbouilles ne constituent pas par elles-mêmes une affection bien grave, mais elles causent des démangeaisons extrèmement pénibles, provoquant l'insomnie et quelquefois, chez les enfants, de l'embarras gastrique fébrile. Nous employons volontiers la poudre suivante :

```
Benzoate ou  salicylate de bis-
   muth . . . . . . . . . . . . .      30 gr.
Oxyde de zinc. . . . . . . . . . .     20 —
Menthol . . . . . . . . . . . . .       0 — 30
Poudre de talc . . . . . . . . . .    200 —
```

Mélangez intimement. Ne jamais se servir dans ce cas de poudres de riz et d'amidon qui, mélangées à la sueur, aux débris épithéliaux, irritent la peau, en aggravent l'inflammation. Au cours de la toilette journalière, savonnage, rinçage à l'eau froide de tout le corps de l'enfant. Essuyage à sec. L'enfant est placé le corps nu sur un drap bien tendu, on saupoudre toutes les parties atteintes, surtout les plis de flexion, le sillon interfessier, les aisselles, etc... Dans les parages chauds, plus de douches salées, soins méticuleux de propreté corporelle, mains lavées fréquemment, ongles curés. Les lotions alcoolisées sur tout le corps seront très utiles. Port de vêtements légers et faciles à laver.

Proscrire la flanelle. Aux colonies, on fait usage pour les enfants des deux sexes, de un à six ans, d'un costume formé de la combinaison du corsage et du pantalon. Ce vêtement qui laisse nus le cou, les bras et les jambes, se boutonne par derrière et est extrêmement pratique, car on peut en changer tous les jours. Absorber le minimum de boisson, laisser de côté gibier, poisson, viandes saignantes, fromages fermentés, en somme suivre autant que possible et momentanément un régime végétarien mitigé. En cas d'embarras gastrique, purgatif salin. Les rhumatisants congestifs prendront pendant la période chaude de la traversée, 2 grammes de salol ou o gr. 5o d'urotropine dans les vingt-quatre heures. Avec ces derniers, éviter l'emploi des lotions antiseptiques qui sur leurs tissus secs, décapés, produiraient presque fatalement de l'érythème, voire même des manifestations eczémateuses. En cas d'hyperidrose localisée aux pieds, pédiluves très chauds de deux minutes de durée avec o gr. 25 de permanganate de potasse ou formol (40 p. 100) soluté aqueux à 25 p. 1.000 ou hydrate de chloral (5 p. 1.000.) Savonnage, rinçage à l'eau froide. Essuyage à sec.

Les chaussettes seront saupoudrées à l'intérieur avec le mélange suivant :

Menthol	0 gr. 50
Benzoate ou salicylate de bismuth . .	10 —
Acide borique pulvérisé	100 —
Poudre de talc porphyrisé	300 —

Mélangez intimement. Le mélange : acide salicylique 1 gramme, teinture d'iode 4 grammes. Acide acétique cristallisable 30 gouttes, collodion élastique 15 grammes, constitue un bon topique contre les cors. Plusieurs applications le soir, puis, le matin, pédiluve chaud.

Dans l'hyperhidrose généralisée, régime lacto-végétarien, minimum de boissons, soins minutieux de propreté. Lotions alcoolisées sur tout le corps, précédées d'un savonnage journalier. Employer de préférence le savon à l'ichtyol ou mieux le savon aluné. Faire usage de chaussures en étoffe.

Une complication fréquente, grave même quelquefois surtout à cause de la douleur qu'elle provoque, est la furonculose du conduit auditif (1), avec ou sans écoulement jaunâtre et puriforme. Elle est occasionnée le plus souvent par une petite plaie qui fait suite à un grattage avec un doigt malpropre et sera une excellente porte d'entrée pour les germes pyogènes. Pour débarrasser le conduit du pus qui peut s'y trouver, nous pratiquons, à une pression très modé-

(1) Le conduit auditif est riche en glandes sébacées et sudoripares.

rée, de grands lavages pour lesquels nous employons le sublimé (o gr. 5o p. 1,000) en solution très chaude et à la température de laquelle on habituera progressivement le patient. Puis, introduisant deux fois par jour une mèche de gaze hydrophile aussi profondément que possible dans le conduit, nous faisons tomber sur elle quelques gouttes du mélange :

Chloral (hydrate de)	3 gr.
Glycérine officinale	10 —
Cocaïne (chlorhydrate de)	0 — 30
Alcool à 90°	100 —

Pendant l'instillation (15 à 20 gouttes) le malade inclinera la tête du côté sain et restera quelques secondes dans cette position. On peut se servir d'une solution de sublimé à 1 p. 1.000 qui rendra les mêmes services. Le furoncle du conduit auditif suppure rarement et sa découverte est la plupart du temps particulièrement délicate. Quand il est facilement accessible, l'ouvrir, puis faire le pansement précédent renouvelé plusieurs fois dans les vingt-quatre heures. Lorsque l'atrésie du conduit est complète et que le malade souffre beaucoup, nous pratiquons un grand lavage du conduit, au moyen d'une sonde filiforme, introduite aussi profondément que possible (1) (Sol. boriquée 25 p. 1.000, très chaude), puis nous envoyons par le même moyen les vapeurs d'un mélange contenu dans un flacon fermé avec le bouchon de l'appareil Paquelin dont le tuyautage

(1) Cette même sonde montée sur une petite seringue en verre servira pour envoyer quelques gouttes du mélange précédent ou une solution de sublimé, 1 p. 1.000.

servira également dans la circonstance. Cette installation est aisément réalisée :

Cocaïne	0 gr. 50
Valérianate de menthol	5 —
Hydrate de chloral	2 —
Eau chloroformée saturée	60 —
Alcool à 90°	30 —

Un large pansement humide appliqué sur l'oreille et maintenu toute la nuit donnera d'excellents résultats ; il permettra plus rapidement l'introduction au moyen d'un fin stylet mousse ou mieux d'un brin de bois, d'une mèche de gaze hydrophile imbibée de la solution de sublimé à 1 p. 1000 ou d'alcool camphré pur.

En cas d'otite moyenne (tympan rouge et bombé extérieurement), tout médecin doit être à même de pratiquer la paracentèse du tympan sans attendre l'éclatement de cette membrane, car de graves complications peuvent survenir. Avant l'incision qui sera courbe à concavité supérieure et se fera dans la moitié inférieure de la membrane, appliquer sur le point où portera cette incision un petit tampon de coton imbibé du mélange :

Chloral hydraté	
Menthol	āā
Cocaïne (chlorhydrate de)	

lavage à l'eau oxygénée ou à l'eau de mer bouillie et filtrée, puis instillation de glycérine chloralée 1 p. 3o. La petite plaie en voie de guérison, insuffler dans la profondeur du conduit un peu de peroxyde de zinc.

Si nous nous sommes longuement étendu sur

le traitement des bourbouilles et de leurs complications, c'est que chaque jour on est consulté à ce sujet. Quand ces bourbouilles sont confluentes, elles occasionnent un supplice vraiment intolérable. Or, il n'en coûtera guère au médecin de délivrer une poudre facile à préparer et d'en accompagner la prescription de quelques utiles conseils.

Gastro-entérite. — La gastro-entérite des nourrissons et des enfants est une affection extrêmement délicate à soigner à bord où les ressources sont limitées. Voici les moyens peu compliqués que nous employons dans les cas aigus : diète hydrique sévère. (ne pas compter sur l'eau d'Evian ou d'Alet qu'on trouve rarement sur les bateaux), dans une casserole en fer aux deux tiers remplie d'eau, placer un certain nombre de petites bouteilles de la contenance de 250 à 300 grammes, stérilisées par l'ébullition, les remplir aux trois quarts d'eau filtrée et boucher avec un tampon de coton hydrophile. Pendant quarante-cinq minutes le bain est porté à l'ébullition. On change le coton humide contre du coton sec et ces bouteilles sont délivrées au fur et à mesure des besoins. Un demi-litre à un litre au plus de cette eau bouillie additionnée ou non de 2 à 4 grammes d'acide lactique est donnée à chaque enfant et cela durant vingt-quatre, trente-six heures. Si l'enfant est très déprimé, lui donner un peu de thé légèrement alcoolisé, de l'eau de riz albumineuse soigneusement préparée. Le calomel (5 centigrammes par année d'âge), ou le sulfate de soude (3 à 5 grammes pendant deux jours) sont administrés en cas de selles vertes fétides (1). Grands lavages d'intestin à l'eau bouillie filtrée, un demi-litre à un litre par jour ou tous les deux jours. — Se servir d'une sonde de Nélaton (n° 25 de la filière Charrière) enduite de glycérine et fixée au bock à injection placé à 60 centimètres au-dessus du plan de la couchette ; l'introduire de 15 à 18 centimètres ; laisser passer le premier jet de matières. L'eau sera tiède ou chaude suivant la température du corps. Au cours du traitement, se guider le thermomètre à la main, car l'enfant se plaint peu. Quand on est en possession d'une bonne marque de lait concentré il faudra s'y tenir. Nous avons vu dans les colonies nombre d'enfants admirablement venus, nourris avec ce lait que le médecin avisé avait immédiatement prescrit, prévoyant que celui de la mère serait insuffisant ou qu'on se procurerait difficilement une bonne nourrice. Ouvrir les boîtes avec une lame mousse, car avec une lame affilée on produit à la section du couvercle de fines rognures métalliques qui peuvent être avalées par l'enfant. Surveiller la qualité et la quantité de lait donnée dans les vingt-quatre heures ; trop forte cette dernière pourra causer divers accidents : hoquet, vomissements, régurgitation, diarrhée. Les récipients dans lesquels on fera boire l'enfant seront d'une méticuleuse propreté, le régime rigoureusement observé, aussi ne devra-t-on jamais confier le petit malade à quelque soldat ou marin passager.

La préparation du bouillon de Méry ne nécessitera

(1) Dans le cas de selles glaireuses, à odeur aigrelette, préférer l'huile de ricin et l'ipéca.

que de la complaisance de la part des chefs de cuisine. Ce sont généralement de braves gens, presque tous pères de famille et auprès desquels la cause des petits est gagnée d'avance. Or, il y a quelque mérite à être complaisant quand chaque jour il faut faire manger six ou sept cents personnes et quelquefois par des temps si mauvais qu'on a bien de la peine à faire tenir une casserole sur les fourneaux. Voici la composition de ce bouillon :

Carottes.	65 gr.
Pommes de terre , ...	65 —
Navets	25 —
Pois secs ou haricots.	20 —
Eau.	1 litre.

Faire bouillir pendant quatre heures dans une marmite couverte et ajouter 5 grammes de sel. Passez et ajoutez une cuillerée à café de crème de riz par 100 grammes de bouillon. Refaire ce bouillon tous les jours et le tenir constamment au bain-marie et bien couvert. — Continuer pendant cinq à six jours. S'il existe de l'œdème supprimer le sel. Revenir prudemment au lait. La gastro-entérite chez les enfants prédisposés par leur hérédité nerveuse peut se compliquer de convulsions. Peut-être, dans quelques cas très rares pourra-t-on incriminer la dentition. Un bain tiède, 38°, de 10 minutes de durée, de 3 en 3 heures, s'il y a de la fièvre, de la glace sur la tête, le drap mouillé (eau à 36°), un linge chaud sur le cou en cas de spasme de la glotte, seront les moyens à employer. Dans les cas graves, on pourra penser à la compression méthodique des carotides, pratiquée pendant 15 à 20 minutes. Lavement purgatif avec :

glycérine 3o grammes, eau de mer filtrée tiède 3oo grammes. Desserrer les dents du petit malade et introduire entre les mâchoires une bande de gaze roulée pour éviter les morsures de la langue. Pas de liège que l'enfant pourrait couper et avaler. Formule d'une potion pour enfant âgé d'un an au moins :

Hydrate de chloral, ...	0 gr. 50
Bromure de potassium	1 —
Acétanilide.	0 — 30
Sirop simple	20 —
Eau de laurier-cerise.	2 —
Eau distillée	80 —

Cinq à six cuillerées à café dans les vingt-quatre heures. S'enquérir si l'enfant n'a pas rendu de vers et par prudence lui donner, s'il y a doute, de la santonine, car la verminose est extrêmement fréquente surtout dans les pays tropicaux.

A la suite de ces considérations sur une affection qui intéresse l'enfance, nous voulons insister sur un point qui mérite de retenir toute l'attention des médecins sanitaires maritimes. Aucun d'eux, certes, ne nous contredira, quand nous dirons qu'il n'est pas rare d'avoir sur un paquebot pendant trente, quarante jours de traversée, trente, cinquante enfants dont quelques-uns sont à peine âgés de quelques mois. A l'un de nos derniers voyages de retour de Chine, pour ne citer que celui-là, nous avions à bord quarante-deux enfants. Trois d'entre eux (16 à 21 mois) ont eu la rougeole, deux autres des convulsions, trois ont eu des accès de fièvre paludéenne dont l'un à forme pernicieuse ; plusieurs ont présenté des accidents de gastro-entérite aiguë qui ont causé un décès. Débarquera-t-on le petit malade, le gardera-t-on à bord ? Alternative délicate, certes, car quelle que soit la décision prise, le médecin ne saurait se flatter de contenter tout le monde. Une mère n'abandonnera pas son enfant, le mari suivra sa femme, de sorte que si le médecin décide, comme c'est son droit, le débarquement de l'enf. t, il provoque de ce fait celui de toute une famille obligée de s'arrêter dans un pays dont elle ne connaît ni les usages ni la langue. D'autre part, si à tort ou à raison, la présence du petit malade est considérée comme offrant quelque danger de contagion, toutes les mères affolées jugeront sans ménagement le médecin qui, désireux de concilier la prudence et l'humanité, s'attachera à prendre sans hâte la décision qu'il croira la plus conforme aux nécessités de la situation.

En général, nous procédons de la façon suivante : après avoir fait connaître exactement aux parents l'état de leur enfant, leur avoir énuméré les avantages qu'il pourrait retirer de soins donnés dans un hôpital à terre, si nous nous heurtons, comme cela arrive fréquemment, à un désir formel de poursuivre le voyage jusqu'au bout, si, d'autre part, l'isolement du petit malade peut se faire dans de bonnes conditions, nous gardons l'enfant sans hésitation. Du reste, en général, dans tous les cas de ce genre, alors même que le médecin se croit parfaitement en mesure de faire face à toutes les éventualités, et surtout lorsqu'il s'agit d'un homme de l'équipage, il ne manquera pas de demander au malade si son désir est de rester à bord ou d'être débarqué, car s'il survenait quelque complication inattendue, il se trouvera toujours quelque personne malintentionnée pour dire qu'on s'est opposé au débarquement du malade. Enfin, s'il s'agit d'un indigent, non réquisitionnaire, et que la maladie ne soit pas contagieuse, il faudra s'arranger pour le garder à bord, car les Compagnies refusent énergiquement et avec raison de payer les frais d'hôpital que ne manqueront pas de leur imputer les consuls et les gouverneurs français qui, sans discussion, laissent à ces Compagnies la responsabilité du débarquement et de ses conséquences.

Enfin, pour terminer, insistons tout particulièrement sur l'importance qu'il y a à ne jamais confier, comme cela se fait habituellement, les petits enfants à la garde des soldats ou marins passagers qui acceptent volontiers cette occupation leur permettant d'aller et de venir à toute heure du jour et de la nuit dans les offices, dans les aménagements réservés aux passagers et qui se soucient peu de leur rôle dès que les parents ne sont plus là pour les surveiller. Bien souvent nous avons dû prévenir des parents qui, insouciants ou désireux de se décharger du soin de surveiller leurs enfants, les avaient confiés à des hommes que nous savions atteints de maladies vénériennes et qui embrassaient fillettes et garçons sans se préoccuper des accidents possibles. L'emploi de ces militaires devra être rigoureusement interdit par le commandant du bateau.

Hémorroïdes et fissure — Il est bien entendu qu'il n'est pas question de dilater un anus fissuré, mais en attendant l'intervention indispensable, les malades demandent qu'on les soulage ; il faut faire quelque chose :

Extrait de belladone	4 gr.
Cocaïne (chlorhydrate de)	0 — 50
Ichtyol	30 —
Extrait de ratania	1 —
Teinture d'Hamamelis Virginica (1). .	4 —
Vaseline pure.	50 —

On chauffe le mélange au bain-marie, puis, recommandant au malade de pousser comme pour un effort de défécation, on introduit aussi délicatement que possible, au moyen d'un agitateur en verre à extrémité mousse, une mèche de gaze imprégnée du mélange ; le malade cesse alors de pousser et mécaniquement le pansement est entraîné dans l'anus. Essayer aussi la glace dont on façonne un petit cône qu'on fait pénétrer dans le rectum. De même l'eau très chaude projetée durant quelques minutes sur la tumeur hémorroïdale amène un certain soulagement. Adrénaline en applications. Régime lacto-végétarien longtemps continué. Pilules contre la constipation (v. p. 66). Propreté locale rigoureuse. Suppression du tabac qui a une action des plus nettes sur les hémorroïdes.

Hépatite suppurée. — Au cours de nos voyages, nous avons eu à intervenir dans six cas d'abcès du foie ; les malades ayant refusé de débarquer, nous avons dû opérer d'urgence. Nous l'avons toujours fait aidé de confrères et dans d'excellentes condi-

(1) L'hamamelis peut être remplacé par l'adrénaline (Chlorhyd.) à 1 p. 1.000 (40 gouttes).

tions d'asepsie. A la vérité, cela a demandé de minutieuses précautions. Nous avons eu un décès huit
jours après l'opération. Il s'agissait d'un malade très
cachectique, qui fit une grave complication pulmonaire, et chez lequel on dut intervenir une seconde
fois à l'hôpital de Suez où nous l'avions laissé, craignant pour lui la traversée de la Méditerranée.
Dans deux cas nous avons opéré suivant le procédé
de Fontan. Résection sous-périostée de la côte, suture
de la plèvre costale et diaphragmatique ; grands
lavages à l'eau bouillie et drainage au moyen de deux
gros tubes en caoutchouc, placés en canons de fusil et
fixés à la paroi par quelques points de suture. Dans
les autres cas nous avons abordé la collection purulente au-dessous des côtes. Dans l'un d'eux, n'ayant
pas trouvé d'adhérences péritonéales, nous avons
pratiqué la suture continue de la surface du foie aux
deux lèvres de l'ouverture pratiquée pour arriver sur
l'abcès. En somme, une sorte de marsupialisation de
la cavité purulente dont la poche est représentée par
la coque, comparaison d'autant plus permise, à notre
sens, que sans curettage [qui donne beaucoup de
sang, ce qui n'est pas sans inconvénient avec les
malades très affaiblis], cette coque s'élimine d'elle-
même. Chaque jour on la retrouve dans le pansement mêlée à la boue hépatique. En tout cas, le
curettage digital sous une abondante irrigation de
la poche est très suffisant. On ne saurait être trop
prudent au point de vue des sutures qui devront être
pratiquées avant l'ouverture de l'abcès. [Face séreuse
du foie aux lèvres de la plaie pariétale.] En effet,
après l'évacuation du pus, surtout dans les cas

d'abcès volumineux, le foie a une tendance à remonter assez haut derrière la paroi costale, ce qui détruit le parallélisme des sections successives et rend le drainage très malaisé. Dans ce cas, deux sutures valent mieux qu'une. Nous les faisons à points séparés. C'est un peu plus long mais plus sûr, car un coup de bistouri égaré, la friabilité des tissus peuvent rendre inutile le délicat travail de canalisation du pus, permettre ultérieurement la production d'une hernie de l'intestin et presque fatalement de l'épiploon qui, profitant des plus petits orifices pour s'y insinuer, peut s'infecter ou tout au moins gêner le drainage de la cavité. Nous employons une aiguille ayant la forme de celle de Deschamps. Toutefois, la partie destinée à pénétrer dans les tissus n'est pas fixée à angle droit sur le manche, mais s'y réunit suivant une courbe très peu accentuée, ce qui facilite les sutures dans les cas où l'étroitesse du lit de la côte réséquée permet difficilement la manœuvre des aiguilles ordinaires. Grâce à sa forme spéciale, on peut aussi suivre très facilement en haut la voûte concave de la paroi thoracique dans les cas d'abcès situés au-dessous des côtes et sans adhérences péritonéales. Elle est de section losangique, à arêtes mousses, et, près de la pointe, sur le côté, porte une petite encoche dans laquelle on saisit le fil de catgut.

Nous avons fait établir trois modèles de ces aiguilles ayant chacune une courbure et une dimension différentes. La plus grande, fixée à angle droit sur le manche, nous sert pour presque toutes les sutures (celles du cuir chevelu en particulier). Elle ne porte pas d'encoche mais est traversée de bout en bout par un canalicule ouvert aux deux extrémités de l'aiguille et permettant l'introduction facile d'un fil tant soit peu rigide. Avec cette aiguille les sutures sont peu douloureuses, même quand on les fait au fil d'argent.

On trouvera peut-être, qu'il était inutile de parler de nos interventions dans les abcès du foie. Nous n'avons pas la prétention de vouloir fixer un point nouveau de la pathogénie ou du traitement de cette affection si bien étudiée dans les ouvrages spéciaux. Toutefois, nous avons pensé qu'il ne serait pas mauvais que l'on sût qu'à bord des bateaux on peut très bien, dans des conditions suffisantes d'asepsie, avec un matériel peu compliqué imiter la conduite de tout praticien de campagne que l'imminence des accidents déciderait à une opération d'urgence.

Hernie. — A l'embarquement examiner, avec soin tous les Européens. Un homme est-il porteur d'une hernie, il devra reconnaître par attestation écrite qu'il est atteint de cette infirmité. Il peut, en effet arriver qu'en cours de route un homme de l'équipage se présente avec une hernie, la déclarant d'origine récente. Que ferez-vous si vous avez négligé de le visiter à son embarquement ? Peut-être existait-il un début de hernie, une prédisposition, car il ne faut pas oublier que « la hernie est rarement le fait d'un accident soudain, mais presque toujours une infirmité préparée de longue date par une malformation congénitale, qu'en résumé la hernie traumatique est rare ». (Morache.)

Si le capitaine croit devoir faire établir un certifical médical, le médecin, tout en sauvegardant les intérêts du blessé, devra s'attacher à ne pas engager à la légère la responsabilité des Compagnies. Il devra examiner l'état de la paroi, s'informer si le blessé usait d'un bandage, portait ou soulevait un poids et s'il a éprouvé une douleur brusque au moment de l'accident. Quelle était à ce moment la situation du corps ? Une hernie ancienne existait-elle ? Si oui, l'effort n'aura fait que la rendre très volumineuse, ce qui n'aura pas lieu si elle est récente. Le blessé a-t-il été réformé et pourquoi ? Paroi flasque sans résistance, ectopie testiculaire, autant de prédispositions à la production d'une hernie. Le médecin devra, immédiatement après l'accident, interroger les témoins en particulier, enregistrer soigneusement leurs déclarations, les leur faire lire, signer, et il s'y trouve des contradictions, ce sera l'affaire du tribunal de les y relever.

En cas de hernie étranglée et en attendant qu'on puisse débarquer le malade, il faut parer aux premiers accidents. Faire prendre un bain tiède au blessé pendant une demi-heure. Puis le coucher sur un matelas, en ayant soin de relever le siège pour mettre la tête et les épaules basses. Les cuisses seront fléchies et écartées et on essayera le procédé de Fiessinger si, le malade étant dans le bain, un taxis de deux ou trois minutes de durée n'a pas donné les résultats attendus. Ce procédé consiste à faire tomber goutte à goutte de l'éther pendant une demi-heure une heure sur une compresse placée sur la hernie et cela dès le début de l'étranglement. Il sera bon de commencer par une injection de morphine

(1/2 centigramme) le long du trajet de la hernie, puis, quelques instants après, on pratiquera quatre injections de sulfate d'atropine à une demi-heure d'intervalle entre chaque injection qui sera de 1/10 de milligramme.

L'emploi de l'éther peut être accompagné d'une légère pulvérisation de chlorure d'éthyle. Ne pas oublier que malgré l'expulsion de gaz et de matières fécales, l'agent de l'étranglement peut avoir été réduit avec l'intestin hernié, aussi, si des accidents même légers persistent, ne pas hésiter à débarquer le malade. Enfin si la réduction est impossible et qu'aucune escale ne soit en vue, il faudra opérer à bord, même dans les mauvaises conditions où l'on se trouve ; on pourra sauver un malade perdu sans l'intervention. Mais combien serait facilitée la tâche du médecin et quelles garanties aurait le malade s'il existait à bord les installations auxquelles nous consacrons un des chapitres de cet ouvrage.

La hernie réduite, le médecin ne devra laisser à personne le soin de placer le bandage contentif sur le malade couché. Assis, accroupi, ce malade ne devra nullement être gêné par l'appareil ; dans ces diverses positions il toussera fortement ; le revoir pendant les quelques jours qui suivront l'accident.

Cette question de la hernie nous amène à signaler la fréquence des accidents du travail à bord des navires. Le médecin, appelé à certifier, devra considérer comme accident du travail *toute lésion qui, reconnaissant pour cause le travail, occasionnera une infirmité mettant une partie ou la totalité de l'orga-nisme accidenté dans l'impossibilité temporaire ou permanente de fonctionner normalement.* Définition forcément un peu générale pour lui permettre de s'appliquer à tous les cas. Tout d'abord, mais sans parti pris inutile, le médecin devra se tenir en garde contre la simulation que les tribunaux ne sauraient punir tropsévèrement. Les malades ont une tendance à exagérer les souffrances, ainsi que les troubles fonctionnels. Parmi de nombreux moyens, M. le docteur Chopard en donne un excellent pour déjouer la simulation. On s'étonnera devant le malade que tel symptôme, très facile à simuler, n'existe pas parmi ceux relevés à l'examen. Si on a affaire à un simulateur, on retrouvera sûrement le lendemain à un nouvel examen le symptôme réclamé.

Le certificat devra être un simple procès-verbal d'accident. On ne demande pas en effet au médecin sanitaire de donner son avis sur les suites probables de cet accident. Du reste, en général, il vaut mieux se tenir sur une prudente réserve, car ces suites peuvent avoir des conséquences éloignées inattendues.

Toutefois, il devra relater minutieusement les circonstances qui entourent l'accident : état du blessé, lésions anciennes et actuelles, les premiers soins donnés. Le plus souvent il bornera là ses déclarations surtout s'il s'agit d'un grave traumatisme ; dans ce cas en effet, ce n'est pas lui qui aura à soigner le malade jusqu'à la guérison, ce dernier devant être débarqué dans la première escale. Dans tous les cas, même si le malade guéri a pu reprendre son service à bord, il sera nécessaire de faire un procès-verbal d'accident. On le fera signer par le commandant et ce sera un document précieux à conserver car on y aura mentionné les divers incidents ayant pu survenir au cours du traitement. Difficulté des soins, mauvaise volonté du malade, son refus de débarquer à l'escale pour se rendre dans un hôpital, les raisons qui ont décidé le médecin à le garder à bord, etc. Ces certificats seront établis sur papier libre.

Je soussigné, médecin sanitaire maritime embarqué à bord de... (1) navire de la Compagnie... (2) certifie avoir donné mes soins au nommé... (3) atteint de... (4).

Le... 190..., à... heures du..., cet homme ou cet officier. . . . .
en foi de quoi nous avons délivré le présent certificat établi sur papier libre et conformément aux exigences de la loi sur les accidents du travail du 9 avril 1898.

Hygiène à bord et aux Colonies. — Certaines des considérations qui suivent intéressent chacun à bord, mais plus particulièrement les passagers, pour la plupart desquels un long déplacement sur mer est un événement dans l'existence et qui, insuffisamment ou mal renseignés, font en cours de route à leurs dépens de désagréables expériences.

Si le voyage doit être de longue durée, il sera indispensable de se procurer une chaise longue, large, solide, de préférence en rotin et à dossier articulé. On pourra s'y étendre sur le pont en cas de

(1) Nom du navire.
(2) Nom de la Compagnie.
(3) Nom du malade.
(4) Genre de maladie.

mal de mer ou y dormir la nuit, quand la chaleur rendra impossible le séjour dans la cabine, car le ventilateur non seulement ne fait que déplacer l'air chaud pour l'envoyer dans un rayon très limité, mais offre encore l'inconvénient de projeter dans cette même direction, où peut se trouver le visage du dormeur, toutes les poussières éparses dans l'étroite cabine. Des coliques, des myalgies, des douleurs d'oreille,... peuvent être la conséquence d'une exposition prolongée d'une partie du corps au ventilateur. Si on ne veut absolument pas s'en passer, il sera bon de ne pas recevoir directement l'air déplacé. Ce ne sera qu'une question d'orientation de l'appareil ; du reste, si le temps le permet, il sera préférable de coucher sur le pont où l'on respirera un air plus pur et reçu de divers côtés. Malheureusement le lavage du pont à quatre heures du matin oblige le dormeur à regagner la cabine au moment où cet air plus frais lui permettrait de bénéficier de quelques heures de sommeil réparateur. Tout paludéen évitera de passer la nuit sur le pont, car il peut en résulter pour lui des accidents du côté de l'intestin et du rein, de même, une exposition à la pluie, une douche, un bain trop froids, peuvent réveiller le paludisme latent.

Durant les chaudes journées, quand on voudra s'étendre sur la chaise longue, se couvrir la tête d'une casquette de voyage ou au besoin d'une serviette pliée en plusieurs épaisseurs protégeant la nuque et le front et plus commodes qu'un casque volumineux qui peut choir pendant le sommeil. Éviter de placer la chaise trop près de la lisse, on est mal abrité par les tentes (1), de plus la réflexion de la lumière à la surface de l'eau peut provoquer un fort mal de tête. Se munir de lorgnons ou lunettes à verres fumés ou mieux jaunes. — Nous possédons l'observation d'une jeune femme paludéenne très anémiée, chez laquelle persista durant quelques jours un scotome de la rétine avec larmoiement, conjonctivite, sensation de pesanteur dans les paupières, accidents survenus après avoir regardé fixement durant quelques instants le soleil à son déclin dans l'espoir de surprendre le rayon vert. Quelques ventouses sèches, le séjour dans l'obscurité, des pédiluves chauds, des compresses froides sur l'œil, le port de verres fumés, firent disparaître ces accidents.

Les cas d'héméralopie sont extrêmement rares ; en dix-huit ans nous n'en avons observé qu'un seul cas. Il s'agissait d'un marin de la flotte, rapatrié pour paludisme chronique, et qui, pendant le passage du canal, était resté une partie de la journée assis tout à l'avant, les regards fixés sur les berges de sable blanc. A la tombée de la nuit, voulant regagner le faux pont, il s'aperçut qu'il n'y voyait plus pour se conduire.

Prescription d'un régime tonique ; arséniate de strychnine, 7 à 8 milligrammes par vingt-quatre heures ; continuation du traitement antérieurement suivi. Le retour à la vision normale s'effectua très lentement.

---

(1) Les tentes devront toujours être doubles, une seule tente étant insuffisante pour protéger contre les rayons du soleil ; de plus, elles seront disposées de façon à intercepter entre elles un certain espace vide où l'air puisse circuler.

Sur le pont, on évitera les escarbilles, en plaçant si possible, le fauteuil du côté d'où vient la brise. Quand la surface de la mer est tout à fait unie, la direction de la fumée, à défaut de vagues, sera la meilleure indication.

Les habitués de la ligne de Chine, car c'est surtout elle que nous avons en vue, ont soin de se munir à Saïgon d'un petit matelas dit cambodgien de quelques doigts d'épaisseur seulement, très solide, facile à désinfecter et fait de trois morceaux qu'on peut utiliser séparément ou réunis, suivant que la station est droite ou couchée ; il est extrêmement pratique et sera très apprécié sur la chaise longue qui, au bout de quelques heures devient un siège peu moelleux. Se procurer aussi un large coussin à air, en étoffe caoutchoutée, plus frais, infiniment plus durable que tous ceux en étoffes diverses qu'on achète au moment du départ et qui, trempés d'eau de mer, sont au bout de quelques jours d'une propreté douteuse. Se munir de vêtements blancs ou mieux chamois plus ou moins foncé, en toile ou coton qui sont hygiéniques, légers et qu'on peut fréquemment faire laver en cours de route. Il serait à souhaiter qu'à l'exemple de ce qui se passe sur tous les grands paquebots étrangers, il y ait à bord des bateaux français une blanchisserie. Les passagers consentiraient volontiers à payer un peu plus cher qu'à terre, pour ne pas avoir le désagrément de retrouver leur linge transformé en loques grâce aux procédés de lavage primitifs et expéditifs employés par les indigènes. De plus il arrive quelquefois que le peu de durée du séjour dans l'escale, les mesures quarantenaires, ne permettent pas aux passagers de donner à laver le linge qui s'accumule et répand dans l'air confiné de la cabine une pénétrante et désagréable odeur. En changeant de linge plus souvent, les passagers éviteraient des dermites de toute nature et les complications qui peuvent y faire suite.

Les chaussures les meilleures à bord sont celles en toile, ni trop étroites, ni trop larges du bout, de façon à éviter le chevauchement de sorteils, à talons plats et à semelles, non en caoutchouc (1), mais caoutchoutées, ce qui permettra de ne pas glisser au roulis sur le pont mouillé. Un bon casque est indispensable. Il ne faudra pas viser à l'élégance, mais considérer que cette coiffure, ayant pour seul but de garantir la tête et la nuque, on ne peut raisonnablement lui demander que d'être légère et de forme pratique. Le casque de nos soldats est bien compris, mais il serait bon que le bord postérieur fût un peu recourbé à la façon du casque des soldats anglais, cela permettrait de relever la tête à volonté, sans le faire choir, ce qui peut avoir de graves conséquences. Il sera en liège, en moelle de sureau ou d'aloès. Quant au casque en caoutchouc, il doit être absolument abandonné comme anti-hygiénique.

Soins minutieux de propreté ; la douche d'eau de mer ne sera utilisée qu'autant qu'elle pourra être suivie d'un soigneux savonnage de tout le corps et rinçage à l'eau douce. Le mieux sera de n'en pas user, car l'eau de mer ne débarrasse nullement la peau des

---

(1) Les semelles tout en caoutchouc ont l'inconvénient de maintenir les pieds en continuelle moiteur.

débris épithéliaux mêlés aux produits de la sécrétion. Elle est absolument contre-indiquée quand les bourbouilles commencent à apparaître.

Pas de thermomètre dans la cabine ; à notre avis on supporte d'autant plus allégrement la chaleur qu'on évite de consulter cet instrument. Pas de tentures, pas d'ornements inutiles, asiles préférés des cancrelats et des araignées. Préférer l'oreiller en varech à l'oreiller en plumes lequel est malsain et dégage souvent une odeur de sueur.

A bord des bateaux nous conseillons de supprimer la moustiquaire qui est un moyen de protection infidèle. En effet, pendant le sommeil le dormeur se retourne en tous sens sur son étroite couchette et arrive à mettre quelque partie du corps, généralement nu, en contact avec la moustiquaire. Quelques minutes suffisent aux moustiques pour couvrir de piqûres les régions exposées. Mieux vaut tenir la porte fermée durant le jour et adapter au sabord ou ou au hublot un petit cadre garni de toile métallique, de gaze ou de tulle grossier. Brûler dans la cabine un peu de papier imprégné de la solution suivante :

Nitrate de potasse.	10 gr.
Teinture de benjoin	60 —
Teinture d'eucalyptus	{ ãã 80 —
Teinture de lavande	

On peut utiliser du papier buvard ordinaire. Le découper en bandes étroites, le tremper dans le mélange et le faire sécher sur des fils tendus.

Lutter résolument contre la fâcheuse habitude

de la sieste prolongée dans l'étroite cabine où l'on se réveille inondé de sueur, la bouche mauvaise, les conjonctives injectées, avec un fort mal de tête, quelquefois même dans un demi-état nauséeux. N'ayant plus besoin de sommeil, on prolongera la veillée bien avant dans la nuit pour se lever le lendemain juste au moment de se mettre à table, sans négliger toutefois de prendre un soi-disant apéritif, lequel aura eu pour résultat immédiat l'inutile absorption d'une certaine quantité d'eau alcoolisée, et pour effet certain de noyer le suc gastrique dont l'action sera de ce fait à peu près annihilée. Un peu de bicarbonate de soude ou quelques gouttes de teinture de noix vomique seraient bien préférables.

On devra soigneusement s'abstenir de consommer dans les différentes escales les coquillages apportés à bord par les indigènes, qui, connaissant les goûts un peu particuliers aux Français, se procurent n'importe où des coquillages de toute nature qu'ils donneront comme pêchés en eau profonde. Nous avons eu à soigner de véritables cas d'empoisonnement. L'abus des pickles et autres condiments variés est à éviter, car on ne voit pas les avantages qu'on peut retirer de ce continuel sinapisme appliqué sur le palais et l'estomac et l'on doit reconnaître que certains de ces condiments agissent à la façon d'un révulsif énergique.

Une particulière attention doit être donnée à la régularité des selles ; la cascarine, la poudre de réglisse composée, le « fruit salt » figureront dans toutes les pharmacies de voyage.

Ne fumer ni tabac ni opium dans la cabine, car on

ajoute une mauvaise odeur à celles qui y existent déjà, et de plus on incommode sérieusement les autres passagers.

Éviter autant que possible les excès de nourriture, de boissons glacées et adopter, momentanément au moins, un régime végétarien mitigé, particulièrement indiqué pendant le long séjour sur les bateaux où la chaleur, le manque absolu d'exercice, l'insomnie, sont autant de causes favorisant le ralentissement de la nutrition. Plus particulièrement dans les colonies, on devra insister sur le danger d'une nourriture trop azotée qui donnera naissance à des ptomaïnes mal éliminées par le filtre rénal insuffisant parce que surmené. Les toxines alimentaires agissent sur la musculature vasculaire, d'où dans tout le système artériel un spasme permanent produisant l'hypertension, l'artério-sclérose (Huchard). On peut constater que les officiers de la marine marchande qui ont à bord une alimentation essentiellement azotée et pour lesquels le séjour à la mer n'est pas un accident dans la vie, sont tous ou presque tous des hypertendus, et la sclérose viscérale est extrêmement fréquente chez eux à la fin de leur carrière.

Plusieurs de ces conseils auront aussi leur utilité dans les pays tropicaux. La question de l'hygiène coloniale semble avoir été compliquée à plaisir. Les précautions à prendre dans la colonie pour se garder en état de santé, en somme satisfaisant, ne sont ni nombreuses, ni difficiles. Trop souvent avant de quitter la France, le fonctionnaire, le colon ont entendu parler sans mesure des dangers qui les attendent dans la colonie. Une fois arrivés dans ces pays qu'on leur a dépeints sous un aspect si peu engageant, ils s'aperçoivent qu'à part la chaleur et les moustiques, rien de particulièrement fâcheux ne les a jusqu'à présent incommodés et, ayant été maladroitement documentés, ils concluent à l'entière exagération. C'est là le malheur, car désormais ils ne prendront plus aucune précaution. Or il est certain que le colon ne doit pas mener en Cochinchine au Sénégal, pour ne parler que de ces pays, l'existence qu'il avait en France, les conditions y sont vraiment par trop différentes. Habitué aux pays tempérés, il lui faudra vivre toute l'année dans une chaleur moyenne de 28° à 34°; il devra donc énergiquement observer telles pratiques qui mettront son organisme dans les meilleures conditions de résistance. Or les excès de nourriture azotée (1) ou son insuffisance, l'abus des boissons gazeuses glacées, l'alcool, l'opium, le surmenage des organes génitaux par des moyens d'excitation variés, sont autant de causes de troubles pour le bon fonctionnement de l'organisme : lenteur des échanges nutritifs, changements chimiques dans la composition des humeurs et tels, qu'ils favorisent le processus de sclérose s'effectuant dans l'intimité des divers éléments anatomiques. Plus spécialement au point de vue alimentation, il est évident qu'il ne faut pas tomber dans l'exagération et supprimer totalement la viande, mais il est possible d'en réduire la ration pour

______

(1) L'alimentation cutanée n'est certes pas non plus quantité négligeable, on sait que plus l'air est chaud, moins est grand le besoin de manger.

insister davantage sur les divers légumes (1). Et qu'on ne dise pas que ce régime ne peut être suivi aux colonies, car l'intensité et la beauté de nos cultures maraîchères, même dans les pays les plus déshérités, sont un des côtés vraiment intéressants de notre colonisation française. Mais la grosse difficulté est d'arriver à persuader le malade de l'importance du traitement préventif et de l'amener, surtout si on a affaire à un ancien syphilitique qui s'est mal soigné, à un arthritique, à enrayer, grâce à un régime approprié, le travail de transformation fibreuse qui peu à peu se fait dans l'intimité des organes et jusque dans le système artériel. Comme ce processus scléreux peut évoluer sans produire dans l'organisme des désordres immédiats, le malade trompé par les apparences, ne tiendra aucun compte des sages conseils, jusqu'au jour où il sera trop tard pour faire *machine en arrière*. Par un raisonnement simpliste, contre l'insomnie habituelle il emploiera la morphine, l'opium, mais acceptera rarement le seul moyen utile qui serait l'observation d'un régime. Que de fois, au cours de nos longues années de navigation nous avons prodigué ces avertissements nécessaires. Le manque d'exercice rend d'utilisation difficile l'absorption journalière de cette quantité exagérée de nourriture et de boisson. Les déchets mal éliminés par insuffisance du filtre rénal, provoquent de la dyspnée toxi-alimentaire (Huchard). Les conséquences en sont funestes pour beaucoup

(1) On les fera cuire de préférence à l'étuvée pour leur conserver leurs sels et leur arome.

d'officiers de la marine marchande qui meurent ou restent égrotants au moment où ils comptaient prendre un repos bien gagné après une existence passée presque entièrement à la mer (1). Quelques-uns, frappés de l'exactitude de ces fâcheuses constatations, veulent bien nous demander conseil et pour être aisément compris, nous nous servons volontiers d'une comparaison empruntée aux choses de leur métier. Quand la circulation d'eau diminue d'intensité on s'arrête dans la longue manche à eau qui sert le matin au lavage du pont, ira-t-on, leur disons-nous, pousser les feux, faire monter la pression, donner une impulsion plus vive à la pompe ? Il se pourrait que cet important appareil fût détraqué, mais le plus souvent on pensera tout d'abord à rechercher s'il n'existe pas quelque obstacle sur la longueur de la manche. On ne tardera pas à découvrir alors que cette manche fait ici un coude brusque, forme même une boucle complète, est écrasée ailleurs par quelque objet pesant. A certains endroits on la trouvera distendue, sur le point de céder dans les parties détériorées par le fait de diverses causes, pression intérieure exagérée, dégats causés par les rats; des dépôts de sels témoignant d'un long usage l'auront rendue inélastique. On se hâtera de faire disparaître les obstacles, de remettre les choses en état pour permettre le libre cours de l'eau et supprimer la résistance qui augmentait le travail de la pompe. Vous

(1) L'influence néfaste de ces excès de nourriture et de boisson est quelque peu contre-balancée chez les officiers mécaniciens et chauffeurs, grâce à une abondante sudation pendant les heures de quart dans la machine.

ferez de même, ajoutons-nous, en suivant un régime qui permettra à la circulation gênée dans le foie ou le rein, de se rétablir normalement ou tout au moins de se faire d'une façon moins défectueuse. Mais n'attendez pas que le mal soit irrémédiable ; surtout gardez-vous de l'emploi inopportun de certains médicaments sous prétexte de tonifier le cœur surmené, de lui donner un coup de fouet. Le charretier brutal obtient lui aussi un dernier effort de son cheval stimulé par les coups, mais anhélant, couvert de sueur, butant à chaque pas, l'animal finira par tomber entre les brancards pour ne plus se relever. Nous avons eu quelquefois la satisfaction de voir nos conseils suivis, quelques-uns de nos malades sont même devenus des végétariens convaincus et font un prosélytisme sincère en faveur du régime qui leur a rendu la santé.

Autant que possible ne pas manger de viandes insuffisamment cuites, ne boire que de l'eau filtrée avec soin, et stérilisée par l'ébullition ou le procédé au permanganate de potasse (v. p. 294). Se rappeler qu'on contracte la fièvre typhoïde aussi bien aux colonies qu'en Europe. La maladie pourra être méconnue, prise pour des accidents du paludisme, l'administration de la quinine sera la pierre de touche et la fièvre typhoïde restera justiciable du traitement habituel. Laver soigneusement les légumes verts, les maraîchers chinois pratiquant volontiers l'épandage de l'engrais humain. En observant scrupuleusement ces pratiques, on évitera l'introduction de parasites divers dans l'organisme : tœnias, oxyures vermiculaires, douve du foie, bilharzies, filaires, ankylostomes, ascarides, etc. Plus particulièrement aux colonies, l'examen des matières fécales doit être pratiqué systématiquement chez les malades, il fournira souvent de précieux renseignements. Il importe que l'intestin soit toujours en état de résistance ; or les parasites sont une des causes susceptibles de lui faire perdre ses moyens de défense, de favoriser les germes morbifiques qui produiront la lésion caractéristique de leur activité spéciale, de faire des neutres d'aujourd'hui les ennemis de demain.

Tous les aliments seront soigneusement conservés à l'abri de mouches et des poussières. Les pieds des meubles où ils seront renfermés, seront placés dans des récipients remplis d'une solution de permanganate de potasse dans laquelle viendront se noyer les divers insectes. On pourra donner à ces récipients une forme aussi élégante que l'on voudra.

Le colon se protégera autant que possible contre les piqûres de moustiques. Il arrive peu à peu à ne plus les sentir, ne s'en inquiète plus, vous confie qu'on en a bien exagéré le danger, que du reste il y en a très peu chez lui, alors que vous-même, dévoré à travers les vêtements, êtes à la torture sur votre chaise. Tous à la vérité, n'ont pas d'accès francs, car ces continuelles piqûres sont pour certains comme une vaccination ininterrompue, au point qu'avec l'accoutumance, résultat de la défense de l'organisme, on peut se demander si le sérum d'un sujet habitant depuis de longues années une région paludéenne sans présenter d'accident, et ne modifiant en rien ses conditions d'existence, ne serait pas comparable à une culture atténuée. Toutefois, si l'on examine le sang d'un certain nombre de ceux qui se croient à l'abri du paludisme, il est rare qu'on n'y trouve pas l'hématozoaire à différentes périodes de son évolution. L'anémie tropicale par diminution des globules sanguins remplacés par les corpuscules mélaniques retrouvés en masse dans les organes à l'autopsie en est la conséquence directe. Qu'il arrive alors que le colon soit appelé à rompre brutalement avec l'acclimatement, avec cette accoutumance à l'infection palustre, vous verrez, à son grand étonnement, ce paludéon en puissance, en proie à de violents accès de fièvre, présenter les plus graves complications du paludisme. Aussi tout individu rentrant en Europe, ou revenant dans la colonie après un séjour un peu long dans les pays tempérés devra-t-il ménager son foie, absorber systématiquement de la quinine tous les deux jours et de l'arsenic sous forme de liqueur de Fowler. Il fera également de cette quinine un usage préventif judicieux (0,40 à 0,50 centigr. tous les deux jours) pendant la saison particulièrement malsaine de l'hivernage, ira même jusqu'à 1 gramme s'il prévoit une journée de fatigue avec exposition prolongée au soleil ou à la pluie.

A la chute du jour, on évitera de rester de longues heures étendu sur la chaise longue sous la véranda où l'on est exposé aux piqûres d'innombrables moustiques à la recherche de leur repas de sang. De même, le refroidissement du corps, la plupart du temps entièrement découvert sous le ventilateur ou le panka durant les heures fraîches de la nuit, peut provoquer de l'hémoglobinurie chez un sujet profondément impaludé. Sous les tropiques, les indigènes qui souvent couchent à même le sol devant la porte de leurs cases, ne manquent pas de se couvrir exactement le corps d'une pièce d'étoffe, faite d'un tissu serré, autant pour se mettre à l'abri des piqûres d'insectes que pour se protéger contre l'humidité de la nuit.

Aux colonies, tout aussi bien qu'ailleurs du reste, il est au moins inutile de faire des plantations d'arbres, si beaux soient-ils, trop près de la maison d'habitation dans laquelle l'air et la lumière devront pénétrer largement. Ces délicieux cottages, perdus au milieu d'une merveilleuse végétation que de sa voiture le voyageur charmé voit défiler devant lui, sont bien souvent des nids à fièvre et s'il lui était donné de les habiter quelques heures dès la tombée de la nuit, ce voyageur novice perdrait bien des illusions. Autour de la maison, on ne tolérera aucun bassin, aucune dépression de terrain, aucun récipient susceptibles de permettre à l'eau de pluie de stagner. On pourra sans grands frais installer devant les vérandas un rideau de tulle grossier ou de fine toile métallique, exactement fixé sur le pourtour des divers cadres en bois formant les baies et adapter devant les portes, les fenêtres, des cadres mobiles garnis de la même façon. Si, comme cela est fréquent, la maison est élevée sur pilotis, il sera bon d'entourer ces pilotis d'une sorte de gouttière circulaire placée à une certaine hauteur du sol et qu'on tiendra constamment à demi remplie de goudron liquide ; on diminuera ainsi le nombre des insectes nuisibles qui pénètrent dans les appartements.

Le colon aura aussi contre lui la chaleur humide, autre cause d'anémie, d'étiolement. Elle provoquera de la sudation exagérée, de l'inappétence, du catarrhe des voies digestives, de la congestion du foie, de l'insomnie (1), un état neurasthénique, en somme une diminution de l'activité fonctionnelle de tous les organes, accidents qui nécessiteront surtout pour les femmes et les jeunes enfants un changement de climat ou même le rapatriement immédial, si le régime rigoureusement observé, une hygiène bien comprise ne donnent pas les résultats attendus. Dans ce cas, une coupable hésitation de la part du chef de famille pourra avoir de funestes conséquences.

Renoncez à ces dangereuses parties de chasse d'où, pour le plaisir chèrement payé de tirer un mauvais gibier d'eau sentant la vase ou un lièvre étique, vous reviendrez impaludé pour longtemps. On a, certes, bien assez d'occasions de le devenir en satisfaisant aux exigences du service.

Combien il serait préférable d'introduire dans nos colonies le goût des sports comme ceux auxquels les Anglais se livrent matin et soir et qu'on pourrait encourager en ouvrant les bureaux et les magasins un peu plus tard, les fermant un peu plus tôt et en décidant que le samedi à midi la semaine de travail

---

(1) Dans les colonies hollandaises, on trouve dans tous les lits d'hôtels et des maisons particulières une sorte de long traversin rempli de crin végétal ou de varech que durant la nuit on entoure avec les bras et les jambes. Ce traversin, qu'on appelle familièrement *dutch wife*, et dont on se passe difficilement quand on a l'habitude de s'en servir, permet à l'air de circuler plus aisément à la surface des membres qu'il maintient écartés.

serait terminée. Il y aurait évidemment là une transformation désirable apportée dans les mœurs coloniales de la plupart des Français et nous pouvons le dire de quelques Françaises dont la principale distraction consiste à absorber dans les divers cafés de l'endroit des boissons glacées contenues dans de vastes récipients. Et l'on se plaint de manquer d'appétit, on s'étonne de souffrir du foie devenu paresseux, d'avoir l'intestin délicat. Ce serait le contraire qui devrait surprendre. Certes, chacun est libre de s'intoxiquer à sa guise, d'anéantir son intelligence, encore qu'il faille cependant, si on s'est créé une famille, penser un peu à ceux qu'on laissera ; toutefois une pareille théorie devient insoutenable si, chargé d'un service public, appelé à diriger une manœuvre au cours de laquelle des existences humaines sont exposées, on est arrivé par l'abus de l'alcool ou de l'opium à ne plus pouvoir agir avec le sang-froid, la lucidité d'esprit indispensables. Combien souvent suffirait une courte enquête pour révéler la réalité de ces abus dans l'existence de certains agents envoyés dans les colonies où l'incohérence de leur administration a été la conséquence fatale de ces fâcheuses habitudes.

Indigestion d'eau. — L'expression n'est pas très scientifique mais elle indique bien la nature de l'accident pour lequel le médecin est assez souvent appelé à donner des soins principalement aux chauffeurs européens, aux soutiers arabes pendant les chaudes journées de la traversée. Absorption de quatre à cinq litres d'eau glacée, la plupart du temps distillée, alors que l'état hygrométrique de l'air gêne la fonction cutanée et que la température ambiante (40° en moyenne) facilite, surtout chez les sujets peu vigoureux, l'apparition d'accidents bulbaires irrégularité du pouls, troubles respiratoires.

Le diagnostic fait (clapotement de l'estomac, sensation de pesanteur de l'organe, céphalée intense, état syncopal), provoquer les vomissements par des moyens mécaniques, titillation de la luette, légers attouchements du pharynx avec une plume de poule. Si le malade ne vomit pas, utiliser le tube de Faucher. L'estomac débarrassé, prescrire une infusion de thé chaud alcoolisé. Injection d'huile camphrée, d'éther, de caféine, frictions énergiques en cas¦ de symptômes alarmants.

On peut conseiller aux chauffeurs un moyen vulgaire ; l'introduction dans la bouche d'un petit caillou rond, lisse, d'un anis étoilé, dont la présence provoque une légère sécrétion salivaire suffisant la plupart du temps à tromper la soif durant les longues heures de quart. Sous les tropiques les indigènes se contentent d'introduire de temps à autre dans la bouche une gorgée d'eau, se gargarisent avec et après l'avoir conservée quelques instants la rejettent. Cela leur suffit, car il est un moment où cette soif ardente ne répond en rien à un besoin réel de l'organisme et n'est pas calmée par l'absorption de nouvelles quantités de liquide.

Injections hypodermiques. — Les injections hypodermiques ont tenu une si large place parmi les moyens thérapeutiques employés par nous que nous tenons à entrer à ce sujet dans quelques détails.

A la suite de l'expédition de Madagascar, quelques auteurs ont écrit à diverses reprises que les injections hypodermiques avaient été une des principales causes des nombreux cas de tétanos observés à Madagascar. Pour plusieurs raisons cette opinion nous paraît non justifiée, elle est en tout cas en désaccord absolu avec ce qu'il nous a été donné d'observer au cours de neuf années de navigation sur la ligne de Madagascar. On nous objectera que les conditions n'étaient plus les mêmes, le malade ayant été soustrait à bord à l'influence de l'intoxication tellurique. Mais, outre que nous avons pratiqué de nombreuses injections à terre, on ne peut nous refuser qu'immédiatement après son arrivée sur le bateau, dans le port d'embarquement, le malade ne fût dans les mêmes conditions qu'à terre. Nous aurions dû avoir de nombreux cas de tétanos, car nous avons pratiqué plusieurs milliers d'injections différentes, la médication sous forme de pilules, potions, cachets, entrant pour une faible part dans la thérapeutique que nous avons suivie avec les grands malades. Or nous n'avons observé aucun cas de tétanos, aucune suppuration (1). Certes on ne peut nier l'existence de l'accès pernicieux à forme tétanique, favorisé chez le paludéen par l'altération

(1) M. le docteur Fontoynont nous apprend qu'aucun cas de tétanos n'est survenu à la suite des centaines de milliers d'injections de quinine faites pendant les dernières épidémies de paludisme qui ont sévi à Madagascar. Suivant une pratique enseignée aux élèves de l'École de médecine de Tananarive, on se contente d'appliquer un peu de teinture d'iode à l'endroit où pénétrera l'aiguille.

du foie dont les cellules ne sont plus en état d'ani-
hiler le rôle pathogène des substances toxiques.
Mais il faut avouer que si une telle complication suc-
cédait fréquemment à une injection hypodermique,
il y aurait tout au moins là une malheureuse coïncidence dont l'éventualité ferait hésiter le médecin.
Nous pensons que la plupart des accidents survenus
à la suite des injections pendant la campagne de Madagascar, sont dus à ce fait que la façon de les pratiquer laissait beaucoup à désirer dans des postes installés à la hâte, où le médecin, accablé de travail, devait
forcément laisser une certaine initiative à des infirmiers peu soucieux d'observer les règles d'une rigoureuse asepsie. Nous mettons en fait qu'une injection
bien faite ne doit être suivie d'aucun accident grave.
Pour qu'un cas de tétanos se produise, il faut qu'il y
ait eu inocultion, pour que cette dernière n'ait pas
lieu il suffit d'être absolument aseptique (1).

*Tout d'abord, il est nécessaire que les liquides
injectés soient d'une pureté absolue et qu'en dehors
de celles pratiquées dans la région temporale, le long
d'un trajet nerveux et aussi dans un but d'anesthésie
locale, les injections soient toujours intra-muscu-
laires ou intra-veineuses.*

Voici comment nous avons cru devoir procéder.

Les seringues employées à l'exclusion de tout

(1) Nous ne saurions omettre, toutefois, de rappeler les expériences de Vincent qui a montré que les sels de quinine, l'acide
lactique favorisent le développement des spores tétaniques
existant à l'état latent chez un individu et leur concentration
à l'endroit où a été pratiquée l'injection. Peut-être les solutions employées étaient-elles très concentrées, et ont-elles
déterminé par irritation la formation d'un abcès de fixation ?

autre modèle sont entièrement en verre et de différents calibres. Les aiguilles sont en platine iridié, car un seul passage à la flamme suffisant la plupart du temps pour mettre l'aiguille en acier hors de service, il y a économie à n'utiliser que des aiguilles en platine. Ces aiguilles ont au minimum 4 centimètres de longueur.

Deux cas peuvent se présenter :

1° *On n'a pas à sa disposition d'ampoules stérilisées.*

L'aiguille, les deux parties de la seringue séparées sont plongées dans l'eau qu'on porte à l'ébullition pendant dix minutes. Durant ce temps on assure l'asepsie de la peau. Rasage des poils s'il y a lieu, savonnage de la région avec une brosse rude, lavage à l'eau bouillie, frottage énergique avec un morceau de coton imbibé d'éther qu'on maintient ensuite pendant quelques secondes sur le point où se fera la piqûre. Ce frottage à l'éther produit une sorte de décapage de la peau et a en outre l'avantage de rendre la piqûre absolument indolore. Avec les malades particulièrement pusillanimes, on pourra, quelques secondes avant de faire la piqûre, remplacer le tampon imbibé d'éther par un autre sur lequel on aura projeté un peu de chlorure d'éthyle.

La coupelle est alors retirée de la flamme. Au moyen d'une pince flambée à mors plats on remet le piston en place sans le toucher avec les doigts. Dans un tube à essais on fait bouillir rapidement quelques centimètres cubes de la solution à injecter déjà stérilisée, et on les verse dans un verre de montre flambé. On charge alors la seringue, puis la tenant verticale, on produit sur elle avec le doigt de légers chocs destinés à faciliter le groupement des bulles d'air à la surface du liquide ; ces bulles sont ensuite expulsées en faisant pénétrer le piston dans le cylindre en verre par un mouvement de vissage, afin d'éviter l'introduction brusque de ce piston, ce qui ferait perdre une partie du liquide à injecter. L'aiguille retirée à son tour de la coupelle au moyen de la pince est saisie par l'ajutage, passée rapidement dans la flamme de la lampe en évitant de détériorer la soudure et enfoncée perpendiculairement en pleine masse musculaire. On attend quelques secondes, puis on adapte la seringue et on pousse lentement l'injection. Avec deux doigts de la main gauche placés tout près de l'aiguille, on exerce une légère pression sur la peau au moment où l'on retire l'aiguille. Badigeonnage de teinture d'iode au point où a porté la piqûre et massage large et énergique de la région avec la main posée à plat.

2° On possède des solutions parfaitement stérilisées et renfermées dans des ampoules.

La seringue stérilisée est chargée en introduisant l'aiguille dans l'ampoule dont on brise l'extrémité. On aspire le liquide en y maintenant l'extrémité de l'aiguille à mesure que le niveau baisse dans l'ampoule. L'aiguille est alors flambée rapidement, car lorsqu'elle est parfaitement sèche, son introduction dans les tissus est moins douloureuse pour les malades. On procède ensuite comme précédemment. Toutes nos injections ont été faites dans la fesse sur une région de quelques centimètres de largeur et allant du grand trochanter au sillon interfessier, et aussi parallèlement à ce sillon à deux travers de doigt en dehors de lui; sur les sujets bien musclés, on peut aussi les pratiquer dans les muscles des gouttières vertébrales. Enfoncée dans le tissu cellulaire seulement (bras, cuisse, abdomen) l'aiguille provoque de la douleur et l'injection laisse souvent après elle des noyaux indurés qui persistent durant des années. On a signalé aussi des névralgies tenaces, des zones d'insensibilité, de la parésie, signes de névrite légère, des escarres même, si la solution est un peu concentrée.

Pour les injections intra-veineuses, procédé de choix dans la plupart des cas graves, les mêmes précautions sont prises, en apportant si possible encore plus de soin à la stérilisation et au chargement de la seringue dont l'aiguille sera finement aiguisée et d'où on chassera toute bulle d'air. La ligature convenablement placée (en général au-dessus du pli du coude) on immobilise entre le pouce et l'index de la main gauche la veine choisie (la plus grosse est la meilleure) et on fait pénétrer l'aiguille très obliquement à l'axe du vaisseau en imprimant à la garniture métallique tenue entre deux doigts un petit mouvement de rotation dans les deux sens. *Cette opération sera faite avec une prudente lenteur.* Brusquement, le sang jaillit par l'ajutage de l'aiguille, on peut être assuré qu'on est dans la bonne voie, que la paroi opposée n'a pas été traversée. On retire la bande à ligature, on adapte la seringue et on pousse lentement l'injection.

Les opérations terminées, on plonge la seringue durant quelques minutes dans l'eau en ébullition, puis la garnissant de son aiguille on aspire et rejette deux ou trois fois un peu de cette eau très chaude. Ces divers temps sont assez longs à décrire mais avec un peu d'habitude, on fait vite et bien.

A moins d'urgence absolue, on ne devra jamais faire d'injection, de pansement, pratiquer une intervention de petite chirurgie pendant que le navire fait son charbon.

Au cas où malgré ces minutieuses précautions la région injectée deviendrait douloureuse et qu'un abcès menacerait de se former, un large pansement humide (bonnet de la fesse) maintenu très chaud durant quelques jours, un pansement à l'alcool, une application de collodion iodé, permettront d'enrayer la marche des accidents.

Pour remédier à l'inconvénient dû à la pénétration par à-coups du piston dans le cylindre, presque inévitable avec les seringues en verre, nous avons fait établir dernièrement un dispositif très simple, grâce auquel on peut régler cette pénétration de telle façon que si cela est nécessaire, on puisse faire pénétrer goutte à goutte dans les tissus le liquide à injecter. La tige du piston est filetée et une petite fourche solidement fixée à la partie supérieure du cylindre par une garniture métallique et limitant en haut la course du piston est toujours en contact avec la tige entre deux filets. En imprimant au plateau qui termine cette tige et dont les bords sont rodés, un mouvement de rotation dans un sens ou dans l'autre, on détermine l'ascension ou la descente du piston. La petite armature est en acier, assez flexible toutefois pour qu'on puisse facilement l'enlever au cas où l'on désirerait charger et vider rapidement la seringue. Sur le plateau et sur la fourche sont gravés trois traits qui se correspondent et permettent de savoir que le piston a exécuté un tour complet ou une fraction de tour en pénétrant dans le cylindre. Avant d'injecter le liquide, il suffit de s'assurer du nombre de gouttes auxquelles on donne issue en imprimant au plateau un tour, un demi-tour, un quart de tour.

Cette seringue a sur les modèles similaires l'avantage d'être extrêmement facile à stériliser, de pouvoir recevoir n'importe quel liquide.

PRINCIPALES SOLUTIONS EMPLOYÉES POUR

INJECTIONS HYPODERMIQUES

Chlorhydrate de quinine neutre. . .	3 gr.
Antipyrine	0 — 60
Stovaïne.	0 — 06
Eau distillée bouillie et filtrée . . .	6 —

Stérilisez cette solution au bain-marie dans lequel on devra la remettre quelques minutes avant de s'en servir. Pendant la stérilisation, interposer un fil entre le bouchon et le goulot pour permettre la sortie de l'air. A conserver dans un flacon jaune, à large goulot, bouché à l'émeri, de la contenance de 3o à 4o grammes.

Le formiate de quinine en injection cause peu de douleur aux malades; nous l'avons employé avec succès à bord au cours de deux épidémies de dengue, (mai et octobre 1908) (1). Placer la solution dans un bain-marie.

Biiodure de mercure.	1 gr.
Solution saturée d'iodure de sodium	XXV gouttes.
Eau distillée bouillie et filtrée .	Q. S. p. 50 c. c.

Nous utilisons une solution saturée d'iodure de sodium. Au moyen du compte-gouttes on est certain de ne mettre dans la préparation que la quantité strictement indispensable pour dissoudre le biiodure. Remuer constamment avec un agitateur en verre. Filtrez, stérilisez. Un, deux, trois cent. c. pendant quinze à vingt jours suivant l'indication. Ces injections bien faites ne sont pas douloureuses. Autant que possible, éviter d'injecter dans la même région à peu d'heures d'intervalle tantôt un sel, tantôt un autre.

Cyanure de mercure.	0 gr. 50
Stovaïne	0 — 30
Eau distillée.	Q. S. p. 100 c. c.

Un ou deux centimètres cubes par jour.

Benzoate de mercure.	0 gr. 50
Chlorure de sodium pur.	0 — 50
Stovaïne.	0 — 25
Eau distillée	30 —

(1) Notons, en passant, que, mieux que tous les autres hypnotiques, le bromure de potassium (1 gr. 50 à 2 grammes en une fois) procure aux malades atteints de « dengue » quelques heures de sommeil, résultat d'autant plus appréciable que l'insomnie est pour eux une cause sérieuse d'affaiblissement. Ce sel devra donc toujours être associé à la quinine ; c'est dans cette affection le médicament de choix.

Un ou deux centimètres cubes, suivant indication. Injection ne causant aucune douleur.

Nous avons essayé le bibromure de mercure dont l'injection est loin d'être indolore.

Caféine	2 gr.
Benzoate de soude.	2 — 50
Eau distillée filtrée, bouillie	10 —

Avoir cette solution toujours prête (flacon jaune à large goulot bouché à l'émeri). Pour les enfants, 2 gouttes avant un an, 4 gouttes après un an.

Chlorhydrate de morphine.	0 gr. 10
Sulfate d'atropine	0 — 01
Eau distillée de laurier cerise . . .	20 c. c.

Éther.	2 gr.
Camphre	1 —
Huile d'olive stérilisée	6 —

Trois à quatre par vingt-quatre heures. Pour un enfant 1/4, 1/2 c. c. par piqûre.

Sulfate d'atropine.	0 gr. 025
Sulfate de strychnine	0 — 025
Eau distillée.	100 —

Un cent. c. renferme un quart de milligramme de chaque alcaloïde.

Mal de mer. Dans les cas graves, un cent. c. en deux fois à 3 heures d'intervalle.

Plus spécialement pour les solutions mercurielles destinées à être injectées, ne vaudrait-il pas mieux adopter, comme nous le fait judicieusement remarquer M. Sermant, ancien interne en pharmacie des Hôpitaux de Paris, la notation suivant la teneur en mercure. Le médecin aurait ainsi à sa disposition des solutions absolument comparables entre elles, puis-

que la quantité de mercure métal qu'elles représen-
teraient serait exactement de 1 centigramme par
centimètre cube. Le médecin formulerait : solution
de biiodure de mercure renfermant un centigramme
de mercure par centimètre cube.

Les quantités de sel nécessaires pour obtenir une
solution normale, c'est-à-dire à 1 centigramme de
mercure par centimètre cube, sont indiquées ci-dessous :

Bichlorure	1,355 p. 100
Biiodure	2,272 —
Bibromure	1,81 —
Cyanure	1,26 —
Benzoate	2,20 —

Cette petite réforme ne manquerait pas d'être ap-
préciée du corps médical, surtout pour les sels nouveaux qu'on emploie le plus souvent sans que le fabri-
cant ait fait connaître la composition exacte de la
solution et, par suite, l'efficacité réelle, celle-ci étant
fonction de la teneur en mercure métal (1).

Les résultats de cette méthode hypodermique sont
remarquables ; grâce à elle nous avons pu intervenir énergiquement chez des sujets très cachectiques. Il n'eût pas été possible, par la voie stomacale, soit à cause de l'intolérance de l'organe, soit à
cause de l'action trop lente ou douteuse du médicament, d'établir la thérapeutique active qui pouvait
laisser espérer quelques résultats, alors que l'organisme était encore susceptible de réaction. Malheu-

(1) Cette teneur doit être connue exactement, car une
partie seulement du mercure introduit dans l'organisme a
sur les lésions une action utile.

reusement nous avons constaté bien souvent que pour beaucoup d'individus la maladie est un ennemi avec lequel on doit se résigner à vivre. Ils attendent patiemment une guérison spontanée, vaquant à leurs occupations habituelles dans les intervalles de répit que leur laisse la maladie et il faut quelque incident grave pour les décider à s'adresser au médecin. Quelquefois ils se traitent eux-mêmes et absorbent au hasard une dose quelconque de quinine dont ils ont toujours une petite provision, la plupart du temps sous forme de cachets moisis ou plus ordinairement de pilules et de comprimés qui ayant été soumis à des alternatives d'humidité et de sécheresse deviennent durs comme pierre et sont retrouvés intacts dans les selles des malades.

Pilules et comprimés doivent être, au moins pour la quinine, sévèrement proscrits.

Insolation. — Identiques par leurs effets, l'insolation et le coup de chaleur sont relativement fréquents sur les bateaux pendant la traversée des parages à température élevée et peuvent entraîner la mort si rapidement que cette dernière se produit quelquefois avant même qu'on ait le temps matériel pour intervenir. Un fait important à signaler et relevé soigneusement dans nos observations est que les alcooliques, les artério-scléreux, les brightiques, les rhumatisants congestifs figurent en nombre élevé (21/33) parmi les individus frappés par l'insolation ou le coup de chaleur et observés sur les bateaux (1).

(1) Nous n'avons en vue ici que les cas graves.

Souvent font défaut l'évaporation pulmonaire, le rayonnement calorique suffisants, la diurèse normale, qui auraient pu suppléer à la sudation quelquefois entravée chez ces malades par des dermites de toute nature (nutrition viciée et ralentie) surtout dans certains parages où vient s'ajouter l'influence particulièrement néfaste de la chaleur humide. En terminant, rappelons qu'un accès fébrile ordinaire peut, par le fait d'une simple exposition au soleil, revêtir soudain un caractère de gravité extrême (accès pernicieux) dû sans doute à une particulière exaltation des toxines.

Traitement. — De l'état du cœur, du poumon, du système nerveux ressortiront trois indications principales pour la conduite à suivre. Le malade, le torso nu, est placé dans un endroit aussi frais que possible. Pédiluve très chaud (50°) sinapisé, une demi-minute seulement. Injection d'huile camphrée, caféine, éther. Saignée 350 à 400 grammes chez les sujets pléthoriques. Tractions rythmées de la langue, respiration artificielle. Frictions énergiques sur le tronc et les membres avec une serviette trempée dans l'eau vinaigrée. Les inhalations d'oxygène seront particulièrement efficaces si l'on a soin de placer bien exactement sur la bouche et les narines du malade, avant chaque développement de la cage thoracique, le masque communiquant avec le ballon. Le malade revenu à la vie, on maintiendra de la glace sur la tête. Lavement purgatif (séné, sulfate de soude, glycérine dans 500 grammes d'eau de mer tiède). Enfin la ponction lombaire qui fait tomber la pression artérielle est peut-être appelée à rendre des services dans les cas d'insolation particulièrement graves ; nous n'avons malheureusement là-dessus aucune expérience personnelle.

Sauf l'exposition à l'air frais, la glace sur la tête, la saignée (rarement indiquée), ce traitement pourra être appliqué dans l'asphyxie par submersion.

S'il s'agit d'un simple érythème par exposition prolongée d'une partie du corps au soleil (comme cela nous est arrivé à Djibouti, alors que pêchant à la ligne, nous recevions sur la main et le poignet les rayons du soleil), de simples compresses d'eau froide calment la sensation de brûlure. La nuit, application de la pommade :

Peroxyde de zinc	2 gr.
Amidon	10 —
Chlorhydrate de cocaïne	0 — 20
Glycérine	10 —
Vaseline. . . . . } ää	15 —
Lanoline.	

gaze hydrophile — gaze chiffon — bande de gaze pour maintenir le pansement.

Le second du bord devra exiger que tout homme travaillant au soleil soit muni d'un casque aussi pratique que possible. Il est presque impossible d'obtenir que ces hommes observent cette simple mesure de prudence, aussi des accidents graves arrivent fréquemment. Aux heures chaudes de la journée, éviter de fixer trop longtemps la surface scintillante de la mer, et au passage du canal de Suez les dunes de sable blanc échauffé par les rayons d'un soleil ardent.

La question de l'insolation nous amène à dire quelques mots de l'accoutumance dont très souvent nous avons été à même d'observer les effets, avec une particulière attention dans maintes affections et plus spécialement dans les maladies tropicales.

Les races colorées et en particulier la race noire, supportent sans inconvénient l'exposition directe au soleil. Il y a là une sorte d'immunité, conséquence d'une longue accoutumance développée dès les premiers jours de la naissance et dont le résultat, le cas échéant, sera de retarder la coagulation de la myosine, l'altération des tissus nerveux, la destruction des leucocytes. D'autres causes contribuent à augmenter la résistance de l'organisme. Signalons la pigmentation de la peau, véritable barrière opposée aux rayons caloriques et chimiques, la dureté, l'épaisseur du crâne chez le nègre (1). Mais ce sont là encore des constatations qui prouvent l'adaptation des tissus au milieu ambiant, adaptation qui pour certaines races constituera de véritables aptitudes : résistance plus grande à la malaria, immunité pour la fièvre jaune et fait intéressant à noter, la cicatrisation rapide des plaies dès qu'elles sont l'objet de quelques soins. Du reste en pathologie n'est-il pas admis que l'accoutumance, une première atteinte de la maladie peuvent produire dans les néoformations cellulaires des changements constitutionnels assez profonds pour annihiler l'action microbienne ulté-

(1) Une expérience faite dans de bonnes conditions de contrôle, mais malheureusement unique [myéline recueillie par les procédés ordinaires à l'autopsie d'un noir de la côte d'Afrique (mars 1897)], nous permet de porter à 56°,2 le point de fusion de cette myéline. Il y aurait, entre le point de fusion de la myéline recueillie chez un blanc (52°,7) et le chiffre précédemment cité, un écart sensible qui nous a paru intéressant à signaler.

rieure ou tout au moins l'atténuer. Ces changements seront tels qu'ils renforceront la résistance cellulaire et, par suite, la tolérance de l'organisme à l'infection. Ils mettront en jeu les propriétés de certaines cellules, propriétés qui resteront latentes jusqu'au jour où une influence quelconque — le plus souvent apport de germes de même espèce mais virulents — créera pour les divers microbes, pour la plupart à l'état de saprophytes dans l'organisme (1), de nouvelles conditions favorables d'évolution. De cet état de choses pourra résulter soit la destruction partielle ou totale de l'organisme, soit pour lui le gain d'une immunité définitive. Ajoutons enfin, qu'il est d'observation courante que la maladie fait de nombreuses victimes en terrain vierge et que l'endémicité procure l'accoutumance qui peut aller jusqu'à l'immunité (2).

En résumé, l'accoutumance exalte les moyens de défense de l'organisme contre les causes de destruction; c'est une fonction active qui suscite une énergie en réserve, c'est en quelque sorte le remède en puissance à côté du mal. Toutefois, il est permis de se demander si ce résultat a toujours été pour l'organisme un bénéfice réel et si certains vaccins et sérums n'ont pas affaibli les moyens de défense naturels de cet organisme vis-à-vis de quelques toxines spéciales (variole et tuberculose).

(1) En temps d'épidémie, il serait indispensable de rechercher et d'étudier systématiquement le microbe en cause chez les individus sains, convalescents, ou immunisés par une atteinte antérieure.

(2) Le métissage amoindrit chez l'individu cette résistance à la maladie endémique.

Insomnie. — La chaleur qui règne dans la cabine, la détestable habitude de la sieste prolongée après le repas de midi, la trop grande quantité de nourriture absorbée au repas du soir, sont autant de causes qui entretiennent l'insomnie et finissent par altérer la santé des passagers.

Déconseiller la sieste, les repas copieux, prescrire une douche froide (1) de cinq à six minutes, à prendre immédiatement avant de se mettre au lit et précédée d'une promenade rapide sur le pont pendant trois quarts d'heure, une heure. Soigner les bourbouilles (V. p. 107). Ne pas abuser des hypnotiques et en particulier des opiacés.

Formule d'une potion :

```
Hydrate de chloral.  .  .  .  .  .  .  .  .  .     4 gr.
Bromure de potassium .  .  .  .  .  .  .  .     4 —
Sirop de codéine  .  .  .  .  .  .  .  .  .  .   10 —
Eau de laurier-cerise.  .  .  .  .  .  .  .  .    6 —
Eau distillée de tilleul .  .  .  .  .  .  .  . 100 —
```

ou :

```
Valérianate d'ammoniaque.  .  .  .     1 gr.
Éther sulfurique.  .  .  .  .  .  .  . XXX gouttes.
Sirop de menthe.  .  .  .  .  .  .  .    30 gr.
Infusé de tilleul .  .  .  .  .  .  .  .   120 —
```

Prendre une cuillerée à soupe d'une de ces deux potions. Si une heure après, le sommeil n'est pas venu, absorber une deuxième cuillerée — Trional 1 gr. — Surveiller la régularité des selles ; graine de lin contre la constipation. Régime végétarien mitigé.

(1) Un drap trempé dans l'eau à 18° rendra le même service.

Ivresse. — Nous insistons ailleurs sur l'importance qu'il y a à être exactement renseigné par l'entourage quand on est appelé à soigner un homme de l'équipage pris de boisson ou paraissant l'être et aussi quand l'un deux tombe gravement malade. Une insolation peut être en cause, l'homme a pu faire un excès quelconque, une chute grave. Cette chute a-t-elle occasionné la lésion ? la lésion existait-elle avant la chute ? En règle générale, obéissant à des idées de camaraderie mal comprise, méconnaissant le véritable intérêt du malade, l'équipage se fait une règle de tromper le médecin, affirmant que le malade n'a rien bu, n'a commis aucune imprudence et si quelque grave complication survient, toute la responsabilité n'en restera pas moins au médecin.

Quand l'ivresse est manifeste, faire prendre en une seule fois :

Acétate d'ammoniaque	6 gr.
Chlorure de sodium	3 —
Infusé concentré de café	60 —
Sirop simple	80 —

Relever la tête du malade et lui boucher exactement les narines ; procédé excellent à employer aussi avec les petits enfants indociles (v. p. 284.)

L'homme s'agite, devient irritable, dangereux. Bromure de potassium, 2 grammes — ou hydrate de chloral 3 grammes en une fois. Injection de morphine. Bain tiède.

Accidents adynamiques. — Injection d'huile camphrée, d'éther, de caféine. Se rappeler que l'éthylisme favorise la pneumonie traumatique. Examen complet du malade. (Fractures, ecchymoses, hémoptysies.)

Laryngite. — Consulté par les passagers qu'un séjour prolongé sur le pont la nuit, le ventilateur installé dans la cabine ont subitement rendus aphones, le médecin pourra conseiller ; légère application de teinture d'iode, ou autour du cou compresses très chaudes imbibées d'alcool camphré et recouvertes largement de gaze chiffon. Inhalations trois fois par jour, pendant cinq minutes, avec une infusion de tilleul bouillante, dans laquelle on ajoutera dix gouttes du mélange suivant :

```
Ichtyol . . . . . . . . . . .        2 gr.
Menthol . . . . . . . . . . .        1 —
Teinture de benjoin . . . . . . .   30 —
Cocaïne (Chlorhydrate de). . . . .   0 — 50
Teinture d'eucalyptus. . . . . . .  20 —
```

Conserver le mélange dans un flacon jaune bien bouché (1).

Potion :

```
Benzoate de soude. . . . . . .       5 gr.
Alcoolature de feuilles d'aconit. . XV gouttes.
Eau de laurier-cerise. . . . . .     5 gr.
Sirop de codéine . . . . . . . .    40 —
Eau . . . . . . . . . . . . . .    100 —
```

à administrer de deux heures en deux heures par cuillerées à bouche dans un infusé de thé très chaud.

(1) Des inhalations faites avec ce mélange, dans lequel nous avons fait figurer aussi l'iodoforme et remplacé l'ichtyol par la créosote (5 grammes), son évaporation près du lit du malade au moyen des compresses placées sur des fils tendus, nous ont donné avec les ventouses sèches puis scarifiées largement au niveau de la région intéressée, de bons résultats dans deux cas de gangrène pulmonaire limitée, suite de plaie pénétrante de la poitrine (coups de couteaux).

Lumbago. — Un homme essaye de soulever un fardeau ; il se redresse brusquement et éprouve dans la région lombaire une violente douleur. Faire coucher le malade sur un plan résistant, le sol du poste d'équipage garni d'une couverture pliée en double, ou d'un matelas en fibres de coco. Le malade fléchit les cuisses sur le bassin, la jambe fléchie sur la cuisse, les mains posées à plat sur les genoux. Il garde cette position quelques secondes. Commençant par le membre inférieur droit ou gauche, il étend la jambe, la cuisse toujours fléchie, la main toujours sur le genou, puis laisse retomber lentement le membre inférieur. Même manœuvre pour l'autre membre. Recommencer le mouvement plusieurs fois en marquant chaque temps par une légère pause.

Grand lavement glycériné, 100 p. 1.000 très chaud. Si la douleur continue, révulsion par pulvérisation de chlorure d'éthyle. Ventouses sèches ou scarifiées. Salicylate de soude, 4 grammes par vingt-quatre heures. Le malade gardera au lit un repos absolu. On exercera, *loco dolenti* une certaine compression au moyen d'un pansement à l'alcool camphré maintenu par un bandage de corps et recouvert de gaze chiffon. Si possible, massage, deux fois par jour (effleurage — foulage — pétrissage).

Luxation de l'épaule. — Variété antéro-interne. L'accident vient de se produire. S'assurer qu'il n'y a pas fracture du col. Si cette complication existe, que plusieurs jours doivent s'écouler avant l'arrivée dans la première escale, si enfin il se trouve à bord un médecin passager, on pourra chloroformiser le patient et s'efforcer méthodiquement et prudemment de faire rentrer la tête dans la cavité glénoïde. Ce résultat atteint, on immobilisera en bonne position le membre blessé. A bord d'un navire, le massage et la mobilisation précoce sont impossibles ou tout au moins offrent des chances de succès vraiment par trop aléatoires. Débarquer le malade dès qu'on le pourra.

Dans le dernier cas où nous avons eu à intervenir, assisté de M. le docteur Candiotti, médecin de marine, nous avons préféré au procédé de Kocher, brutal et infidèle, celui de Motho modifié par Marion.

Ce chirurgien a donné un lumineux exposé de ce procédé, recommandable pour les bons et constants résultats qu'il permet d'obtenir avec des moyens d'une extrême simplicité. Le voici succinctement décrit :

Le malade est assis sur une chaise, le côté sain regardant le point d'appui (1), où l'on fixera une écharpe solide après l'avoir passée sous l'aisselle du côté luxé et en avoir ramené les deux chefs derrière le dos et la nuque. Une serviette roulée est appliquée en son milieu sur la partie postérieure de l'extrémité inférieure du bras ; les deux chefs sont ramenés en avant, entrecroisés devant le pli du coude garni de ouate et passés de chaque côté de l'extrémité inférieure de l'avant-bras où ils sont solidement noués. Le médecin faisant face au malade saisit le poignet du membre luxé et met l'avant-bras en flexion à angle droit sur le bras. Un aide, choisi un

(1) A bord d'un bateau, un anneau, une épontille.

peu lourd, a saisi l'anse formée par les chefs noués de la serviette et les pieds fixés pour ne pas glisser (l'un des pieds de l'opérateur servant d'appui), exerce sans faire d'effort, par son propre poids seulement, une traction constante (1). De la main droite, le médecin explore alors l'épaule. En même temps il imprime au bras quelques mouvements de rotation. Cinq à six minutes s'écoulent. Ou bien on aura déjà perçu le claquement de la réduction, ou bien la tête sera suffisamment en dehors. Le médecin place alors dans l'aisselle son avant-bras avec lequel il soulève vigoureusement l'humérus. Il fait cesser toute traction et abaisse le membre avec la main qui tenait l'avant-bras. Immobilisation avec l'écharpe de Mayor pendant quatre ou cinq jours, puis massage. A ce moment le médecin décidera s'il y a lieu de débarquer le blessé ou si, sans lui faire courir aucun risque, on peut continuer à le soigner à bord. Au cas où l'on s'arrêterait à ce dernier parti, faire quelques séances de massage chaque jour. Pour les massages nous nous servons ordinairement d'alcool camphré qu'un aide ou le malade lui-même laisse tomber goutte à goutte sur la peau. Celle-ci est excitée favorablement, débarrassée des débris épithéliaux et des produits de sécrétion. On pourrait également utiliser la poudre de talc ou l'acide borique pulvérisé.

Lymphangite. — S'observe assez fréquemment sur les bateaux. Une écharde, une pointe de fer, la po-

---

(1) Si l'aide doit être remplacé, la traction ne devra subir de ce fait aucun arrêt.

tasse caustique occasionnent de petites plaies que le malade insouciant néglige et qui s'infectent. Lorsqu'il se décide à consulter, il existe de l'œdème, on constate l'existence d'un ganglion douloureux axillaire, crural, inguinal ou fémoral. Dans les cas peu graves, nous faisons faire au blessé un soigneux savonnage du membre intéressé, suivi d'une friction à l'onguent napolitain, laquelle, commencée à l'origine de la traînée de lymphangite, est terminée par une application large de la pommade sur toute la région ayant pour centre le ganglion douloureux. Pièce de linge, gaze chiffon, bande souple. La plaie elle-même est l'objet d'un pansement humide au sublimé à 0,50 p. 1.000 qu'on renouvelle une ou deux fois dans la journée. Pour le membre supérieur nous préférons le pansement à l'alcool ou mieux à l'alcool camphré. Larges compresses de gaze trempées dans l'acool à 90° et fortement exprimées ; application directe sur la plaie d'origine, la traînée de lymphangite, le ganglion douloureux. Taffetas caoutchouté, coton, bande souple. Renouveler le pansement de douze en douze heures jusqu'à guérison (1). Le malade est placé à l'infirmerie avec ordre formel de ne quitter la couchette ou le hamac que pour se rendre à la chaise placée à proximité. Nous insistons sur ce point car le blessé n'a plus aucune excuse pour s'être absenté de l'infirmerie, avoir souillé son pansement. Sans cette

(1) Au cas où, après quelques applications, ce pansement occasionnerait de la douleur (macération trop prolongée des tissus dans l'alcool) on peut remplacer momentanément l'alcool par de l'eau distillée, filtrée et bouillie.

mesure, toute intervention est illusoire et le séjour du malade à l'infirmerie prolongé indéfiniment.

Lymphangite aiguë — Nous croyons utile de mentionner cette affection, non point tant au sujet de son traitement que parce que cela nous amène à parler d'un point intéressant de pathologie exotique.

Cette affection, dont une médication et une intervention chirurgicale énergiques peuvent enrayer la marche chez le blanc, l'indigène de couleur, mais de race pure, évolue avec un caractère d'extrême gravité chez le métis. Nous avons eu à en soigner plusieurs cas à bord des paquebots où ces métis se trouvent en assez grand nombre parmi l'équipage et les passagers; de plus à Maurice et à la Réunion nous avons pu en observer de nombreux cas dont quelques-uns se sont terminés fatalement. Cette affection est même si commune à la Réunion que les médecins habitués à la soigner se sont longtemps refusés à admettre l'existence de la peste et qu'il a fallu la découverte du bacille de Yersin dans le sang des malades pour faire cesser leur hésitation au sujet du diagnostic. La lymphangite aiguë qu'ils appellent « crise de glandes » n'est jamais épidémique. Elle fait des victimes surtout parmi les métis, souvent affaiblis par les unions consanguines grâce auxquelles ils se transmettent les tares nombreuses dont ils sont affligés : hydrocèle du scrotum, varicocèle, lèpre, dermatoses de toute sorte, prédisposition marquée à la tuberculose, érysipèle récidivant évoluant par poussées successives pour aboutir par hyperplasie conjonctive chez les sujets lymphatiques, scrofuleux, à l'éléphantiasis des jambes (1), lequel n'est pas toujours dû à la présence de microfilaires dans le système circulatoire (2). L'affection a une tendance presque fatale à la chronicité, à l'envahissement. Rien n'est plus triste que de voir des jeunes femmes, par ailleurs en bon état de santé, atteintes d'érysipèle récidivant qui peu à peu transforme l'une des jambes en une véritable colonne. Sur ces tissus de peu de vitalité, on hésite à faire la moindre révulsion de crainte de compliquer la situation en ouvrant une porte d'entrée à l'infection. L'élévation du membre, une compression méthodique, des pansements à l'alcool ordinaire dédoublé, longtemps continués, le port habituel d'un bas en tissu élastique, le massage donnent quelques résultats appréciables. Dernièrement, M. le Dr Castellani, directeur de la Clinique des maladies tropicales à Colombo (Ceylan), a obtenu de beaux succès avec un traitement qu'il a le premier préconisé et dans lequel la fibrolysine de Merck, en injection, joue le principal rôle (3).

Ces métis sont aussi fréquemment impaludés et présentent à l'état chronique de l'adénopathie avec un système lymphatique variqueux. Dans leur pays

(1) Il n'est pas jusqu'au timbre de la voix qui ne soit modifié, au point qu'avec un peu d'habitude il est souvent possible, en entendant parler un métis, d'affirmer son origine sans qu'il soit besoin de noter la longueur et la gracilité des membres, la coloration, du reste souvent très atténuée, de la peau.

(2) La plupart des malades ne consultent que lorsqu'ils sont devenus complètement impotents ; il serait indispensable de les observer au début des accidents (Streptococcie).

(3) V. *Bulletin de la Société de Pathologie exotique*, t. I, n° 5.

d'origine où la plupart ont une existence besogneuse, ils sont logés dans des conditions hygiéniques déplorables, se contentent d'un minimum de nourriture et sont, surtout dans les classes inférieures, adonnés à des habitudes d'alcoolisme. Chez eux, la soudaineté des accidents, leur gravité, est caractéristique.

En résumé, la lymphangite infectieuse, affection à streptocoques, est donc bien souvent limitée à une question de terrain au point de vue évolution. Les plaies des membres, les piqûres de parasites sont autant de portes d'entrée à l'infection. L'inflammation sera superficielle ou profonde (peau ou vaisseaux lymphatiques profonds) s'accompagnera d'adénites et la poussée aiguë passée, il subsistera une varice lymphatique.

Nous avons obtenu une atténuation marquée dans la gravité des accidents en faisant chaque jour au malade, dès le début de l'affection une injection de biiodure de mercure dosée suivant l'âge du sujet. On pourra administrer l'acide salicylique (2 gr. par 24 heures), pratiquer une injection de pilocarpine (o.oo5 milligr. dans les 24 heures) qui produit un abaissement rapide de la température dans les cas où le thermomètre marque 40°-41°. Il va sans dire qu'une fois trouvée, la lésion d'origine sera largement incisée et recouverte d'un pansement humide, renouvelé de six en six heures. Sublimé à 1 p. 1.000. Outre les frictions mercurielles au niveau du ganglion quelquefois extrêmement douloureux, nous laissons à demeure une vessie à glace, ce qui atténue très rapidement les souffrances du malade. La méthode de Bier employée au début donnera de bons résultats. On devra aussi songer aux abcès de fixation dans les cas particulièrement graves.

Mal de Mer. — Il s'agit là d'un trouble profond apporté dans le fonctionnement normal de certains organes, et que diverses causes peuvent exagérer (1). Toutefois, de même qu'avec l'habitude, on pourra franchir sans hésitation un fossé profond sur une planche étroite et branlante, marcher sur le bord d'un toit, de même avec l'accoutumance on arrivera à ne plus souffrir du mal du mer. En effet, quelle que soit l'explication proposée, déplacement du liquide céphalo-rachidien accompagné de contacts brusques du cervelet avec l'occipital, arrivée irrégulière du sang au cerveau, trouble des nerfs de l'équilibration, que la cause soit intérieure ou extérieure, il est bien rare que naviguant d'une façon un peu suivie, on n'arrive pas à s'aguerrir contre ce mal, et certes c'est là une constatation rassurante (2). Les très jeunes enfants, les

(1) Ce qui prouverait que le mal de mer n'est pas un trouble illusoire, mais susceptible d'avoir sur l'ensemble de l'organisme un profond retentissement, c'est que les animaux, et particulièrement les ruminants, sont très éprouvés, refusent toute nourriture et quelquefois dépérissent au point qu'on est obligé de les sacrifier. En général, après un certain temps de séjour à bord, l'accoutumance se fait, ils sont moins tristes et se remettent à manger.

(2) Les exemples de personnes n'ayant jamais pu s'habituer aux mouvements du navire sont extrêmement rares. Quand on se livre à une enquête sérieuse sur le cas d'anciens marins toujours malades en voyage, on découvre que ces vieux loups de mer ont surtout navigué en imagination. Le titre de marin, le port d'un costume officiel sont insuffisants pour préserver contre le mal de mer. Obligé sur certaines lignes d'aller à terre par n'importe quel temps, passant une moyenne de dix mois de l'année sur mer, nous en avons fait la pénible expérience.

vieillards sont rarement atteints. Chez les premiers le système nerveux serait moins éduqué et le sens de l'équilibration, dont ils n'ont pas encore la notion parfaite, serait moins troublé ; chez les vieillards il semblerait que la sensation est moins vive, l'ébranlement nerveux moins profond, enfin la répétition de ces phénomènes amènerait plus rapidement chez eux l'accoutumance, en tout cas la réaction est certainement moins intense.

Nous donnons ici quelques conseils que nous suggère une longue pratique médicale à la mer. Si la traversée doit être très courte, il est inutile d'essayer de s'amariner. Le patient se mettra dans les meilleures conditions pour souffrir le moins possible. Si le temps le permet, s'étendre sur le pont dans une chaise longue solidement amarrée et placée en cas de roulis dans le sens de la longueur du bateau, dans le sens de la largeur en cas de tangage. Dans les deux cas se coucher le corps légèrement incliné sur le côté gauche, le dos bien appuyé, la tête autant que possible immobilisée sur un large oreiller. Tenir les yeux fermés. Bien se couvrir si le vent est frais et se garantir contre la poussière d'eau salée qui procure en séchant sur la peau une désagréable sensation. Si l'on préfère le séjour de la cabine et qu'on n'ait pas de couchettes à roulis, on pourra, si ce dernier est très fort, utiliser le dispositif suivant. Mettre à plat sur la couchette, l'un contre l'autre, deux matelas dont les bords seront relevés d'un côté par la muraille du navire, de l'autre par la planche à roulis, quelques traversins et oreillers. On aura de cette façon transformé la couchette en une sorte de large gouttière au fond de laquelle on pourra trouver quelque repos sans être trop incommodé par le roulis.

Porter la ceinture de Jayle ou celle de Glénard particulièrement indiquées chez les sujets présentant un relâchement général des tissus et des ligaments suspenseurs des organes abdominaux. Ce relâchement de la paroi abdominale peut être suivi de ptoses multiples, de dilatation de l'estomac, d'hyperesthésie du plexus solaire tiraillé, accidents qui prédisposeront au mal de mer et pourront s'accompagner surtout chez les jeunes femmes de phénomènes nerveux dépressifs d'une grande intensité. La station couchée atténue les vomissements en restreignant dans une certaine mesure les déplacements relatifs du pylore. Sangle de Glénard, pessaire en cas de prolapsus utérin. Pas de corset. Avant d'entreprendre un long voyage se munir si l'on est atteint de hernie, de bandages de bonne fabrication et bien adaptés, en avoir de rechange au cas où celui en service serait hors d'usage.

Boire de temps en temps une gorgée d'eau chloroformée saturée ou de l'excellente potion de Rivière glacée, dont la formule du nouveau Codex est la suivante :

```
Nº 1.  Bicarbonate de soude  . . . . . . .  1 gr. 75
        Eau distillée . . . . . . . . . . .  50 —
        Sirop de sucre . . . . . . . . . . .  15 —


Nº 2.  Acide citrique  . . . . . . . . . .  1 gr.
        Eau distillée . . . . . . . . . . .  50 —
        Sirop simple . . . . . . . . . . . .  15 —
```

L'une après l'autre par cuillérées à bouche. Faire fondre dans la bouche quelques petits morceaux de glace, en avaler quelques-uns.

Si la traversée doit être longue (un mois et davantage) il faut dès le début faire de courageux efforts pour s'habituer à la mer. Peu à peu on s'apercevra qu'on peut affronter le tangage sur l'avant ou l'arrière, les messieurs reprendront goût à la cigarette, les dames s'occuperont de toilettes et de leurs voisins, ce sera la guérison assurée. On éprouvera du résultat obtenu une réelle satisfaction, même une légitime fierté que nous comprenons d'autant mieux que nous avons payé notre tribut à cet horrible mal.

Donner le conseil de s'habituer aux mouvements du navire est encore ce qu'on a trouvé de mieux, mais ce conseil n'est plus qu'une plaisanterie déplacée dans les cas où le médecin a l'impérieux devoir d'intervenir activement pour arrêter ou au moins diminuer les vomissements, soutenir les forces des malades (grossesse (1), tuberculose, cachexie), qui arriveront absolument déprimés dans des pays où ils auront besoin de toutes les énergies dont ils disposent pour s'habituer à de nouvelles conditions d'existence, ou lutter contre la malaria, l'anémie tropicale, etc...

Traitement préventif. — Le bromure (1 ou 2 grammes), pendant les trois ou quatre jours qui précèdent l'embarquement, a donné quelquefois de bons résultats. On peut en tout cas le conseiller aux sujets particulièrement impressionnables. La veille du départ, léger purgatif salin qu'on pourra répéter de temps à

_____

(1) En cas de contractions utérines, lavement laudanisé tiède.

autre pendant les premiers jours de la traversée. Quatre heures avant de s'embarquer, prendre d'heure en heure un granule d'arséniate de strychnine de un à un demi-milligramme. Ne pas dépasser quatre. Boire peu aux repas. Rester les premiers jours si possible au centre du navire, au grand air, éviter la constipation, les excès de nourriture, porter la ceinture hypogastrique.

Traitement curatif. — Contre le vertige et les vomissements: s'étendre au grand air sur la chaise longue, prendre dans la journée 15 à 20 gouttes du mélange:

Stovaïne.	1 gr.
Menthol	0 — 50
Sulfate d'atropine	0 — 01
Chlorhydrate de morphine.	0 — 20
Eau chloroformée saturée	80 —

3 à 5 gouttes chaque fois dans du soda frappé. Le validol (valérianate de menthol) à la dose de 10 à 20 gouttes dans un peu de champagne frappé rendra des services. Les inhalations d'oxygène sont d'un précieux secours. Dans quelques cas nous avons procuré aux malades un soulagement réel par l'administration de la trinitrine (2 à 3 gouttes par jour du soluté de Huchard à 1 p. 100) qu'on peut associer à la caféine ; la céphalalgie disparaît très rapidement. Le pyramidon, l'antipyrine, le sulfonal ne donnent aucun résultat. Enfin, tout récemment, alors que le malade nous adjurait de faire quelque chose pour calmer un atroce mal de tête qui depuis trente-six heures le tenait dans un état de prostration lamentable et que nous avions vainement essayé tous les moyens habituels, nous avons, suivant le

procédé de Bier, exercé une striction modérée du cou de façon à produire durant quelques heures une légère congestion de la face. Cette hyperhémie céphalique qui a été admirablement supportée nous a donné un vrai succès. Autosuggestion chez le malade, action bienfaisante réelle, nous ne saurions dire, en tout cas la céphalalgie a disparu, c'était l'important et puis il fallait faire quelque chose.

ŒIL. — L'oxyde jaune est indispensable à bord. Du reste, dans la plupart des affections de l'œil, spécifiques ou non, le mercure judicieusement employé est un excellent médicament d'attente et cette constatation a son importance à bord, alors que le médecin, livré à ses propres ressources, devra se contenter de prévenir les complications.

En cas d'hyperhémie intense (corps étrangers) faire tomber dans l'œil, en maintenant les paupières écartées, deux ou trois gouttes de la solution :

Chlorhydrate d'adrénaline 1 p. 1000. . XX gouttes.
Cocaïne (chlorhydrate de). . . . . . 0 gr. 15
Eau stérilisée. . . . . 15 —

deux ou trois fois en une heure.

Contre la blépharite ciliaire, assez fréquente à bord des bateaux, on conseillera, avec l'indication d'un régime approprié les lotions matutinales d'eau bouillie aussi chaudes qu'il sera possible de les supporter. On habitue progressivement l'œil à la chaleur et on y maintient quelques minutes les compresses chaudes. Le soir application très légère de la pommade à l'oxyde jaune (o.25/3o) sur les paupières qu'on massera légèrement. En cas de blessure de l'œil, instiller quelques gouttes de la solution de cocaïne à 1 p. 60 ; laver ensuite largement à l'eau bouillie pour débarrasser la plaie de tout corps étranger. Se servir avec réserve des solutions fortes de cocaïne qui détruisent l'épithélium de la cornée. Une demi-heure après, application souvent renouvelée de compresses de gaze stérilisée trempée dans une solution de sublimé (o. 10 p. 1.000) maintenue très chaude au bain-marie. Ce pansement réussit très bien pour l'orgelet un peu volumineux qu'on ouvrira dans tous les cas au moyen d'une fine pointe flambée quand il sera arrivé à maturité. Éviter l'air vif sur le pont.

En cas d'iritis (pupilles irrégulières, larmoiement, photophobie, vision trouble, injection périkératique plus ou moins prononcée) :

Chlorhydrate d'adrénaline à 1 p. 1.000.	2 gr.
Cocaïne(chlorhydrate de)	0 — 30
Sulfate d'atropine	0 — 02
Eau distillée	10 —

Instillations deux ou trois fois par jour.

Ventouses scarifiées. Pansement humide. Traitement spécifique s'il y a lieu.

S'il existe une plaie pénétrante, se servir exclusivement d'eau bouillie filtrée. Une hernie irienne irréductible nécessitera la section de la partie herniée ; intervention suivie d'un lavage au sublimé si la plaie est infectée. Dans le cas contraire, pansement sec.

Les soutiers arabes sont quelquefois atteints en masse de conjonctivite occasionnée par la poussière de certaines qualités de charbon et les matelots lavant ou peignant la mâture par grand vent ont souvent les yeux irrités par la peinture ou la potasse. Le collyre suivant donne de bons résultats. On en fera précéder l'emploi d'un minutieux lavage de l'œil à l'eau bouillie tiède :

Sulfate de zinc	0 gr. 15
Laudanum de Sydenham . . .	XXX gouttes.
Cocaïne (chlorhydrate de) . . .	0 gr. 20
Eau distillée	30 —

filtrez souvent et au moment de s'en servir. Conserver dans un flacon jaune (1).

Orchite. — Dans l'orchite traumatique, blennorragique, etc., nous employons la glace pour calmer la douleur. Les testicules sont relevés complètement sur le pubis ou moyen d'une planchette portant une large encoche et garnie d'une couche de coton cardé. Tout en évitant de blesser le cordon, on devra maintenir les bords de l'encoche exactement en contact avec la partie supérieure des bourses afin d'exercer un certain degré de compression. On placera entre le sac à glace et le scrotum une ou deux épaisseurs de flanelle suivant la tolérance du malade. Il sera bon de glisser sous ce dernier une toile cirée, car à bord on conserve difficilement étanches les sacs à glace. — Salicylate de soude, 3 à 6 grammes par jour.

(1) Nous insistons sur ce point que les collyres devront être soigneusement stérilisés, et les compte-gouttes en état d'asepsie parfaite. Il suffit d'avoir vu nombre de fois utiliser de vieilles solutions et des compte-gouttes ayant traîné un peu partout pour conclure que cette recommandation a sa raison d'être.

Oreille. — Il nous paraît que la sclérose du tympan est fréquente chez les individus possédant un conduit auditif externe à peu près rectiligne au point que, sans instrument, sans exercer de traction sur le pavillon on aperçoit les détails du tympan par une simple inspection du conduit. Dans ces conduits on ne constate presque jamais la présence de cérumen. L'irritation constante de la muqueuse observée dans l'ozène tient sans doute à la même cause, conformation anormale, d'où protection insuffisante contre l'accumulation exagérée des germes septiques, des poussières et corps étrangers irritants dans les fosses nasales.

Dans ces cas-là et comme la furonculose du conduit est fréquente sur les bateaux, conseiller l'usage habituel du coton, renouvelé souvent, lequel protégera la membrane contre les poussières de charbon, les embruns...

Paludisme. — Nous avons eu au cours de notre navigation à soigner de très nombreux paludéens, aussi avons-nous traité un peu longuement la question du paludisme, tout en nous attachant à ne pas sortir des limites de ce modeste ouvrage.

Voici l'ordre que nous avons suivi dans l'exposé des différentes manifestations du paludisme à bord des bateaux :

Fièvre intermittente ;

Fièvre rémittente continue ;

Fièvre pernicieuse ;

Cachexie palustre ;

Formes larvées.

Mais il est bien entendu que ces divisions sont essentiellement schématiques, car une des caractéristiques du paludisme est de se présenter sous les modalités cliniques les plus différentes.

FIÈVRE INTERMITTENTE. — La fièvre intermittente a évolué sous les formes les plus diverses, les types les plus variés, néanmoins la forme intermittente quotidienne et la forme tierce sont celles que nous avons rencontrées le plus souvent. Ces formes communes n'ayant pas encore abouti à la cachexie, ou non accompagnées d'autres affections pouvant évoluer simultanément, (dysenterie, diarrhées graves, accidents pulmonaires, bilieuse hémoglobinurique) n'ont donné lieu à aucun décès.

Un fait à signaler et qu'il nous a été donné d'observer fréquemment, c'est que dans bien des cas le paludisme a favorisé le retour d'affections anciennes, syphilis, rhumatisme, troubles pulmonaires, cutanés, etc., dont les malades ne souffraient plus depuis longtemps. Il semble que l'organisme est mis en état d'infériorité et ne peut plus lutter avec avantage contre l'élément pathogène, qui, lui, n'a pas désarmé et n'attend qu'une défaillance de cet organisme pour rentrer en scène. La relation de ce fait nous a paru d'autant plus intéressante que nous avons pu constater les heureux effets de l'association du traitement mercuriel et quinique chez plusieurs syphilitiques, paludéens avérés, ainsi que les mêmes effets excellents sur des paludéens dont l'affection dominante était à ce moment un vaste ulcère phagédénique. Dans ce dernier cas, les injections de salicylarsinate de mercure sont particulièrement efficaces (3 à 5 centigr., par jour).

Chez la plupart des malades, l'embarras gastrique avec anorexie complète, constipation tenace et soif intense a à peu près constamment précédé l'accès franc. Un fait important à noter est la prédominance fréquente des troubles cérébraux et cardiaques, à tel point qu'avec nos premiers malades nous nous laissions aller à porter un pronostic grave. Nous avons vu des hommes en proie à une vive anxiété, quitter leur couchette, errant sans but sur le pont où ils finissaient par se laisser choir, en état de dyspnée intense, le pouls incomptable, la face pâle et cyanosée. Ces symptômes durent peu heureusement et après la période de frissons, d'abondantes sueurs surviennent accompagnées de mictions fréquentes, marquant le retour à la production et à la déperdition normales de chaleur. A signaler aussi chez les jeunes enfants la fréquence de la forme convulsive, laquelle pourrait faire croire à une attaque d'épilepsie. Les commémoratifs, l'examen du malade empêcheront cette erreur de diagnostic.

Le frisson initial peut manquer, mais il est rare que le malade n'accuse de vives douleurs à la nuque, au foie, à la rate, ces deux organes pouvant être plus ou moins hypertrophiés.

Seul le traitement quinique, institué d'emblée par voie hypodermique (1), ne donne pas de déboires.

---

(1) Trois ou quatre heures avant le retour présumé de l'accès. Du reste, aussi bien pour la quinine administrée par la bouche que pour celle injectée sous la peau, il importe que le médecin prenne l'observation de tous les malades, car nous avons noté des différences considérables dans le mode d'action du médicament pour chaque cas clinique.

Prescription judicieuse de purgatifs salins, d'ipéca et de calomel, la congestion du foie, l'état saburral des voies digestives étant habituels dans ces cas-là.

En règle générale, la quinine ne devrait être administrée en cachets ou en solution qu'aux malades très faiblement impaludés, dont l'estomac fonctionne normalement et à ceux qui prennent le médicament à titre préventif; mais en présence d'accidents bien confirmés l'injection seule doit être utilisée. En effet, que devient cette quinine absorbée par la bouche? Dans un vomissement, le malade pourra en rejeter une partie ou la totalité. On va à l'aventure. Il nous est souvent arrivé d'administrer à certains malades des doses considérables de quinine par la bouche sans obtenir aucun résultat.

Au cas où les injections seraient impraticables, on administrera le médicament dans un peu d'eau chloroformée, cinq à six heures avant le retour probable de l'accès. Il sera bon d'avoir une petite provision d'euquinine qui, ayant l'avantage d'être insipide, sera réservée pour les enfants. (o,10 centigrammes par année d'âge.)

Fièvre rémittente continue. — Nous avons eu peu de cas de fièvre rémittente continue. Injections journalières de quinine. Calomel. — Ipéca.

Dans la plupart des cas, les symptômes bilieux ont prédominé, toujours accompagnés de vomissements incoercibles et quelquefois aussi d'hémorragies multiples. La quantité de bile éliminée est vraiment extraordinaire. Certains malades en rendent journellement plusieurs litres par la bouche sans compter les évacuations par le rectum sous forme de bile presque pure. A ce tableau clinique est venu s'ajouter un ictère intense mais de peu de durée traité par le calomel et les grands lavements froids (10°). Régime lacté. Benzoate de soude et potion chloroformée (1). Quand la fièvre très forte n'a pas de tendance à diminuer, l'enveloppement de tout le corps dans un drap mouillé et l'emploi d'une vessie à glace sur la région précordiale donneront de bons résultats. Prendre fréquemment la température, car ces moyens en provoquent quelquefois l'abaissement rapide. Encore ici, le traitement qui seul donne des résultats constants est l'administration de la quinine en injections hypodermiques. Pour ne pas l'avoir institué dès le début on a permis à des accès ordinaires de prendre la forme pernicieuse. Ne pas attendre l'apyrexie quelquefois lente à se produire. Il faut intervenir, et si le malade est agité, tenir en permanence de la glace sur la tête, la région précordiale (2); administrer 1 gramme d'antipyrine qui, si elle a pu être conservée, abrégera un peu la durée de l'accès en provoquant une abondante sudation. Boissons chaudes, thé punché. Injections de

(1) Le chloroforme sera donné avec réserve, car son action nocive sur le foie, le rein, est manifeste et il pourrait favoriser l'apparition d'accidents hématolytiques en imminence de réalisation.

(2) La vessie à glace garnie, en faire sortir tout l'air contenu à l'intérieur et la fermer hermétiquement sans permettre à cet air de rentrer. On lui donne ainsi une forme plate qui la fera se mouler exactement sur la tête. Ce détail qui paraîtra oiseux a son importance, car la vessie pleine d'air, sollicitée par les mouvements du bateau, roule sur les côtés de la tête, du thorax où on la retrouve quand on va revoir le malade.

quinine dosées suivant l'âge du malade. En cas de vives douleurs dans la région du foie ou de la rate, on se trouvera bien de l'emploi de la chaufferette japonaise, enveloppe métallique recouverte de drap et à l'intérieur de laquelle une douce chaleur continue est produite par la combustion d'un charbon spécial. Cette chaufferette, qui devrait être en usage dans tous les hôpitaux, est plus propre, plus pratique que le cataplasme ordinaire. Du reste on peut toujours interposer entre elle et la peau une compresse épaisse humide, laudanisée qui conservera ainsi sa chaleur pendant plusieurs heures. Les formes et dimensions variées de cet ustensile permettent de l'appliquer exactement sur les côtés de la poitrine, le bas-ventre. Au Japon où ces chaufferettes sont d'un usage courant, on les glisse dans les poches des vêtements où elles réchauffent les mains, communiquent au corps une agréable chaleur.

Fièvre bilieuse hémoglobinurique. — Ces accès bilieux simples, véritable forme du paludisme, nous amènent à parler d'une complication grave dont on a voulu faire une entité morbide, bien nette, distincte du paludisme, nous voulons parler de la fièvre bilieuse hémoglobinurique dont en dix-huit ans nous avons soigné quarante-trois cas. Tout d'abord, nous signalerons l'importance et la difficulté qu'il y a à établir le diagnostic d'hémoglobinurie. Bien souvent la réaction de Gmelin est très nette et pourrait faire penser à une rémittente bilieuse à forme grave. L'urine passe par différentes couleurs successives : rutilante, vin de Bordeaux, Malaga, bière brune, café, pour redevenir claire et normale sans qu'il y ait dans ce liquide la moindre trace d'hémoglobine (1). Aussi, pour un médecin averti, il sera aisé de savoir attribuer à l'accès simple, bénin en somme, ces cas fréquents de récidive que les habitués du Soudan rappellent en disant qu'ils ont eu deux ou trois bilieuses sans suites graves durant leur séjour. La bilieuse hémoglobinurique [B. H.] a au contraire des suites graves caractérisées par une anémie si profonde que la mort se produit bien souvent au moment où l'on voit s'éclaircir les urines, et alors que malade et médecin se reprennent à espérer, surtout si ce dernier a négligé d'ausculter le cœur. A l'auscultation en effet, on perçoit un premier bruit si faible qu'il paraît aboli et le malade meurt de myocardite quinze, vingt jours après l'invasion de la bilieuse. L'organisme n'a pu faire les frais de la réparation.

La B. H. se plaît en terrain palustre et presque tous nos malades réalisaient ces conditions par un séjour prolongé dans le Haut-Tonkin, au Soudan, sur la côte Orientale d'Afrique, aux Comores, aux Nouvelles-Hébrides. Enfin, cette complication du

---

(1) Un excellent moyen, simple et pratique, de différencier l'hémoglobine est de mettre l'urine suspecte dans un tube à expérience et de l'additionner de quelques gouttes d'eau oxygénée. S'il y a hémoglobinurie, il se produit un très abondant dégagement gazeux sous forme de mousse épaisse qui s'accumule au bout de quelques secondes au-dessus de l'urine comme la mousse au sommet d'un verre de bière.

Corre a décrit, dans son *Traité des maladies des pays chauds*, un procédé dit « du papier buvard » et qui sera utile à bord où l'on n'a pas toujours à sa disposition de l'eau oxygénée et encore moins la ressource des examens microscopique et spectroscopique.

paludisme est plus rare et plus fréquemment mortelle qu'on ne le croit. Plus rare, parce que souvent confondue avec l'accès bilieux simple, bénin ; plus mortelle, parce qu'elle sévit d'une façon insidieuse, difficile à diagnostiquer dans les deux premiers jours chez des sujets profondément anémiés par le séjour tropical, le paludisme, l'alcoolisme, la syphilis, de graves traumatismes. L'ictère qui apparaît non d'emblée comme dans l'accès bilieux mais graduellement, la présence de l'hémoglobine dans l'urine, les vomissements incoercibles, l'anurie et l'affaiblissement du premier bruit du cœur font les symptômes et partant la gravité de ces cas de B. H. vraie.

Des choses analogues se passent dans l'hémoglobinurie paroxystique essentielle ou « a frigore » à laquelle on reconnaît pour cause habituelle la syphilis. Ces deux maladies du sang arrivent à des résultats communs en présence d'un même facteur, le froid. Au Soudan, on a constaté bien souvent que la B. H. s'attaque en général vers la fin de l'hivernage, [novembre, décembre] et presque toujours à partir de la deuxième année de séjour, à des gens visiblement anémiés et comptant de nombreuses atteintes antérieures de paludisme à l'époque de l'invasion de la B. H. (Tedeschi). A Madagascar, les gens profondément impaludés sur les côtes et habitués à un milieu très chaud, sont fréquemment atteints de B. H. peu de temps après leur arrivée. Ils trouvent en effet sur les hauts plateaux un milieu relativement froid et dont les alternatives de chaud et de froid sont particulièrement brusques. A ce moment deux facteurs existent, à savoir : une profonde déglobulinisation accompagnée d'un état particulier du sérum sanguin et un refroidissement brusque. Dans les pays à malaria, la B. H. est plus rarement constatée chez les individus ayant séjourné longtemps sur les hauteurs, alors qu'au contraire c'est un accident fréquent chez ceux qui arrivent profondément impaludés des côtes. (Inde anglaise.)

Pour ce qui a trait plus particulièrement à nos observations personnelles, nous dirons que c'est en Méditerranée, presque toujours à la fin de l'automne, au cœur de l'hiver, qu'il nous a été donné d'observer à bord de fréquentes rechutes de B. H. chez des paludéens saisis sans transition par le froid dont ils s'étaient déshabitués par un long séjour sous le climat tropical. Cette complication est peut-être favorisée aussi par la brusque diminution de la fonction cutanée réduite au minimum, ce qui occasionne au rein et au foie un surcroît de travail, au moment où ces organes par le fait des lésions antérieures sont sujets à toutes les défaillances et auraient le plus besoin de repos. Ces variations de température ont également sur la rate le plus fâcheux retentissement. Elles influent du reste sur l'état général du paludéen au moment où il arrive dans les régions tempérées après un long séjour dans la colonie où acclimaté, il n'avait plus de fièvre depuis longtemps. C'est généralement après le passage de la mer Rouge, au milieu de la traversée de retour en Europe, que nous avons le plus de fiévreux à bord des bateaux. De même après un certain temps de réacclimatement en Europe, dès que le paludéen arrive sous l'équateur, on voit reparaître chez lui ces mêmes accès de fièvre.

Aussi quelques jours avant ces diverses périodes, au cours d'un déplacement, l'impaludé devra prendre de la quinine à la dose de o gr. 40 à 5 gr. 50 dans les vingt-quatre heures, 1 gramme même s'il prévoit une journée de fatigue. Il se protègera soigneusement contre le soleil, consommera le moins possible d'alcool, évitera les gros repas, car le barrage veineux s'est accentué par le fait de la congestion du foie, congestion souvent à peine diminuée, au retour dans la colonie, étant donné que les malades consentent difficilement à suivre le régime sévère qu'on leur a prescrit pendant leur séjour en France. Bien heureux sommes-nous, quand nous parvenons à bord à les empêcher d'aggraver leur état par des excès de nourriture, d'alcool, et aussi l'usage de l'opium que beaucoup d'entre eux fument dans la cabine et dont l'odeur infecte se répand dans les batteries, incommode les autres passagers, ce dont ils n'ont cure, du reste.

Suivant Chauffard, le refroidissement du corps, aurait aussi sur le système nerveux une action particulièrement nocive, ce qui expliquerait quelques faits de B. H. auxquels nous n'avons pu trouver comme cause vraisemblable qu'une violente émotion, fait connu et dont des exemples sont cités par Laveran dans son « Traité du paludisme ». Enfin, il est des cas où un surmenage intense a pu provoquer l'apparition d'un ictère suivi d'accidents hémoglobinuriques. Dans la plupart des cas, on constate une altération morphologique des globules, une diminution de leur résistance.

Chez les animaux, évolue une affection analogue à

la B. H. et dont les causes ne sont pas complètement connues. En 1888, Babès décrit l'hématurie du bœuf et en 1892 il observe des cas analogues chez le mouton. Smith et Kilborne, en 1889, signalent la maladie du Texas; en 1894, de pareils accidents sont signalés en Finlande sur le gros bétail. San Felice décrit en 1895 l'hématurie de Sardaigne, qu'on signale la même année en Australie sous le nom de « tick-fever » ou « red-water » et en 1897, en Italie sur les bovidés (Celli et Santori). En 1900, Lignières, dans un mémoire intitulé « Tristezza », décrit la maladie bovine dans la République Argentine. Toutes ces maladies sont dues à une même sorte de parasites (piroplasmoses) découverts en 1888 par Babès, mis en valeur au point de vue pathogénique par Smith et Kilborne en 1889 et par le regretté professeur Nocard qui, en 1892, a décrit la « piroplasmose canine ». L'accident constant est l'Hémoglobinurie. Dès lors il semble que la B. H. chez l'homme n'est point à considérer comme une entité morbide particulière, mais comme un symptôme commun à toute une série de maladies sanguines, que les globules aient été lésés par un parasite (paludisme, syphilis, piroplasmose) ou par la quinine, à la condition que le plus souvent des causes adjuvantes se produisent qui favorisent l'hémoglobinhémie et ensuite l'hémoglobinurie; causes multiples mais dont la plus fréquente est le refroidissement brusque du corps ou même d'une partie du corps. De même, une forte dose de quinine chez un individu en puissance d'hémoglobinurie pourra aussi faire apparaître cet accident. En effet, il se peut qu'avant d'avoir sur le parasite son action spécifique si heureuse, la quinine contribue à provoquer la mise en liberté dans le plasma sanguin d'une certaine quantité d'hémoglobine. (Expérience du mélange de sang frais avec du sulfate de quinine dans une éprouvette mise au bain-marie à 38° ou également dans de l'eau à la température de 5° à 8°.) De plus, à la suite de l'hyperleucocytose intense provoquée par la quinine, il se produirait momentanément une disparition rapide des grains mélanifères, des débris de globules rouges nécrosés et encombrant les capillaires, disparition qui, avec l'action première de la quinine sur le parasite, stimulerait tout d'abord son action destructive avant de l'annihiler. Peut-être n'y a-t-il là qu'une action mécanique, la contraction des vaisseaux capillaires sous l'influence de la quinine, contraction qui, augmentant la congestion passive dans le foie et les autres organes, faciliterait la diffusion de l'hémoglobine insuffisamment retenue par la trame du globule sanguin altéré dans sa constitution intime et devenu d'une extrême fragilité. Car, et c'est là un point de la plus haute importance, cette hémoglobinhémie, suivie d'hémoglobinurie, s'opère dans la totalité de l'organisme, principalement dans le foie, la rate, et les résultats n'en sont constatés qu'au moment de la miction, l'hémoglobine ayant passé dans la sécrétion rénale. Toutefois, quand on a l'occasion d'observer fréquemment cette affection, on arrive avec un peu d'attention à acquérir assez d'expérience pour pronostiquer l'apparition d'accidents hémoglobinuriques chez un malade suivi avec soin et tombant brusquement dans un état de faiblesse générale. Il sera indispensable dès que l'on soupçonne cette grave complication de faire de fréquentes analyses d'urine qualitatives et quantitatives, surtout si l'on a affaire à un rhumatisant, un syphilitique (1) ou un alcoolique avérés. Il va sans dire que toute révulsion au moyen d'emplâtre vésicant sera strictement évitée chez ces malades.

En résumé, nous ne pensons pas qu'il soit nécessaire que les malades prennent de la quinine pour qu'apparaissent les accidents hémoglobinuriques. Ce médicament sera seulement révélateur de ces accidents en imminence de réalisation. La B. H. n'évolue, règle générale, que chez les individus ayant insuffisamment traité par la quinine leur paludisme aigu ou larvé, ce qui amène à dire que la B. H. peut être d'origine essentiellement palustre (2), que la quinine souvent la provoque, ce qui n'empêche pas que ce médicament reste le meilleur préventif en empêchant une impaludation trop profonde.

Il est enfin une dernière cause des accidents hémoglobinuriques, la cirrhose hypertrophique veineuse que nous voulons mentionner pour le rôle important qu'elle joue dans la genèse de cette affection. Ici l'alcoolisme, la syphilis sont nettement en cause et les affirmations, les demi-aveux des malades ne doivent pas influencer le médecin. — Beaucoup d'Euro-

(1) La syphilis rend le rein particulièrement fragile.

(2) M. le Dr Fontoynont nous apprend que depuis les dernières épidémies de paludisme à Tananarive, les indigènes et principalement ceux qui sont fortement impaludés présentent des accidents hémoglobinuriques, ce qui serait une preuve manifeste de l'origine palustre de cette affection.

péens résidant aux colonies, et nous n'avons pas seulement en vue les colonies françaises, sont entachés plus ou moins d'alcoolisme auquel vient s'ajouter pour beaucoup d'entre eux le manque d'exercices physiques rationnels, susceptibles de contrebalancer dans une certaine mesure les mauvais effets de cette intoxication qui pour s'être développée lentement n'en est pas moins réelle. Il y a là un facteur que l'on ne saurait trop mettre en évidence. Les accidents hémoglobinuriques sont préparés par une dépuration urinaire insuffisante, d'où résorption des toxines vasomotrices, formation autour des veines porte et sus-hépatiques d'un tissu scléreux qui gêne la fonction du foie et comme conséquence : altération sanguine caractérisée par la déformation des globules rouges, déminéralisation du plasma sanguin. De plus la présence des cellules mélanifères retenues en nombre considérable par le filtre hépatique apportera une nouvelle entrave à la circulation, d'où brusque augmentation de la pression veineuse abdominale. Toutes ces causes concourent à favoriser l'apparition des accidents révélateurs du processus hémoglobinurique évoluant dans la totalité de l'organisme.

L'anurie qu'on observe fréquemment au cours de la B. H. est due en partie à l'obstruction de la lumière des capillaires du rein par les déchets globulaires, le pigment mélanique qui s'y distribuent d'une façon uniforme, car la cellule hépatique est en pleine déchéance et ne suffit plus à leur destruction. Dans les formes de B. H. particulièrement graves on retrouve ce pigment en petits blocs irréguliers, agglomérés dans les tubes sécréteurs, les capillaires.

Chaque accès de fièvre augmente le nombre de ces pigments qui par irritation pourront donner naissance à des trabécules de tissu conjonctif, occasionner l'hypertrophie de la rate, la sclérose du muscle cardiaque alors insuffisant, une cirrhose hypertrophique, une néphrite qui subsistera longtemps encore après que les accidents immédiats de la B. H. auront disparu.

En terminant ces considérations sur l'étiologie de la B. H. nous ne saurions omettre de signaler la théorie nouvelle proposée par Fontoynont. Pour le savant médecin, l'hémoglobinurie ne serait qu'un mode de défense de l'organisme, une manière de se débarrasser un peu brutalement à la vérité des globules infectés et partant des parasites. Mais pour que ce mode de défense, de guérison naturelle ait un résultat heureux, il est indispensable que les reins, le foie fonctionnent bien. Si les reins, le foie ou les deux à la fois ne peuvent remplir leur rôle d'émonctoire et d'antitoxique, la mort peut survenir. Aussi tout ce qui aidera le foie et le rein à mieux fonctionner sera utile comme médication, au contraire tout ce qui apportera une gêne quelconque à ce fonctionnement risquera d'être nuisible. Fontoynont conseille l'infusion d'une plante malgache très diurétique, agréable à prendre, que l'on appelle dans le pays « vao-fotsy » et dont le nom scientifique est « Aphloïa theaformis ».

Cette nouvelle théorie pathogénique trouverait confirmation dans ce fait que, sans causes apparentes, des hémorragies diverses se produisent dans d'autres affections, chez des malades entrant en période de convalescence et allant sans autre incident vers la guérison définitive. Ces hémorragies, sorte d'exutoire nécessaire sont généralement précédées par un trouble passager de l'urine, trouble qui disparaît au bout de quelques jours. C'est alors que toute médication susceptible d'aider l'organisme à se débarrasser des produits toxiques ou des déchets inutiles sera particulièrement indiquée.

De ces considérations sur les accidents caractéristiques de la B. H. nous essayerons de tirer quelques enseignements utiles au point de vue traitement.

Traitement préventif. — Avec un malade chez lequel on craindra l'apparition d'accidents hémoglobinuriques, on devra réduire au minimum toute alimentation susceptible d'accumuler les toxines dans l'organisme. Le traitement par le régime lacté, les diurétiques (théobromine) sera alors particulièrement indiqué pour venir en aide au cœur qui lutte contre les obstacles de la circulation périphérique, surtout chez les malades entachés de syphilis et d'alcoolisme. Le chlorure de calcium pourra être administré à la dose de o gr. 2o pendant quelques jours. Si l'hémoglobinurie apparaissait, on élèvera seulement un peu la dose, o gr. 3o. Ventouses sèches. Inhalations d'oxygène.

Traitement curatif. — Si l'hémoglobinurie est attribuée à l'hypotonie du sérum sanguin, il faudra pratiquer l'injection d'un soluté salin dès que le diagnostic sera établi et cela dans tous les cas, étant donné qu'il est impossible de prévoir l'issue d'un cas qui s'est annoncé bénin.

Chlorure de sodium . . . . 2 gr.
Sulfate de soude. . . . . 4 —
Eau distillée, bouillie, filtrée. . . . . 1000 —

Les solutions hypertoniques nous paraissent avoir une action absolument défavorable. Stérilisez. Injection intraveineuse à 38°, en deux fois avec un intervalle de trente minutes entre les deux injections et cela chaque jour jusqu'à cessation des accidents immédiats. En avoir toujours une certaine qùantité préparée à l'avance en cas d'alerte. Purgatif salin ou mieux lavement (séné 25 grammes, sulfate de soude 3o grammes, glycérine 6o grammes, eau de mer filtrée 5oo grammes). Faire infuser le séné dans l'eau bouillante pendant un quart d'heure, puis ajoutez : glycérine, sulfate de soude. Remuez, passez. Le lavement sera administré très chaud et gardé le plus possible. Le bock à injection sera utilisé pour l'administration de ce lavement. Se servir d'une sonde rectale de 18 à 20 centimètres de longueur, demi-molle. Bock élevé à un mètre au-dessus de la couchette. Le malade reposera sur une toile caoutchoutée. Ventouses sèches. Dans la journée, frictions au moyen d'une serviette trempée dans de l'eau alcoolisée (20 p. 100). On les fera suivre d'un enveloppement dans un drap mouillé bien en contact avec toutes les parties du corps. On entretiendra ce drap toujours humide en l'aspergeant d'eau à 28°-3o°. Sur la tête, une vessie à glace à demeure. Prendre souvent la température. Examen attentif du pouls, du cœur. En cas de défaillance de ce dernier, injection d'éther, de caféine, d'huile camphrée à 10 p. 100.

Caféine.	2 gr.	
Benzoate de soude	2 —	5o
Eau distillée.	10 —	

Champagne frappé dans lequel on ajoutera pour la quantité absorbée dans les vingt-quatre heures :

Théobromine . . . .   1 gr. 50
Salicylate de soude . . . .   2 — 50
Benzoate de soude . . . .   1 —

Une bonne potion, car elle paraît agir sur le pigment mélanique et aider au rétablissement de la perméabilité rénale :

Acétate d'ammoniaque . . . .   20 gr.
Sirop d'éther. . . . .   30 —
Sirop de punch. . . . .   60 —
Infusion de stigmates de maïs . . . . .   150 —

Dans les vingt-quatre heures :
Trinitrine (solution alcoolique à 1 p. 100 Huchard) 3 à 4 gouttes dans les 24 heures.

Les inhalations d'oxygène donnent des résultats admirables. Ne pas hésiter à les pratiquer, si la chose est possible, car elles permettent à l'organisme de lutter contre l'asphyxie profonde, principale cause de sa mort, de plus elles aideront à la régénération du globule sanguin altéré. Dans trois cas de B. H où nous croyons avoir essayé toutes les ressources thérapeutiques habituelles, nous avons littéralement ramené à la vie nos malades (deux sous-officiers d'infanterie de marine, et un passager civil de deuxième classe) grâce aux inhalations d'oxygène pur (25 à 30 litres par 24 heures). Nous ne pensons pas qu'il y ait eu simplement là un heureux concours de circonstances.

M. le docteur Renault, médecin-major des troupes coloniales, nous dit avoir obtenu de bons résultats de l'administration de lavements à l'ergotine.

Ergotine o gr. 25 pour 5oo grammes d'eau à 38°, quatre lavements dans les vingt-quatre heures. Les suspendre dès que les urines s'éclaircissent.

Le Pambotano (calliandra) et le quinquelibah (Combretum Raimbaultii-Légumineuse) que grâce à l'obligeance de M. Neveu, directeur du jardin botanique de Saint-Denis (Réunion) nous avons pu essayer et dont on fait grand usage au Sénégal et au Gabon ne nous ont donné aucun résultat digne d'être signalé. Il en est de même de la rose amère (malvacée) petite fleur sauvage dont on dit merveille à la Réunion, et du kœmi-skoutchi très employé à Java.

La queue de cerise, les stigmates de maïs qu'on se procure facilement sont d'excellents diurétiques.

FORME PERNICIEUSE. — La forme pernicieuse a évolué chez quelques-uns de nos malades profondément impaludés à la vérité, mais dont la convalescence régulière éloignait toute crainte d'une si grave complication. A l'époque des grands rapatriements de 1895, sur la ligne de Madagascar, il nous est arrivé de retrouver dans le coma des hommes venus quelques heures avant prendre leur dose habituelle de quinine ou recevoir une injection. La chaleur intense, qui régnait souvent dans les faux ponts où deux ou trois cents hommes étaient entassés, a pu peut-être aussi contribuer à provoquer l'accident constaté. Le diagnostic exact était difficile assurément. Ces accès pernicieux ont presque tous été suivis de mort. C'est à peine si malgré une intervention énergique, nous avons pu, durant quelques heures tirer les malades de leur état comateux.

Nous possédons entre autres observations celle d'un malade, sous-officier d'artillerie, vu avec le docteur Hebrard médecin-major des troupes coloniales, et qui a succombé sans avoir repris connaissance trois heures après le début de l'accès. Ces malades sont si profondément impaludés qu'il leur est impossible de résister à un assaut aussi formidable. La déchéance de l'organisme est telle que la mort est à peu près fatale.

Traitement. — Quinine (chlorhydrate) en injections. 1 gr., 1 gr. 5o. Faire de préférence l'injection intraveineuse suivant la méthode de Baccelli :

Chlorhydrate de quinine . . . . . .   1 gr.
Chlorure de sodium pur . . . . .   0 — 75
Eau distillée. . . . .   10 —

En deux fois à une heure d'intervalle. Poussez lentement l'injection.

Dans les formes algides : injections d'éther, lavements d'eau de mer très chauds, huile camphrée, sérum artificiel, inhalations d'oxygène.

En cas de délire, hydrate de chloral 2 grammes en potion.

Cachexie palustre. — Mortalité élevée parmi les cachectiques paludéens rapatriés de diverses colonies et principalement de Madagascar en 1895-96. Ces malades, qui présentent quelquefois de l'œdème des jambes, de l'ascite, très souvent de la diarrhée rebelle à toute médication, meurent n'ayant jamais eu de fièvre, ni accusé aucune souffrance. Bien souvent dans ces cas la syphilis, l'alcoolisme s'associent au paludisme chronique, et il ne faut pas compter chez ces malades sur l'activité de la moelle osseuse pour la réparation de l'anémie sanguine. L'arsenic, le cacodylate de soude, l'arrhénal, qui dans les formes fébriles n'ont aucune action sur l'hématozoaire et dont l'administration longtemps continuée peut dans ces cas-là entraîner des désastres, trouveront ici leur emploi justifié. Dans les formes de cachexie moins avancée, chez les malades possédant un bon moral et bien décidés à se raccrocher à l'existence par tous les moyens, nous avons retiré de bons résultats de ces préparations arsenicales et d'un nouveau médicament, la phytine. Pour rétablir la fonction rénale, la théobromine est d'un précieux secours, car elle a une action lente mais sûre. Les préparations ferrugineuses ont eu pour résultat immédiat de constiper ies malades sans que nous soyons assuré de leur réelle efficacité sur l'organisme. Nous les avons abandonnées. Toutefois le protoxalate de fer en pilules ou le citrate de fer ammoniacal administré dans un vin tonique quelconque nous paraissent être les plus recommandables de ces préparations. Si on a pu se procurer du kéfir, ne pas manquer d'en donner aux malades. Faire fréquemment l'analyse des urines. Nous insistons particulièrement sur la nécessité de ces analyses. Dans le but de soutenir le cachectique, de le tonifier, on lui accorde libéralement un régime très azoté, alors qu'un régime lacto-végétarien aurait dû être prescrit et longtemps continué. Pour avoir négligé de suivre cette conduite prudente, nous avons eu quelquefois à lutter contre des complications urémiques survenant brusquement chez des malades insuffisamment observés et que nous considérions comme en bonne voie de guérison. Plus tard ce sera au médecin traitant le malade à terre de savoir instituer à propos, les préparations arsenicales et phosphorées et les médications opothérapiques judicieusement associées. (Renon.)

Le cachectique rentrant en Europe devra être de la part du médecin l'objet de soins attentifs. Quelquefois ces malades présentent du délire toxique, qui est le résultat d'une véritable infection et peut les conduire au suicide. En 1895 nous en avons observé plusieurs cas. C'était la plupart du temps un délire tranquille, peu accentué, n'éveillant guère l'attention du médecin (1).

Dans de nombreux cas de cachexie palustre observés sous les tropiques nous avons constaté une énorme hypertrophie de la rate, et, à l'examen du malade, notre attention a été attirée sur une particularité intéressante. Nous avons en vue ces rates énormes, pesant 3 ou 4 kilogrammes, dépassant l'ombilic, et occupant quelquefois la presque totalité de la cavité abdominale. Ces rates dont la capsule est altérée, le parenchyme friable peuvent se rompre sans traumatisme direct, par simple contre-coup.

En un point siégeant le plus souvent à deux travers de doigt au-dessous et à droite de l'ombilic, point correspondant au hile splénique, on perçoit à l'auscultation attentive de la paroi abdominale un gros bruit de souffle doux, musical, systolique.

(1) Nous citerons entre autres cas celui d'un malade, jeune soldat du génie, qui fut trouvé mort dans les lieux d'aisance. Avec une rare énergie, il s'était fait au ventre plusieurs blessures profondes au moyen d'un mauvais couteau. Les plaies avaient à peine saigné.

Toutefois il se peut que le point où l'on entende ce souffle ne siège pas à l'endroit précis indiqué, la rate étant plus ou moins volumineuse étirant les ligaments qui cèdent quelquefois complètement et effectuant même un certain mouvement de torsion sur son axe au niveau du pédicule, torsion qu'on peut constater à l'autopsie. Sur ces rates hypertrophiées le point correspondant au hile est assez facilement trouvé à la palpation, car on sent en suivant le bord antérieur de la rate une véritable encoche. Dans les quelques autopsies que nous avons pu faire, nous avons toujours trouvé une artère splénique à parois épaissies, extrêmement augmentée de calibre, présentant quelquefois une sorte de dilatation ampullaire dans laquelle, croyons-nous, se produirait ce souffle qui est constant et se propage assez loin dans la masse de l'organe.

L'hypertrophie succède à des accès de fièvre francs répétés ou à une impaludation chronique sans fièvre appréciable ; dans ce dernier cas la rate fait tous les frais de l'apyrexie. L'augmentation de volume de l'organe n'augmente pas sa fonction hémopoiétique ; jamais on ne constate de polyglobulie, la quantité totale du sang est loin d'être augmentée, il y a au contraire anémie profonde. Les globules rouges ont une particulière fragilité, on constate la présence de quelques rares hématies granuleuses, forme d'involution du globule rouge. En outre, diverses causes, alcoolisme, syphilis, paludisme, alimentation insuffisante, en portant atteinte à la fonction de la moelle osseuse, de la rate et du foie, favorisent la formation d'un globule rouge altéré dans sa constitution (hématies diminuées de volume et déformées) et ayant une particulière prédisposition à la destruction, ce dernier accident révélé par la fréquence des accidents hémoglobinuriques chez ces malades porteurs de très grosses rates. Les globules blancs sont augmentés de nombre, leur activité est moindre. Il ne semble pas que chez ces malades l'intervention chirurgicale soit à conseiller; la cure d'altitude par contre donne de bons résultats. Beaucoup de ces malades ont eu leur état amélioré par des injections d'ergotinine (1 milligr.) faites tous les deux jours avec la plus grande prudence au moyen d'une longue et fine aiguille en platine iridié, dans l'épaisseur de l'organe hypertrophié. — Médication arsenicale, iodurée; bleu de méthylène (1 gr., 1 gr. 50 dans les 24 h.) hygiène sévère. On se trouvera bien de l'emploi de la phytine. Traitement spécifique s'il y a lieu. Régime surtout lacto-végétarien au début.

FORMES LARVÉES. — Les formes larvées du paludisme nous ont fourni un grand nombre d'observations parmi lesquelles nous tenons tout particulièrement à relater celles que nous devons à l'obligeance de M. le Dr Fontoynont. Elles sont une remarquable contribution à l'étude du paludisme à Madagascar (1). Nous nous appuyons sur son expérience et sa haute compétence en matière de pathologie exotique pour tirer quelques conclusions des faits cliniques observés par nous à bord et que lui-même

____

(1) Plusieurs des observations ont été publiées également dans le *Bulletin de la Société de médecine et d'hygiène tropicales.*

a eu l'occasion d'étudier pendant son long séjour dans la colonie. Parmi les complications sur lesquelles nous voulons insister, beaucoup semblent particulièrement fréquentes chez les sujets qui ont habité les hauts plateaux de Madagascar. Souvent chez eux la seule forme paludéenne observée a été une des nombreuses formes larvées. Car il faut le dire, le paludisme est un véritable protée. qui, suivant le terrain, suivant les conditions de virulence des toxines. se manifeste sous les aspects les plus divers. C'est ainsi qu'on a pu observer des névralgies siégeant principalement à la tête, au tronc, l'apparition d'un zona, une poussée d'urticaire, quelques rares adénites inguinales, accidents toujours justiciables de la quinine dont l'administration a presque toujours été suivie d'une prompte amélioration. A vrai dire il ne s'agit pas toujours là de manifestations d'origine franchement paludéenne, mais survenues à titre d'épiphénomène avec la collaboration du paludisme grâce à laquelle des bacilles saprophytes ont pu devenir pathogènes. Ces bacilles, dont les nombreuses variétés se localisent plus particulièrement dans certains tissus et auxquels aucune circonstance favorable à leur évolution n'a permis de se révéler par quelque phénomène morbide, vont trouver dans l'organisme impaludé le terrain le mieux préparé pour l'exaltation de la virulence de leurs toxines et leur activité s'exercera d'autant plus énergiquement qu'une lésion antérieure aura profondément modifié la circulation dans la région intéressée.

Tous les cas pour lesquels on aurait pu invoquer

une étiologie autre que le paludisme ont été soigneusement écartés.

OBSERVATION I. — (Recueillie par le Dr Fontoynont). *Fausse angine de poitrine et névralgie phrénique d'origine paludéenne.*

B. 23 ans, Français, accidents héréditaires personnels nuls. Le malade n'est pas buveur, ne fume pas. Premier séjour aux colonies. Arrivé à Madagascar en mai 1897. Monté de suite à Tananarive. Un an se passe, lorsqu'à la suite de quelques imprudences, chasse au marais, exposition prolongée au soleil, des accès de fièvre à forme nerveuse apparaissent chez M. B. Ces accès se présentent à date fixe ; l'un d'eux a été accompagné de cardialgie paroxystique, forme assez fréquente à Tananarive. Soit de nuit, soit de jour, avant ou après le repas, le malade accuse tout à coup une angoisse extrêmement pénible rappelant l'angine de poitrine. Une douleur violente occupe toute la région précordiale et par moments devient intolérable. Puis l'accès paludéen type évolue avec céphalalgie, agitation. Le traitement quinique empêche une nouvelle attaque, l'eau chloroformée, l'éther atténuent la douleur. Un autre accès a été précédé, vingt-quatre heures avant, d'une névralgie phrénique qui aurait pu faire penser à une pleurésie diaphragmatique droite. Douleur brusque, violente au niveau du diaphragme, dans la région hépatique, hoquets, dyspnée. La compression du phrénique au dessus de la clavicule entre les deux chefs du sterno-mastoïdien provoque une vive douleur. Foie normal. Rate douloureuse non augmentée de volume. Point douloureux au niveau des dernières côtes aux attaches du diaphragme. Rien au cœur, rien aux poumons. Urines normales, tube digestif en bon état. La névralgie dure vingt-quatre heures et ne peut être calmée par l'antipyrine. Un accès de fièvre franc apparaît alors avec ses trois stades, mais accompagné d'une légère angoisse cardiaque. La médication quinique (2 grammes en 24 heures) donne d'excellents résultats, fait disparaître à jamais la névralgie phrénique.

OBSERVATION II. — (Recueillie par M. le Dʳ Fontoy-nont.) *Névralgie d'origine paludéenne.*

Rasafy, femme betsimisaraka (population de la Côte Est, aux environs de Tamatave) 21 ans, aucuns antécédents héréditaires, aucun stigmate d'hystérie. Réglée à 14 ans sans accidents. Règles normales en tous points. Ni couches, ni fausses couches antérieures. Impaludée il y a deux ans pendant un séjour dans le Boueni (Côte Ouest) où elle a été prise de fièvre dès son arrivée. Revenue à Tananarive, les accès sont devenus plus fréquents, mais moins violents. A type franc sur la côte chaude et malsaine, ils ont sur les hauts plateaux froids une tendance à prendre un caractère névralgique. Névralgies dentaires, intercostales, myalgies cédant à la quinine. En janvier 1899, R. se plaint tout à coup de douleurs violentes dans la région abdominale avec irradiation dans les lombes et la cuisse. Règles normales, pas de blenhorragie, pas de leucorrhée. Douleurs constantes avec exacerbations toutes les six heures environ. Température, 88°,6. Au début de l'accès, état nauséeux. Vomissements bilieux. Céphalalgie légère. Pas de constipation. Langue normale. Foie non douloureux. Rate normale. Rien au cœur. Urines normales. Le système nerveux périphérique et central, les organes des sens ne présentent rien de particulier. Ventre non ballonné mais légèrement contracté au niveau de la région hypogastrique droite. Aucune douleur à la palpation sauf en un point correspondant aux annexes droits. Pas d'empâtement. Utérus petit de nullipare, culs-de-

sac intacts ; celui de droite est légèrement douloureux et cette douleur s'accentue par la palpation bima-
nuelle au point précis correspondant aux annexes qui
ne sont pas augmentés de volume et à peine percep-
tibles. L'absence de constipation, de douleur au point
de Mac Burnay, d'empâtement permettent d'éloigner
toute idée d'appendicite. L'antipyrine est sans effets
ainsi que les injections très chaudes et un lavement
évacuant suivi d'un lavement laudanisé. Le ventre est
couvert de cataplasmes très chauds. Au contraire, la
quinine (2 grammes en 24 heures) amène la cessation
des douleurs dès le premier jour. Encore un peu de
douleur au toucher le deuxième jour. Le troisième
jour tout a disparu, fièvre et douleur. En février, les
mêmes douleurs ayant reparu, la malade prend de la
quinine, les douleurs sont calmées. Elle continue le
traitement préventif (0 gr. 20 de quinine en 24 heures)
les douleurs n'ont plus reparu.

OBSERVATION III. — (Recueillie par le Dr Fontoynont.)
Névralgie spermatique d'origine paludéenne.

S. 30 ans, Français, bien portant jusqu'à l'âge de 25 ans
époque à laquelle il présenta des signes de tuberculose
pulmonaire. Ni syphilis, ni blennorragie. Le malade est
envoyé en Suisse où il se rétablit si bien que trois ans
après il part pour Madagascar dont, malgré de nombreux excès, il a bien supporté le climat. A Tananarive
les premiers accès paludéens se manifestent par de vives
douleurs lombaires analogues à celles de la période de
l'invasion de la variole. Puis vers le quatrième accès
apparaît un symptôme qui depuis n'a jamais manqué
de précéder de douze heures l'accès franc. C'est une
violente névralgie du cordon spermatique droit au-
dessus de l'épididyme avec irradiations aux bourses, à
la région abdominale et lombaire ; névralgie suivant

très nettement le trajet du canal inguinal et des branches abdomino-génitales qui y passent. Quelquefois la douleur s'étend à la cuisse suivant le trajet du nerf génito-crural. Le cordon spermatique droit est douloureux à la pression, mais non augmenté de volume, à gauche il est absolument indolore. Cette douleur est prémonitoire, ce qui permet au malade d'éviter l'accès paludéen franc en prenant 75 centigrammes de quinine. L'accès évolue si le malade a négligé de prendre sa dose de quinine, et la névralgie est très violente. Une fois même, à la suite d'une névralgie particulièrement intense, le malade se trouvant sur la côte a présenté de l'hémoglobinurie. Le testicule et l'épididyme ne présentent rien de particulier, avant, pendant et après l'accès. Urines normales. Le toucher rectal n'a pas été pratiqué.

OSERVATION IV (personnelle). — *Épilepsie d'origine paludéenne.*

D., 31 ans, Allemand, soldat de la légion étrangère. Rien à signaler comme antécédents héréditaires. Fortement impaludé une première fois au Tonkin, il est rapatrié pour blessure de guerre. Il reste en Algérie deux années, au cours desquelles il n'a eu que de rares accès de fièvre. Envoyé à Madagascar au milieu de l'année 1896, il est pris de violents accès de fièvre paludéenne qui nécessitent son admission à l'hôpital de Tananarive. A ce moment, le malade ressentit au niveau de la blessure reçue au Tonkin (fracture des deux os de la jambe) une douleur extrêmement violente. L'état de santé de cet homme ne s'améliorant pas, son rapatriement est décidé.

A son arrivée à bord, il est installé à l'infirmerie. La nuit se passe assez bien, mais le lendemain matin il est pris d'un fort accès de fièvre sans frissons au début. Température, 40°,2. Cette température ne paraît pas devoir tomber, car cinq heures après le thermomètre marque encore 40°, lorsque brusquement nous assistons à une véritable crise d'épilepsie à manifestations un peu particulières. Pas de cri initial, convulsions limitées à la face, au cou, et s'accompagnant de légères secousses dans les bras. La crise dure peu ainsi que l'état comateux lui succédant, mais il subsiste une abolition momentanée des facultés intellectuelles. Le malade accuse un violent mal de tête ; pouls, 120. Peu à peu la fièvre diminue. Depuis cette époque, les crises reparaissent tous les deux jours, prenant ainsi un caractère manifeste d'intermittence. Elles semblent marquer la fin de l'accès. Aucun stigmate d'hystérie. Pas de syphilis. État gastrique mauvais, langue saburrale, haleine fétide. Constipation habituelle. Rien au cœur, rien aux poumons, les organes des sens ne présentent aucun trouble, la sensibilité cutanée est normale. Réflexes rotuliens paresseux. Urines légèrement albumineuses et très colorées. Le malade affirme qu'aucun membre de sa famille n'a présenté de pareils accidents nerveux. Peu à peu il devient sombre, et paraît même atteint d'un léger délire de persécution précédant la crise et s'accentuant quand celle-ci a été plus forte. La nuit, il quitte sa couchette, marche au hasard sur le pont, aussi devient-il l'objet d'une surveillance constante. Le bromure de potassium (4-6 gr. par jour) ne donna aucun résultat. La quinine 1 gr. 50 par jour en cachets dans les vingt-quatre heures ne modifia guère la situation. Seules, les injections de quinine pratiquées tous les jours amenèrent une amélioration rapide dans l'état du malade. Jamais aussi nettement que dans ce cas, nous n'avons eu la preuve du peu de confiance que l'on doit avoir dans la quinine administrée autrement que par la méthode hypodermique, surtout quand l'estomac fonctionne mal. Cette méthode, quand on peut l'appliquer sans inconvénient, est la seule qui convienne aux malades fortement impaludés.

Huit jours avant l'arrivée à Marseille, le malade dont l'état général était assez satisfaisant n'avait pas eu de crises et nous avons pu savoir qu'il s'était complètement rétabli.

OBSERVATION V (personnelle). — *Kéralite ulcéreuse profonde et iritis au début d'origine paludéenne.*

A., 26 ans, sous-officier d'artillerie de marine. Pas d'antécédents héréditaires importants. En 1894 est envoyé en Nouvelle-Calédonie, où il a fait un séjour de deux années et s'y est toujours bien porté. Dans l'enfance, blépharite ciliaire chronique, mal soignée probablement, car le malade en a conservé de l'hypertrophie des paupières qui sont rouges et dépourvues presque entièrement de cils. Léger degré d'ectropion. Rares accès de fièvre pendant son séjour à Tananarive, où il est envoyé en 1898. Il est rapatrié pour fin de séjour dans la colonie. Dans le parcours de la route de Tananarive à Tamatave, le malade est pris brusquement de larmoiement, de photophobie marquée à l'œil gauche. Il ne se souvient pas avoir reçu de corps étranger dans l'œil, avoir subi aucun traumatisme dans cette région. Le soir, fièvre légère (38°) pendant tout le voyage (1). Le détachement parti sans médecin, l'affection fut négligée jusqu'à Tamatave, où, désireux de rentrer en France, le malade s'efforça de ne pas attirer l'attention sur son état. Il se contenta de consulter un pharmacien qui lui délivra un collyre quelconque. Sur la feuille d'évacuation nous lisons : Fièvre paludéenne ; anémie tropicale.

(1) Indication donnée par le malade qui prenait lui-même sa température.

Le malade nie toute syphilis. Examiné à l'éclairage oblique après instillation de quelques gouttes d'un collyre à la cocaïne, l'œil présente les signes suivants : phlyctène assez volumineuse siégeant à la partie supéro-interne de la cornée. L'iris est intéressé, car l'instillation de quelques gouttes d'atropine nous montre la pupille légèrement déformée. Larmoiement. Conjonctive très injectée, photophobie s'accompagnant de blépharospasme, mais ce dernier symptôme n'est pas assez marqué pour nécessiter l'emploi d'un instrument.

Cautérisation de la phlyctène au nitrate d'argent. Instillations de quelques gouttes d'une solution d'atropine, quatre fois par jour; frictions mercurielles belladonées dans le but d'atténuer les violentes douleurs circum-orbitaires accusées par le malade.

Aucune amélioration six jours après l'établissement de ce traitement. Les douleurs sont intenses, s'irradient à la partie supérieure du front, du côté malade. La vue va en s'affaiblissant, l'œil droit est normal.

État saburral des voies digestives. Anorexie. Fièvre quotidienne, le soir, 39°. Très occupé à ce voyage de retour, à cause du grand nombre de malades, nous songeons à débarquer cet homme, mais avant de prendre cette mesure extrême, nous essayons sur lui les injections de quinine, tout en continuant le traitement local.

Diminution des douleurs et des phénomènes inflammatoires. La photophobie et le larmoiement disparaissent. A l'arrivée à Marseille la situation est la suivante : Plus de douleur dans l'œil malade, la cornée présente un certain dépoli ainsi qu'une tâche assez étendue, mais heureusement latérale et ne gênant pas trop la vision. Quoique la situation ne paraisse pas devoir s'améliorer beaucoup, nous conseillons au malade l'usage longtemps continué de la pommade au précipité jaune, sans préjudice du traitement quinique à la moindre alerte.

Quelques années plus tard, A., de passage à Marseille, est venu nous voir. Nous étions à terre par hasard et avons appris que depuis son retour en Europe il avait une seule fois craint la réapparition des anciens accidents, car l'œil avait été le siège de vives douleurs accompagnées de conjonctivite. Le malade s'est prudemment mis au traitement quinique (1 gr. de chlorhydrate de quinine dans les 24 heures). Ce traitement a encore une fois donné d'excellents résultats et cela dès les premiers jours. La vision à gauche ne s'était pas beaucoup améliorée depuis que nous n'avions pas revu le malade.

OBSERVATION VI (personnelle). — *Paralysie d'origine paludéenne et limitée aux sphincters anal et vésical.*

P. 22 ans, soldat d'infanterie de marine. Rien à signaler du côté des antécédents héréditaires. Père et mère vivants. Fièvre typhoïde à l'âge de 17 ans suivie d'une paralysie du bras droit, heureusement passagère et d'une escarre qui s'est cicatrisée lentement. Convalescence longue. Le malade est resté chétif et impressionnable. Premier séjour aux Colonies (1898). Aussitôt arrivé à Madagascar il fait colonne sur la Côte Ouest du côté de Tuléar. Accès de fièvre à forme intermittente franche après deux mois de séjour dans l'île. La situation se compliquant de diarrhée grave, il est évacué sur Majunga. Il est pris à l'hôpital d'un tremblement presque continuel de la main droite, tremblement qui disparaît laissant après lui une diminution notable de la force dans les fléchisseurs de cette main. Peu à peu le malade se cachectise, son rapatriement est décidé. Deux jours après son arrivée à bord P. est pris d'un violent accès de fièvre. Température 40°,5. Il essaye à chaque instant de quitter la couchette. L'application de glace sur la tête et l'enveloppement de tout le corps dans un drap mouillé, calment un peu cette agitation. D'abondantes sueurs surviennent suivies d'un abaissement rapide de la température. L'accès se termine par l'émission involontaire d'urine et l'expulsion de matières fécales. Ces accidents qui sollicitent l'attention anxieuse du malade reparaissent toutes les fois que l'accès a été violent et une fois même cette incontinence a persisté pendant trois jours de suite sans fièvre. Urines colorées, sans albumine. Foie douloureux. Rate hypertrophiée, sensible à la pression, crampes dans les mollets. Le malade est très anémié.

Les injections de quinine, ont amené la disparition de tous les accidents et le malade arrivé à Marseille a pu se rendre dans sa famille sans faire de séjour à l'hôpital.

OBSERVATION VII (personnelle). — *Paludisme révélateur de lésions tuberculeuses latentes.*

Au mois de mars 1902 nous avons eu l'occasion de soigner un malade M. G. âgé de 27 ans, venu nous consulter pour un écoulement urétral survenant au cours d'un accès de fièvre paludéenne. Ce malade qui n'avait jamais eu de blennorragie (pas de gonocoques dans le liquide urétral) était un paludéen avéré, l'examen du sang ne laissait aucun doute à cet égard. Il avait fait à Madagascar un séjour de cinq années dans une région peu malsaine à la vérité (province de Fianarantsoa). Se trouvant de passage à Diego il fut soigné par M. le Dr Berthier, médecin des colonies pour des douleurs névralgiques intercostales que la quinine fit disparaître. — Depuis cette époque le malade eut à diverses reprises des accès de fièvre francs. Rentrant en France sur le *Melbourne*, le malade nous apprit que depuis un an il avait constaté un léger suintement du méat quelques heures avant l'accès de fièvre, suintement se changeant au cours de l'accès en écoulement abondant de pus plutôt séreux. La température prise chaque fois ne dépassa jamais 38°-39°. Malheureusement ce malade ne fut pas suivi, et nous n'aurions pas été amené à parler de son cas, si en décembre 1903 notre attention n'avait été attirée à nouveau sur un fait de ce genre dont la relation nous a paru intéressante.

M. B. 29 ans, négociant. Depuis trois ans en Cochinchine. Père, mère vivants et en bonne santé. Pas de syphilis, pas de blennorragie. Très affaibli par un long séjour dans la colonie d'où il part fortement impaludé et mal remis d'une grave atteinte de dysenterie, M. B. a de plus contracté dans la colonie l'habitude de fumer l'opium. Nous voyons le malade à l'occasion d'un accès paludéen franc de moyenne intensité. Il nous apprend que depuis environ cinq mois, toutes les fois qu'il va avoir un accès de fièvre, un suintement d'abord insignifiant se montre au méat, puis se transforme en un véritable écoulement de pus séreux légèrement granuleux (aucun gonocoque dans le liquide urétral).

Cet écoulement a à peu près complètement disparu avec les accès de fièvre traités par les injections de quinine (chlorhydrate neutre 1 gr.).

Sauf un peu de submatité au sommet du poumon droit, l'auscultation et la percussion ne font découvrir rien d'anormal. La prostate n'est ni douloureuse ni augmentée de volume, au toucher rectal on la sent comme indurée. Pas d'orchite antérieurement. Le canal déférent du côté droit se présente sous l'aspect d'un cordon dur et l'épididyme du même côté est un peu douloureux. Toutefois aucun de ces symptômes n'avait jusqu'à ce jour été assez marqué pour attirer l'attention du malade et des médecins. Seuls l'affaiblissement et l'amaigrissement étaient devenus inquiétants.

Sur notre conseil, le malade arrivé en France alla consulter un chirurgien. Voici ce que nous avons su depuis: Pour des considérations que nous ignorons, une intervention fut décidée et l'épididyme droit enlevé. Sous l'influence d'un régime approprié, une cure à Salies de Béarn, l'état général paraissait amélioré lorsque quelque mois après son retour à Paris, M. B. mourut emporté par une poussée de tuberculose pulmonaire aiguë.

Dans cette observation il nous paraît hors de doute que le poison palustre limitant tout d'abord ses effets sur un point de moindre résistance (1) a peu à peu exalté la virulence des germes emprisonnés dans l'organe malade, favorisé le développement d'infections secondaires associées et cela au point que des lésions latentes et jusque-là localisées aux seuls organes génitaux se sont transformées en accidents suivis de mort. Il semble inadmissible qu'on puisse attribuer à l'intervention chirurgicale la généralisation de la tuberculose.

En terminant cet exposé des manifestations palustres observées à bord, il nous faut reconnaître, que bon nombre des heureux résultats obtenus, l'ont été par ce fait que chez l'homme le cycle d'évolution du parasite est fortement influencé par la température ambiante. Cela explique comment certains sujets se débarrassent de leurs accès par le seul fait du changement de climat et grâce à de faibles doses de quinine.

(1) Dans l'épididyme la circulation peu active favorise l'arrêt des bacilles saprophytes qui pourront devenir virulents si les conditions nécessaires à cette transformation se trouvent réalisées.

En observant les manifestations franches et larvées du paludisme, nous avons été frappés des modalités nombreuses suivant lesquelles cette affection pouvait se traduire. La forme larvée a plus particulièrement attiré notre attention et nous avons pu constater quelques cas d'un caractère anormal et peu fréquents, tels que manifestations oculaires, troubles médullaires, pulmonaires, ganglionnaires, névralgies diverses [intercostales, lombaires, ovariennes, cardiaques (influence des toxines sur les ganglions du cœur)]. Nous avons constaté combien forte est l'empreinte laissée par le paludisme sur l'organisme de l'individu atteint. Il est manifeste qu'il crée en lui un lieu constant de moindre résistance, favorise le développement parallèle de germes morbides, et souvent même une sorte de reviviscence de lésions qu'on pouvait croire à jamais disparues.

Moustiques — Nous consacrons le dernier paragraphe de cet article sur le paludisme à la relation de quelques faits d'observation personnelle relatifs à la présence des moustiques à bord des bateaux. On verra que cette question qui rappelle le souvenir du « marais nautique » des anciens auteurs n'est pas dépourvue d'intérêt. Les bateaux à faible tirant d'eau, pouvant de ce fait remonter dans les rivières mouiller près des côtes où ils font un séjour relativement long, sont le meilleur moyen de transport des anophèles infectés d'un pays à un autre. D'innombrables moustiques peuvent être transportés à bord par le vent et nous avons maintes fois, en rade de Maurice, constaté la présence d'anophèles sur le bateau quelques heures après le mouillage. Si ces contrées sont peu éloignées entre elles (Tamatave et Maurice, Nouméa et les Nouvelles Hébrides) les conditions difficiles d'existence dans lesquelles se trouve le moustique à bord d'un bateau, n'ont pas le temps d'agir pour amener sa destruction. Il est bien certain que si le voyage est de quelque durée, les moustiques n'ont plus à bord qu'une existence précaire et ne tardent pas alors à disparaître. Le fait est heureux, car nous avons vu des passagers, des enfants surtout, les mains et la figure couvertes de piqûres de ces diptères qui restent durant le jour cachés dans des endroits obscurs d'où il est fort difficile de les chasser. Pour parler seulement de ce que les voyageurs peuvent constater aisément, nous rappellerons que les paquebots quittant la France au mois de juillet, août, septembre, après un séjour plus ou moins long dans le port de la Joliette (Marseille), ceux faisant une longue escale à la Pointe des Galets (île de la Réunion), à Santos (Brésil), à Tandjoeng-Priock (Java), à Saïgon (Cochinchine), etc... sont infestés de moustiques qui pénètrent dans les cabines, se cachent durant le jour sous les couchettes, dans les tentures, près des récipients à eau et la nuit venue, cherchent à faire leur repas de sang. Le séjour dans la cabine devient presque impossible, au point que certains passagers préfèrent passer la nuit sur le pont.

Bien plus; il nous a été donné dernièrement, de faire une constatation intéressante. Nous avons trouvé dans les récipients où l'on met l'eau destinée à la toilette, dans les cabines, quantité de larves de diverses espèces de moustiques, reconnaissables à leur façon de gagner la surface du liquide par de vives et rapides contorsions du corps. — L'eau de ces récipients remplis au départ de Marseille, n'avait pas été utilisée, les cabines étant inoccupées. Nous avons dès lors soigneusement examiné le contenu des récipients placés dans les cabines libres et nous avons partout constaté la présence d'œufs et de larves, à diverses périodes de leur évolution. Il est donc indiscutable que les bateaux peuvent être un excellent moyen de transport des moustiques pris dans certaines escales où ils pullulent. Port-Saïd-Bombay-Singapore, etc...

En 1903, sur la ligne de Madagascar nous avons eu l'occasion de soigner avec M. le docteur Hébrard, médecin des troupes coloniales, un calier chargé des bagages et qui au voyage de retour en France fut pris d'accidents fébriles d'une grande intensité à forme rémittente d'emblée. Comme cet homme faisait son premier voyage et n'avait jamais résidé dans un pays à malaria, le diagnostic penchait en faveur d'une fièvre typhoïde à forme un peu particulière. En descendant voir le malade dans la cale où il avait préféré rester couché, notre attention fut attirée un jour par un vol de nombreux moustiques au-dessus d'une baille à demi-remplie d'eau. Un examen attentif nous fit découvrir quantité de larves et d'œufs d'anophèles. La quinine en injection fit disparaître tous les accidents. Une conclusion s'impose : à bord des bateaux ne pas laisser l'eau séjourner longtemps dans les récipients découverts placés dans les endroits momentanément inhabités.

Ainsi il n'est pas surprenant que les bateaux, surtout quand quelques heures seulement de traversée séparent un port infecté d'un port indemne [Vaté (Nouvelles-Hébrides) et Nouméa] soient un excellent moyen de propagation de la maladie par l'intermédiaire des moustiques qu'ils transportent. Toutefois il faut ajouter qu'il est possible, eu égard à l'immigration chaque jour plus importante des Néo-Zébridais en Calédonie (1), que les anophèles autochtones s'infectent en piquant un paludéen, car les N^les-Hébrides sont un foyer de paludisme et la bilieuse hémoglobinurique n'y est pas rare. D'autre part la N^lle-Calédonie, qui n'a pour elle que ses mines, dont les propriétaires s'attachent à limiter la production, est tombé dans une noire misère succédant à la prospérité factice que le pénitencier y entretenait. Il en est résulté de difficiles conditions d'existence pour la population blanche de l'île parmi laquelle l'alcoolisme, la lèpre qui s'étend chaque jour davantage font de très nombreuses victimes (2). Il se pourrait qu'avant longtemps la Nouvelle-Calédonie devienne un terrain propice à l'évolution du paludisme. Nous avons eu, il y a quelques mois, l'occasion de soigner peu après

(1) La transportation des forçats ayant complètement cessé en Nouvelle-Calédonie, on a dû remplacer ces derniers par des Néo-Zébridais, car la main-d'œuvre est insuffisante.

(2) Signalons aussi la fréquence des affections du cœur chez les jeunes gens. De continuelles poussées congestives du foie dues à diverses causes, alimentation trop azotée, excès d'alcool, changements brusques de température, obligent le cœur à un travail excessif ; on constate, en outre que cet organe est souvent à l'étroit dans la cage thoracique insuffisamment développée chez un grand nombre de sujets.

leur arrivée à bord, trois enfants nés en Nouvelle-Calédonie et y ayant toujours résidé. L'examen du sang ne laissait subsister aucun doute au sujet du diagnostic. Il s'agissait d'accidents palustres. L'un des enfants a présenté la forme pernicieuse avec convulsions et n'a dû son salut qu'aux injections de quinine. De même dans les hauts de la Réunion, à Salazie pour ne citer que ce point nous avons constaté que les cas de fièvre (1) ne sont pas rares chez les métis qui y habitent toute l'année. Au village des Salazes les moustiques abondent, nous en avons fait la pénible constatation. En effet, pendant la campagne de Madagascar un nombre considérable de paludéens, européens, métis, noirs de la Réunion ont été envoyés en convalescence dans les différents points où sont installés des sanatoriums d'altitude. Ils y ont importé le paludisme en contaminant les rares anophèles autochtones qui se trouvaient sur place. La malaria n'a fait de même son apparition à Maurice et à la Réunion que lorsque des communications plus rapides sont devenues fréquentes entre ces deux pays et la côte Est si malsaine de Madagascar (1859-60). Dès cette époque se font d'une façon plus active les importations régulières des bœufs de Vohémar, des cuirs de Diégo-Suarez, des rabanes de Sainte-Marie (une des îles les plus malsaines) convoyés par de nombreux indigènes, presque tous atteints de paludisme chronique et chez lesquels les dures conditions du voyage, le changement de climat et d'habitudes amenaient à l'état aigu les manifestations

____

(1) On a surtout affaire à la forme larvée.

chroniques de ce paludisme. Cinq ou six ans plus tard, de meurtrières épidémies décimaient les populations de la Réunion et surtout de Maurice qui n'a pas comme la première l'avantage de posséder des régions de haute altitude, où il eût été possible aux habitants d'échapper à la malaria, où d'aller s'y remettre de ses atteintes. A l'île Maurice les conditions se trouvèrent donc encore plus favorables pour permettre à l'ensemencement progressif des marais, flaques d'eau par les larves d'anophèles, de se faire de la côte dans l'intérieur de l'île.

En terminant nous dirons que le jus de citron, l'acide phénique et surtout le formol procurent un certain soulagement aux personnes piquées par les moustiques.

```
Acide phénique. . . . . . . . . .   25 gr.
Glycérine. . . . . . . . . . . . .   25 —
Eau . . . . . . . . . . . . . . . 1.000 —
```

Utiliser la solution très chaude :

```
Formol (solution alcoolique 40 p. 100) .   50 gr.
Hydrate de chloral . . . . . . . . .    5 —
Eau de Cologne . . . . . . . . . .  200 —
```

Frotter légèrement le point enflammé avec un brin de bois entouré de coton et trempé dans le liquide. Le lysol rend également des services 40 p. 1.000.

Pansements. — Grande simplicité des pansements. Ne pas faire un usage exagéré des antiseptiques surtout pour la toilette d'une région violemment traumatisée (1). En règle générale si le pansement doit

---

(1) Dans nombre de cas, après désinfection de la plaie, le

être long et douloureux, il faudra toujours le faire le patient couché, la tête un peu basse (1). Bien souvent il nous est arrivé de voir des individus porteurs de plaies insignifiantes, pris de syncope et tomber brusquement sur le pont, alors que devant la pharmacie l'infirmier procédait sur eux à un rapide pansement. Cet incident est du plus mauvais effet, il est facile de l'éviter.

Après un grave traumatisme, et la plaie étant souillée, s'il se trouve à bord un médecin passager, ne pas hésiter à chloroformiser (2) le malade (1/3 chloroforme pour 2/3 éther) avant de le panser ou lui faire tout au moins une injection de morphine. Ne pas manquer d'insister auprès du blessé (si ce dernier est en état de comprendre) ou des personnes présentes, sur la nécessité d'une injection de sérum antitétanique à laquelle on ne saurait s'opposer; 10 centimètres cubes le premier jour, le troisième, le dixième et tous les quinze jours ensuite, jusqu'à guérison de la plaie où se cantonne le bacille qui sécrétera la toxine cause de la mort.

La désinfection rigoureuse de la plaie est la première condition à réaliser. Cela pourra demander

simple pansement humide (eau distillée, bouillie et filtrée) donne les meilleurs résultats.

(1) On ne saurait trop s'élever contre la fâcheuse habitude que l'on a de relever précipitamment, pour l'asseoir sur une chaise, un individu pris de syncope. Si sans trop d'inconvénients le patient peut rester où il se trouve, il faudra le laisser étendu et lui relever légèrement les jambes. La face se colore aussitôt et le patient revient à lui rapidement.

(2) Avant l'anesthésie injecter 1 ou 2 cc. de la solution :

Sulfate de spartéine	1 gr
— d'atropine	0 — 05
Chlorhydrate de morphine	1 —
Eau distillée	100 —

beaucoup de temps, des soins minutieux surtout avec les arabes chauffeurs qui se présentent fréquemment avec des plaies souillées, mais l'excellence des résultats dédommagera amplement le médecin de la peine qu'il aura prise.

Extraction minutieuse de tout corps étranger. Eau savonneuse tiède (se servir du savonnoir à barbe, v. p. 55), alcool et éther pour la désinfection autour de la plaie. Pour celle-ci, eau bouillie tiède ou mieux après un traumatisme par écrasement, eau salée (7 p. 1.000) bouillie et filtrée (1). Éviter l'emploi des poudres antiseptiques ; en effet, si malgré les soins on n'a pu éviter la suppuration, il deviendra nécessaire de faire disparaître toute trace de ces poudres, ce qui ne fera que compliquer les choses.

Ne jamais placer le coton directement sur la plaie, comme le font des infirmiers ignorants auxquels on confie, malheureusement trop souvent, le soin de faire des pansements pour lesquels l'attentive sollicitude du médecin ne serait pas inutile (2).

Dans les cas de lymphangite, furoncles, abcès en voie de formation, toutes nos préférences vont au pansement à l'alcool (v. p. 164) ou mieux à l'alcool camphré.

Après une réunion par première intention, une soigneuse asepsie de la région intéressée rendra suffisant un simple pansement fait de quelques doubles

(1) Le chauffage à la vapeur permet d'avoir très rapidement de l'eau suffisamment stérilisée. Surveiller l'opération.
(2) Une longue pratique médicale à bord des bateaux nous a permis de constater combien fréquent était le fait relaté par nous.

de gaze stérilisée, recouverts de coton hydrophile et maintenus par une bande (1).

En cas d'écrasement ne pas recourir à l'amputation immédiate. Le blessé, autant que possible anesthésié, on procédera à une minutieuse désinfection de la plaie. Fil de catgut pour l'hémostase profonde ou mieux fil d'Alsace. Si la plaie siège au crâne, ne se livrer à aucune exploration inutile et dangereuse. Raser largement les poils s'il y a lieu. Asepsie rigoureuse. Enlever seulement les esquilles bien en vue, faciles à saisir. S'il y a plaie avec contusion abdominale grave, la diète hydrique, l'application de glace, les opiacés seront indiqués.

Les agrafes Michel et le matériel accessoire devront se trouver à bord de tous les bâteaux, il est quelquefois fort délicat par mauvais temps de faire convenablement une suture, la pose des agrafes se fera sans difficulté. Les sutures tendineuses seront pratiquées sans délai, on les fera en biseau, bout à bout.... suivant les indications.

En présence de graves traumatismes, le rôle du médecin se bornera à permettre au blessé d'arriver dans les meilleures conditions à la première escale. Toutefois si l'état du malade devient alarmant (fièvre, rétention d'urine, pouls fréquent, facies grippé) il faudra provoquer une consultation des médecins présents. Si le médecin est seul à bord, livré à ses propres ressources, il vaudra mieux qu'il s'abstienne de toute opération, à moins que d'impérieuses con-

(1) Sur certaines régions, bras, avant-bras, cuisse, mollet, l'application de la bande en 8 de chiffre est celle qui convient le mieux pour empêcher le pansement de glisser.

sidérations ne l'obligent à intervenir même dans de mauvaises conditions. Glace, opium, diète hydrique.

Dans les pansements des plaies atones, des chancres mous, des ulcères phagédéniques des pays chauds, nous avons obtenu des résultats vraiment remarquables avec le bleu Kühne, le bleu de méthylène, la thionine phéniquée et divers produits colorants de la série benzo-purpurine. Il est bien certain qu'un tissu vivant ne doit pas être traité comme une préparation microscopique, mais en maintes circonstances nous avons pu constater que ces produits jouissent de propriétés antiseptiques réelles vis-à-vis des bacilles.

Dès la première application, une intense diapédèse de globules blancs s'opère au niveau des surfaces ulcérées, des bourgeons charnus exubérants apparaissent ; c'est une véritable transformation de la plaie. Les microbes sont-ils mis par la matière colorante dans des conditions difficiles d'existence et perdent-ils de la sorte une partie de leur virulence (1), nous ne saurions le prouver, toujours est-il que les résultats obtenus nous ont engagé à poursuivre ces recherches. Nous avons successivement essayé le neutralroth dans les blennorragies anciennes, les couleurs d'aniline contre les microfilaires de la vessie, l'érysipèle des membres, le bleu de méthylène et la fuchsine dans les diverses variétés de diarrhée, de dysenterie, le choléra, ainsi que dans les manifestations du paludisme, et nous avons obtenu des résultats vraiment encourageants. Toutefois il serait

(1) Certaines de ces matières colorantes (purpurine, rubine) sont absorbées assez complètement pour colorer en rouge les os des animaux en expérience.

prématuré d'établir des formules définitives. Nous conseillons pour les injections en particulier, de se guider sur la tolérance plus ou moins grande du malade, de n'employer au début que des solutions extrêmement faibles (1).

Cette méthode de traitement est peut-être appelée à rendre de grands services, elle s'établira par un choix judicieux des matières colorantes et la parfaite connaissance des meilleures conditions dans lesquelles on devra les employer pour l'usage interne et externe. Du reste ne retrouve-t-on pas la manifestation indéniable de l'action antiseptique de certains corps colorants vis-à-vis des microbes, lorsqu'on étudie le rôle des pigments renfermés dans la bile.

Peste. — Au cours de nos voyages nous avons pu observer sur place différentes épidémies de peste à Hong-Kong 1898, à l'île Maurice et à la Réunion 1899, à Bombay 1904. A Maurice, en octobre 1901, nous avons visité, grâce à l'obligeance du regretté Dr Lorans, directeur de l'Office de la Santé, le lazaret de Bois-Savon où l'on traite les malades par les injections intraveineuses qui bien faites sont sans danger. On les pratique de six en six heures dès l'entrée du malade à l'hôpital jusqu'à ce que la température soit redevenue normale. Nous avons pu nous rendre compte que là, comme partout ailleurs du reste, les guérisons sont subordonnées à l'état de

(1) Nous ne saurions donner à ce sujet des indications précises avant d'avoir réuni un nombre suffisant d'observations de cas où ce traitement a fourni des résultats dignes d'être rapportés.

résistance de l'organisme atteint, et le traitement est institué la plupart du temps chez des indigènes ou des métis se trouvant dans un tel état de misère physiologique que ces guérisons sont l'exception. Le sérum préventif de Haffkine est peu employé, car bien rares, sont ceux qui de leur propre mouvement demandent à se faire immuniser. C'est même là un des obstacles les plus graves qu'ait rencontrés le Gouvernement anglais à Maurice, dans l'Inde et ailleurs pour l'application sévère des mesures propres à localiser l'épidémie. En Europe on ne s'est pas fait faute de critiquer les Anglais. On a beaucoup parlé de leur coupable inertie, de leur mépris de l'indigène. Jamais accusation ne fut plus injuste. Évidemment il n'est pas loisible à chacun d'aller se renseigner sur place, mais il eût été au moins équitable de le faire auprès de voyageurs sérieusement documentés. On aurait appris que l'indigène fuit devant la maladie qu'il ne déclare jamais aux autorités sanitaires, et que malgré la diligence apportée par celles-ci, quand on arrive sur les lieux contaminés, les parents du malade se sont déjà réfugiés dans un autre district, emportant avec eux hardes et literie, dans la crainte qu'on ne les leur brûle. Le rôle du médecin dans ces conditions devient particulièrement difficile.

Si l'on examine au microscope le sang d'un individu atteint de peste, on constate une considérable diminution des globules rouges et dès le début de l'affection la présence de quelques rares bacilles pesteux, cinq ou six, qu'avec un peu d'habitude on arrive à découvrir dans la préparation. Ce fait, sur l'importance duquel M. le docteur Renault, professeur à l'École d'application du Service de santé, a attiré notre attention, permet d'établir un traitement immédiat, avant l'apparition d'accidents graves et sans attendre le résultat donné par les cultures, ce qui demande toujours 24 à 36 heures.

M. le docteur Lafont, directeur du laboratoire de bactériologie à l'île Maurice, nous fournit également à ce sujet de précieux documents qui sont la preuve manifeste des heureux résultats que l'on peut obtenir quand on sait bien manier le sérum. C'est une question d'intervention précoce à doses massives et toujours par voie veineuse car, même par cette voie, le sérum met plus de sept heures avant d'agir et d'abaisser la température.

MM. les docteurs Lafont et Castel, qui traitent les pesteux au lazaret des Plaines Wilhems (Maurice), ont observé qu'il faut prendre les températures des malades toutes les deux heures, jour et nuit, afin de suivre l'abaissement thermique dû à la première injection, et pouvoir réinjecter une deuxième dose plus forte que la première au point minimum de la chute thermométrique, afin d'empêcher ou de modérer les réinfections. Aussi si on injecte 120 ou 140 centimètres cubes d'emblée il faut le lendemain injecter 140 ou 160 centimètres cubes et continuer ces doses massives, 3, 4, 5 jours, même quand la température est tombée à 36°,5 afin d'éviter tout retour offensif. Aucun accident n'est à craindre. Plus on intervient près du début de la maladie plus les chances de guérison sont grandes. Dans les 12 ou 24 premières heures on guérit 100 p. 100. De 24 à

48 heures on guérit 70 p. 100, de 48 à 72 heures, 50 p. 100. Après le neuvième jour la mortalité se relève, après le cinquième jour, elle s'abaisse considérablement, car tout pesteux qui a passé cinq jours guérit en général sans traitement. Enfin, tandis que dans les cas non traités et qui évoluent favorablement, les bubons suppurent dans 75 p. 100 des cas et donnent des flots de pus, avec le sérum cette proportion tombe à 25 p. 100 et s'il faut intervenir, l'intervention se borne à très peu de chose, le pus étant toujours peu abondant. Les statistiques de Choksy aux Indes sont également très favorables au sérum. Ce qu'il faut faire, c'est de bien sérier ses malades. Il est bien entendu qu'on ne sauvera pas ceux qui se présentent sous l'aspect de cadavres ambulants et chez lesquels existent des associations microbiennes. La moyenne de la mortalité globale pour les neuf dernières années de peste à Maurice est de 80,1 p. 100. Que les cas soient nombreux ou non cette mortalité reste toujours élevée. A Bombay (Choksy), elle a été de 81 p. 100 dans une année (1906) où la peste n'a pas fait grands ravages (1).

Abandonné à lui-même le caillot se rétracte à peine, le sang noir très fluide contient peu de fibrine. Cette diminution notable de la fibrine, qu'on constate aussi dans le paludisme, favorise la transsudation du sérum au niveau des capillaires. Des hémorragies multiples apparaissent dans le tissu cellulaire, le

____

(1) Il s'agit donc bien, comme nous le disons plus loin, d'une question de résistance de l'organisme.

TABLEAU résumant quelques guérisons de cas graves de peste à l'Ile Maurice.

NOMBRE de cas suivis	SEXE, AGE, NATIONALITÉ, RELIGION	LÉSION INITIALE ET GRAVITÉ DU CAS	MOMENT DE LA MALADIE OU LE SÉRUM A ÉTÉ EMPLOYÉ	RÉSULTATS DES EXAMENS DE LABORATOIRE AVANT TOUT TRAITEMENT	NOMBRE D'INJECTIONS et quantité de sérum injecté par voie intra-veineuse seulement	RÉSULTATS OBTENUS
1	Indienne, 15 ans. Hindoue (Madras).	Bubon axillaire droit, très profond. Peste grave.	Soignée au 3e jour plein.	Bacille Yersin sur sang en bloc.	2 injections en 2 jours. 180 cc.	Mort.
2	Indienne, 3 ans. Hindoue (Madras). (Par contact.)	Gros bubon axillaire gauche. Peste grave.	Soignée dans les 24 premières heures.	Examen jugé inutile.	4 injections en 4 jours, 460 cc.	Guérison.
3	Indienne, 10 ans, du dehors. Hindoue (Madras).	Septicémie pesteuse. Peste grave.	Soignée après les 24 premières heures.	Bacille Yersin sang en bloc et par culture.	4 injections en 4 jours, 460 cc.	Guérison.
4	Indienne, 19 ans, du dehors. Hindoue (Madras).	Bubons cervicaux à droite. Peste grave.	Soignée au 2e jour plein.	Bacille Yersin sang en bloc et par culture.	6 injections en 6 jours, 860 cc.	Guérison.
5	Chinois, 30 ans, du dehors.	Bubon cervical droit.	Soigné au 6e jour plein.	Bacille Yersin, sang en bloc et par culture avec association au streptocoque.	2 injections en 18 heures, 440 cc.	Mort.
6	Indien, 4 ans 1/2, du dehors. Hindou (Madras).	Bubon cervical droit.	Soigné au 3e jour plein.	Examen jugé inutile.	8 injections en 7 jours, 700 cc.	Guérison.
7.	Indienne, 8 ans, Hindoue, du dehors.	Très légers bubons épitrochléens. Pestis minor.	Non traitée.	Examen jugé inutile.	Aucune injection.	Guérison naturelle.
8	Indien, du dehors. Hindoue.	Très gros bubons flanc droit.	Convalescent entré au 8e jour de la maladie.	Examen jugé inutile.	Une injection au 8e jour. 80 cc.	Guérison naturelle.
9	Indien, 18 ans. (Contact.) Hindoue.	Bubon inguinal droit. Peste grave.	Soigné à la 12e heure.	Examen jugé inutile.	5 injections en 5 jours. 600 cc.	Guérison.
10	Indienne, 45 ans. (Contact.)	Bubon axillaire droit très petit et peu profond. Peste grave.	Soignée à la 36e heure.	Bacille Yersin, par culture.	5 injections en 6 jours, 840 cc.	Guérison.
11	Indien, 9 ans. Musulman.	Bubon axillaire droit très profond. Pneumonie pesteuse, ophtalmie double.	Soigné dans la 24e heure.	Examen jugé inutile.	10 injections en 8 jours, 1140 cc.	Guérison.

Le malade n° 1 aurait dû guérir, mais les médecins ont été trompés sur la période de la maladie; on l'avait soigné le croyant à la 48e heure, alors qu'il était en réalité à la 72e. On n'a pas osé alors employer les doses massives.

poumon, à la surface de l'intestin ; ecchymoses, hématemèses, mœlena sont des accidents fréquents au cours de la maladie. Or pour favoriser l'apparition de tous ces accidents, quel meilleur terrain que l'organisme de l'Indien, du métis, du Chinois débilités par la misère. Sur une coupe de l'épiderme de ces cachectiques les espaces circonscrits par les dentelures des cellules prismatiques dans le stratum de Malpighi apparaissent notablement élargis ; chez les pesteux ils sont remplis de leucocytes. Dans le derme le même élargissement s'observe au-dessus du stratum lucidum dans les espaces fissuraires des cellules. Au lieu du réseau serré qu'on trouve habituellement au-dessous des papilles du derme, on n'aperçoit plus qu'un petit nombre de fibres allant dans l'épiderme. Les lymphatiques présentent très souvent une dilatation flexueuse anormale qui augmente à mesure qu'on approche d'un ganglion. A l'examen de l'appareil glandulaire nous observons (coupe de la peau d'un Chinois — d'un noir de la côte d'Afrique — d'un Malabar ou Cingalais) qu'à l'état normal les glandes sébacées et sudoripares partant de la couche profonde du derme pour aller s'ouvrir largement à l'extérieur sont en nombre considérable. Les follicules pileux sont relativement rares comparés à ceux que l'on observe sur une coupe de la peau d'un blanc. Cette peau est de plus très riche en capillaires qui, chez le sujet vigoureux, apparaissent en continuel état de réplétion. On sait avec quelle facilité se cicatrise chez le noir africain toute blessure qui est l'objet de quelques soins. Les toxines élaborées par le bacille pesteux augmentent cette hyperhémie des tissus, grâce à leur action sur les vaso-moteurs, un exsudat fibrineux se forme qui donne naissance à la macule, à la papule souvent hémorragique. Chez les pesteux, métis, indiens, chinois en état de déchéance physiologique, des accidents tels que lymphangite, adénites multiples ne sont pas rares. Leur retour fréquent produit à la longue une véritable lymphadémie cutanée avec des tumeurs de même nature, qui se résorbent ou s'ulcèrent, mais qui dans les deux cas s'accompagnent de la dilatation chronique des vaisseaux lymphatiques. Cet état nouveau prédisposera à l'inflammation ces vaisseaux soumis à l'influence des toxines. Le ganglion, barrière d'arrêt, est bien là pour entraver momentanément la marche du processus inflammatoire, mais les lymphatiques extrêmement dilatés annihilent son action, transportent l'infection dans l'ensemble de l'organisme. Un fait à noter, c'est que les guérisons sont toujours en raison directe du nombre de ganglions pris, preuve manifeste de la résistance énergique et souvent victorieuse de l'organisme. Dans les cas mortels on a le plus souvent trouvé un seul ganglion enflammé.

Les faits que nous exposons permettraient peut-être d'expliquer pour quelle raison la contagion par la puce du rat et [les poussières pesteuses s'observe plus particulièrement dans la race noire, chinoise, indienne et chez les métis. Beaucoup de ces individus se font journellement des frictions répétées sur la peau avec des huiles et graisses variées. Ces corps gras favorisent la pénétration du virus pesteux au niveau des diverses glandes de la peau. On trouverait peut-être là l'explication de ce fait qu'à bord des bateaux presque tous les individus atteints au début d'une épidémie sont des chauffeurs arabes ou européens, dont la peau, continuellement enduite de matières grasses au niveau des parties découvertes, fonctionne chez ces hommes d'une façon intense, par le fait de leur séjour habituel dans des locaux où la température moyenne varie entre 40° et 45°. Cette peau sera le réceptacle de tous les germes pesteux qui y adhèrent, y pénètrent facilement mélangés aux corps gras, à la sueur. De plus, à bord des bateaux, dès que le froid commence à se faire sentir, les rats, pour se protéger, et de plus très friands d'huile, envahissent la machine et les soutes à charbon (1). Ajoutons que les plaies de toute nature des membres sont fréquentes chez les chauffeurs européens ou arabes. Dans la race indienne, chez les enfants, les femmes plus rarement porteurs de ces plaies, la mortalité est moindre ; de plus, ces derniers s'occupent moins des travaux de la terre et, contrairement à l'homme, passent la nuit sur un cadre élevé de o m. 60 environ au-dessus du sol. Il faut aussi noter ce fait, qu'au moment où les Indiens se livrent à leurs pratiques habituelles de dévotion et aussi pendant leur sommeil, ils se mettent par la bouche en communication directe avec le sol; or ce dernier (Indes, Maurice) contient en grande quantité le bacille de la peste, surtout dans les localités les plus infectées. Enfin, chez les indigènes de couleur et particulière-

(1) Dans les différents postes, les hommes sont souvent mordus la nuit par des rats en quête de nourriture.

ment chez les Indiens, les lésions de la peau, dues à la gale, à la chique, aux plaies tropicales sont communes. Dans le même ordre d'idées, nous signalerons la lymphangite, les adénites à l'état chronique, les érysipèles à répétition, particulièrement fréquents chez les métis.

Mais cette contagion par la peau n'est pas suffisante pour expliquer tous les cas de peste. L'homme se contagionne fréquemment par les voies digestives (ingestion d'aliments contaminés) (1), et les voies respiratoires (poussières infectieuses déposées autour du cadavre d'un rat pesteux).

L'acidité du suc gastrique peut n'être pas suffisante pour tuer le bacille. Elle serait nulle dans certains cas pendant l'intervalle des repas. Un fait à signaler, c'est qu'à l'île Maurice, dans l'Inde, les classes pauvres de la population se nourrissent presque exclusivement de riz et de matières amylacées, d'où probablement sécrétion d'un suc pauvre en acide et rapide alcalinisation du bol alimentaire favorisant la résistance du bacille pesteux ingéré. Il est en tout cas intéressant de noter ce fait, que la peste fait peu de victimes parmi les mangeurs de viande. Certains animaux, rats, singes, contractent la maladie par l'ingestion d'organes pesteux ou d'aliments infectés. De plus, on ne rencontre pas toujours des lésions de la surface cutanée ou des muqueuses capables d'avoir servi de porte d'entrée chez les sujets

(1) La plupart des indigènes portent directement le bol alimentaire à la bouche avec les doigts. Les plus misérables, surtout aux époques de famine, cherchent leur nourriture au milieu des détritus exposés dans la rue.

atteints. A l'île Maurice, nous apprend M. le Dr Barbeau (1), un seul cas de peste a été constaté en quatre ans sur le personnel des hôpitaux spéciaux où les conditions existantes ne permettent pas d'exclure complètement les possibilités d'infection par piqûre d'insectes ou lésions cutanées, tandis que la pénétration des germes par ingestion ou inspiration est supprimée par la désinfection immédiate des crachats et déjections, l'incinération des cadavres de rats.

L'infection par les voies respiratoires est, quoique moins fréquente, absolument certaine. L'existence de lésions pulmonaires préexistantes favorise dans une large mesure l'évolution de la pneumonie pesteuse. La contagion par piqûre d'insectes est beaucoup plus rare. A Maurice, la phlyctène de Simond est presque inconnue, quoique depuis longtemps on la cherche avec le plus grand soin. Quand on la trouve, il n'est pas rare qu'elle soit située du côté opposé au bubon. D'autre part, les malades sont quelquefois porteurs d'un assez grand nombre de vésico-pustules sur diverses parties du corps, vésicules ressemblant assez à l'éruption variolique. Est-il admissible qu'il y ait eu autant de portes d'entrée et d'inoculations similaires chez le sujet.

Les médecins du service, y compris le personnel sanitaire, ont été à maintes reprises piqués par les puces dans des locaux gravement infectés. Aucun d'eux n'est protégé par une vaccination préventive quelconque. En quatre ans, un seul préposé à la

(1) Nous devons à l'obligeance de M. le docteur Barbeau d'intéressants renseignements sur les épidémies de peste à Maurice.

désinfection a pris la peste et cela lorsque les rats sont venus mourir chez lui. (Dr Barbeau.)

A Maurice, la peste persiste parce qu'il a été impossible de supprimer ou de désinfecter les galeries qui traversent dans tous les sens le sous-sol de Port-Louis et le transforment en une grosse éponge. Que ces galeries soient une fois infectées au cours d'une épizootie, et elles le sont profondément, le virus pesteux y trouve toutes les conditions favorables à son existence, humidité, obscurité et absence d'aération. Au cours de la saison chaude il y demeure latent, ou bien il est masqué par la végétation plus abondante des saprophytes qui l'entourent. Mais à l'approche de la saison froide, le bacille pesteux se remet à végéter ou tout au moins reprend le dessus sur les microbes avoisinants. En même temps, les rigueurs de la saison, la coupe des cannes à sucre et d'autres causes peut-être, poussent les jeunes rats nés pendant les chaleurs et qui ont vécu jusque-là au grand air à rechercher l'abri des anciennes galeries, des égouts, des caves ou des bâtiments. Ils se trouvent là en contact direct avec le microbe et servent à leur tour de cause initiale à une véritable épizootie. Ainsi s'établit un cycle d'événements dont la conséquence visible est le retour annuel à époque fixe de la peste ratière d'abord, suivie à bref intervalle de la peste humaine. (Dr Barbeau.)

Malheureusement, la destruction des galeries souterraines, galeries datant de la première occupation de l'île par les Français, est impossible. On se heurterait à des difficultés presque insurmontables, car ces galeries sont nombreuses, vont dans toutes les directions, et sont recouvertes actuellement par de vastes constructions. Il faudrait miner entièrement le sol de la ville.

Nous terminons par une constatation tout à fait rassurante. Presque tous les individus ayant succombé à la peste sont des cachectiques, victimes désignées d'avance dans toute épidémie (1). Les exceptions à cette règle sont assez rares pour qu'il n'y ait pas lieu d'en tenir compte et si, à l'île Maurice, pour ne citer que ce pays, la mortalité a été très peu élevée chez les Indiens, Arabes et Chinois aisés, c'est que plus instruits et surtout plus attachés à l'existence, ils ont sérieusement observé les mesures prescrites par l'Office de la Santé. Laissons donc de côté les décès, suite d'accidents de laboratoire, et ceux survenus dans certaines parties de l'Europe et en Australie, pour ne tenir compte que du nombre colossal d'Indiens, de Chinois, d'Arabes ayant succombé à la peste. Si nous examinons la condition sociale des victimes, nous constatons qu'elle ne pouvait être plus misérable. Les Indiens qui meurent par milliers dans l'Inde et à Maurice sont à la merci de la première cause d'infection venue. Chez eux la résistance de l'organisme a été à peu près nulle et l'apparition de la peste n'a fait qu'augmenter la liste déjà longue des affections qui chaque année causent un nombre considérable de décès. En effet, la misère et la malpropreté dans lesquelles vivent ces populations ne peuvent s'imaginer si on n'a pas été à même de les constater sur place. Les descriptions parues

(1) Période d'élimination des faibles.

dans différentes revues françaises et étrangères ne peuvent donner qu'une faible idée de la réalité. A l'heure actuelle, en Europe, nous n'avons été frappé par ce spectacle de misère que dans certaines parties du Portugal, de l'Italie et de la Russie, où les individus ayant juste de quoi ne pas mourir de faim vivent entassés dans d'infects locaux et couchent à même le sol. Au surplus, il n'y a guère à craindre que la peste se montre à nouveau en Europe sous l'aspect terrible des épidémies de 1334 et 1720, car cette affection a été bien étudiée et on est sérieusement armé contre elle.

Tout d'abord il est indispensable de supprimer, dans la mesure du possible, les rats qui peuvent, dans une escale où sévit la peste, pénétrer facilement à bord des bateaux soit avec les marchandises embarquées, soit par les échelles et les amarres quand le navire est accosté le long du quai. Aucun moyen vraiment pratique n'a été trouvé jusqu'ici pour tuer les rats à bord d'un bateau. Nous avons pu maintes fois nous rendre compte des résultats de la sulfuration pratiquée au moyen des divers appareils en usage actuellement. Sur une moyenne de 400 à 500 rats qui vivent à bord d'un bateau de dimensions ordinaires, des recherches minutieuses amènent la découverte de 50 à 60 cadavres de ces animaux. De plus, quelques rats très malades vont mourir dans les batteries, les soufflages, les divers aménagements, où l'odeur infecte qui se dégage de leur corps en putréfaction nécessite quelquefois un long et dispendieux travail de démolition et de réparation. Le procédé qui consisterait à utiliser la lampe ou brûleur à formaline exigerait un matériel à la vérité considérable, mais les résultats seraient, selon nous, bien supérieurs. On placerait un brûleur dans chaque cabine qu'on n'ouvrirait que vingt-quatre heures après (1). Pour les locaux plus vastes : batteries, cales, cambuse, postes, on pourrait utiliser les vapeurs sulfureuses, l'acide carbonique ou le formol. Pour cela il serait pratique d'utiliser le tuyautage destiné à faire pénétrer la vapeur des chaudières ou l'eau dans les cales quand un incendie s'y déclare (2). On pourrait aussi introduire les gaz de l'extérieur par des ouvertures pratiquées au-dessus de la flottaison. Le gaz acide carbonique est préférable, car si le coût en est plus élevé, il a sur l'acide sulfureux l'avantage de ne causer aucun dommage à la coque du navire. Les dimensions et le pas de vis des ouvertures pratiquées à l'extérieur de la coque seraient uniformes pour tous les navires, ce

(1) On trouve à bas prix, dans le commerce, des bougies au formol qui, sans danger d'incendie, se consument à l'intérieur d'un récipient métallique. Une bougie suffit pour la désinfection d'une cabine.

(2)) Sur les bateaux actuellement en chantier et sur ceux dont la construction est en projet, on pourrait installer ou prévoir l'installation d'un tuyautage spécialement réservé à l'envoi des vapeurs sulfureuses ou du gaz acide carbonique pour la désinfection méthodique des cales et aménagements. Ce serait une première dépense assez importante, mais cette considération ne doit pas arrêter les constructeurs, car les intéressés seraient les premiers à reconnaître les avantages indéniables qui résulteraient de cette installation qu'on pourrait établir suivant un type réglementaire. *Ajoutons qu'il serait désirable qu'au cours de l'établissement des plans d'un navire, une commission composée de capitaines, de chefs des divers services fût réunie et consultée ; chacun des membres, suivant sa spécialité, pourrait suggérer soit d'heureuses innovations, soit d'indispensables modifications.*

qui faciliterait les opérations. On donnerait aux rats toute facilité pour sortir de la cale. Il suffirait pour cela d'installer, avant l'introduction des gaz destinés à déloger ces rats de leurs retraites les plus secrètes, des plans inclinés de facile accès de la cale dans les faux ponts, de ceux-ci à une large ouverture ménagée sur les panneaux de cale et communiquant avec une grande cage en fil de fer où se réuniraient les fuyards qu'il serait facile de tuer. Les diverses parties de cette cage pourraient se rabattre, ce qui la rendrait peu encombrante. Un matériel peu compliqué permettrait de pratiquer cette opération de dératisation en même temps dans les cales, la cambuse, etc. Pour certains aménagements quelques chiens ratiers seraient réglementaires et rendraient de précieux services, pour ne pas dire les meilleurs. On les amènerait à bord après le débarquement des marchandises. Il est inutile d'insister sur la nécessité absolue de l'étanchéité des cales et des divers locaux où l'on introduira l'acide carbonique, les vapeurs sulfureuses, etc.

En résumé, il serait nécessaire qu'on détruisît les rats d'une façon constante, systématique, dans tous les endroits où ils se tiennent de préférence, et par tous les moyens possibles, sans attendre pour cela qu'une épidémie éclate. Ce sera la meilleure mesure prophylactique (1).

(1) Nous insistons tout particulièrement sur l'intérêt qu'il y aurait à détruire les rats non à l'arrivée au port d'attache, mais en cours de voyage, car, malgré tous les moyens employés, la majeure partie des rats a quitté le navire quand on commence à pratiquer la sulfuration dans le port.

Pharyngite. — On est souvent consulté pour un mal de gorge. La syphilis, la tuberculose écartées, on se trouvera bien de l'emploi du mélange suivant pour badigeonnages, loco dolenti, et aussi haut que possible pour atteindre dans l'arrière-cavité des fosses nasales, l'amygdale pharyngienne, presque toujours la cause de tout le mal, principalement chez les enfants. En résumé soigner surtout le rhino-pharynx.

Teinture d'iode	10 gr.
Iodure de potassium	1 — 50
Menthol	0 — 10
Stovaïne	0 — 20
Glycérine	60 —

Garnir de coton hydrophile l'extrémité encochée d'une tige métallique à courbure appropriée. Abaisse-langue de Collin.

Pulvériser dans les fosses nasales (1) le mélange :

Chlorétone		0 gr. 50
Menthol	aa	1 — 25
Camphre		
Essence de cannelle		0 — 30
Huile de vaseline		60 —

Formules de gargarismes :

Chlorate de potasse	6 gr.
Menthol	0 — 10
Stovaïne	0 — 20
Eau de laurier cerise	10 —
Glycérine	30 —
Eau bouillie filtrée	200 —

(1) Éviter de faire pénétrer les mucosités dans la trompe d'Eustache ; pour cela moucher les narines l'une après l'autre.

ou :

Alun	2 gr.
Glycérine	10 —
Eau de laurier cerise.	20 —
Cocaïne (Chlorydrate de)	0 — 10
Eau bouillie filtrée	200 —

Pour les vingt-quatre heures. Les conserver à la température de 40° dans le bain-marie.

Les inhalations rendront de grands services en cas de vive inflammation. Nous avons toujours dans la pharmacie un mélange contenu dans un flacon jaune bien bouché :

Thymol	10 gr.
Ichtyol	6 —
Menthol	2 —
Teinture de benjoin	10 —
Teinture d'iode	12 —

X à XV gouttes dans une infusion de tilleul bouillante. Remuer vivement le liquide avec un agitateur en verre. On dispose au moyen d'un morceau de carton mince et de quelques épingles une sorte de tronc de cône dont la base s'adapte exactement sur le pourtour du récipient, et dont l'ouverture supérieure est juste suffisante pour recevoir l'orifice buccal. De la sorte les yeux sont protégés contre les vapeurs un peu irritantes. Inhalations de deux ou trois minutes de durée, trois à quatre fois par jour ; elles réussissent bien dans l'angine et l'amygdalite aiguës (1).

(1) Un bon procédé pour l'ouverture d'un abcès de l'amygdale consiste après badigeonnage à la cocaïne (1/30) à écarter énergiquement le pilier antérieur (écarteur de Farabeuf) et à ouvrir la glande avec une sonde cannelée. Il faut songer que le

Voici une autre formule d'un mélange un peu moins actif.

Iode métallique	0 gr. 50
Iodure de potassium	1 gramme.
Menthol	0 gr. 10
Cocaïne (Chlorhydrate de). . .	0 gr. 30
Glycérine	100 grammes.

Une demi-cuillerée à café dans une infusion de tilleul très chaude, tenue au bain-marie.

Phtiriase. — Une mesure pratique sera de conseiller aux hommes de l'équipage porteurs de parasites de se traiter tous le même jour ; on pourra en même temps procéder à la désinfection des hamacs, du linge et des vêtements. Sans ces précautions, il devient impossible à ces hommes de se débarrasser des parasites qu'ils transporteront dans leurs familles. La situation peut en outre se compliquer de lésions de grattage souvent aggravées par la chaleur.

L'onguent mercuriel est seul pratique avec l'équipage et nous ajouterons, qu'étant donné le bien minime inconvénient qui résulte de l'application de cette pommade, aucun individu, quels que soient son sexe et sa situation, ne devrait refuser de s'en servir (1). Pour obtenir un résultat avec les lotions au sublimé (1 p. 3oo ou 4oo, alcool et eau) on doit les répéter

médecin a quelquefois l'impérieux devoir d'intervenir et que tous les petits moyens sont bons, car si un accident se produit, il peut être certain d'être sévèrement critiqué.

(1) D'autant plus qu'on trouve actuellement dans les pharmacies un savon mercuriel, lequel convenablement dissous ne laisse aucune trace sur la peau.

plusieurs fois, ce qui occasionne fréquemment de l'érythème qui rendra impossible l'usage ultérieur de tout mélange irritant.

Frictions sur toutes les régions envahies, port d'un vêtement de nuit pour ne pas souiller les draps. Le matin grand bain chaud, savonnage destiné à faire disparaître toute trace de pommade. Enlever au moyen d'un peigne fin les lentes qui resteraient adhérentes aux poils. Il est bien rare qu'une seule opération ne suffise pour faire disparaître les parasites. Vêtements, literie seront désinfectés à l'étuve.

Syphilis. — C'est une des affections que nous avons eu le plus souvent l'occasion de soigner (1).

Si l'on a affaire à un homme de l'équipage on ne pourra jamais tirer de lui un renseignement vrai. *Je ne sais pas ce que c'est qu'un mal de femme... Je suis marié...* telles sont les réponses dont vous devez vous contenter jusqu'au jour où quelque accident survenant vous n'aurez que faire des aveux tardifs du malade.

Après avoir essayé divers modes de traitement, nous sommes arrivés aux constatations suivantes : les solutions de sublimé, le sirop de Gibert sont de détestables préparations, les pilules sont à peu près sans effet, elles durcissent très rapidement à bord au

(1) Nous avons maintes fois constaté que dans la race jaune, la race noire, chez les arabes, l'affection se traduit par des lésions cutanées plus ou moins graves, mais que par contre les lésions viscérales sont rares, plus rares encore les lésions médullaires. Chez l'Européen le genre de vie (surmenage de tout ordre) semble avoir affaibli la résistance des viscères et des nerfs et les exposer plus particulièrement aux atteintes de la maladie.

point que les malades n'arrivent pas à les briser entre les dents ; on est à peu près certain de les retrouver intactes dans les selles. De même avec des pilules fraîches, il nous est arrivé de ne constater aucune modification dans la marche des accidents ; on a inutilement fatigué l'estomac. Or pour des causes diverses, anémie tropicale, paludisme, cachexie, alcoolisme, traitement tardif ou insuffisant, ces accidents sont bien souvent d'une extrême gravité. De même les frictions mercurielles bien faites et longtemps continuées représentent un mode de traitement infidèle. Certains individus absorbent si peu de mercure par la peau qu'après vingt ou trente frictions, l'ulcération chancreuse n'a subi aucune modification, et si cet accident s'accompagne de phimosis on court à un véritable désastre. De plus le malade peut être porteur de bourbouilles qui, traitées à la pommade mercurielle, se compliquent à la région frictionnée d'une vive inflammation ne permettant pas de longtemps une nouvelle application de la pommade.

En résumé, la question se pose de décider si, en dehors de toute question d'intérêt, et certes c'est bien le cas à bord, on veut enrayer la marche des accidents. Or, soyez assuré que quelle que soit la situation sociale du patient, quelque sincère que soit au début son désir de suivre les conseils du médecin, l'insouciance commune à la grande majorité des malades l'emportera sur les sages résolutions et lui fera espacer, cesser les frictions, les meilleures raisons ne lui manquant pas pour excuser son impardonnable négligence. Pour remédier à tous ces inconvénients, il est un moyen bien simple ; recourir d'emblée, de parti pris, à la méthode hypodermique. Le matelot suivra gratuitement un traitement assez dispendieux ; s'il s'agit d'un passager, il aura l'avantage d'utiliser son séjour à bord en suivant un traitement efficace. En dix-huit ans nous avons soigné des centaines de syphilitiques ayant contracté leur maladie un peu partout. Au début, nous administrions le mercure par la bouche ou pratiquions les frictions. A la suite de nombreux déboires, nous avons abandonné ces deux méthodes pour employer exclusivement la voie hypodermique et intraveineuse, sauf chez les petits enfants (1) et dans quelques cas, du reste rares, où l'anémie des tissus était telle que les injecter d'un sel quelconque eût été les vouer fatalement au sphacèle. Après des essais consciencieux pratiqués avec les divers sels usités, nous avons fait choix de trois préparations qui nous ont donné les meilleurs résultats : biiodure de mercure, cyanure de mercure, benzoate de mercure (v. p. 15o). Nous avons peu employé l'huile grise, quelquefois difficile à injecter à cause des mouvements du bateau, de plus avec la chaleur il est presque impossible de conserver cette préparation, car le mercure gagne le fond du flacon.

En cours de traitement, soins minutieux de la bouche (v p. 73). Analyses fréquentes des urines (2).

(1) Enfants de 1 à 10 mois, employer les frictions ou mieux :

Mercurium cum creta	0 gr. 02
Sucre de lait	0 — 05

pour un paquet, 15 jours avec 8 jours de repos.

(2) Spécialement pour l'albumine, nous nous sommes bien trouvé du procédé suivant. Filtrage, addition d'acide

Si pour une raison quelconque les injections sont absolument impraticables, on aura recours aux frictions, pratiquées le soir avant de se coucher. Savonner, essuyer à sec, frictionner pendant dix minutes avec 10 grammes d'onguent mercuriel double une des régions suivantes : tempe, nuque, aisselle, pli du coude, flanc, creux épigastrique, partie interne de la cuisse, creux poplité, face interne des jambes, ce qui fait un total de seize frictions. Les refaire dans le même ordre, repos de cinq jours, pour recommencer deux autres séries coupées par un repos de cinq jours. Repos pendant un mois, puis recommencer à nouveau ces séries de frictions pendant deux ans. De préférence aux pilules, administrer les cachets suivants préparés autant que possible au jour le jour :

Bichlorure de mercure.	0 gr. 01
Salol	0 — 15
Benzo-naphtol	0 — 15

Pour un cachet; un à deux par jour (1).

Ne pas administrer en même temps mercure et iodure de potassium. Ce dernier sera particulière-

nitrique, en faisant tomber goutte à goutte ce dernier le long des parois du verre placé devant une surface sombre (muraille du navire au-dessous du hublot, le bas d'une fenêtre) et élevé lentement. A jour frisant la partie supérieure du verre gradué, l'anneau d'albumine, si faible soit-il, se détache nettement sur la surface sombre.

(1) On peut aussi alterner les trois modes de traitement :

Injections. Benzoate de mercure. 0.02 centig. 8 jours de suite.
Pilules. Protoiodure de mercure. 1 à 10 centig. 8 jours de suite.
Frictions. Onguent napolitain. 8 jours de suite.

Repos 8 jours, et ainsi de suite, 3 mois durant puis repos d'un mois.

ment indiqué dans les accidents tertiaires de la syphilis. Doses: 3 à 4 grammes par jour.

Tuberculose. — Nous ne parlerons dans cet article que de la cure par les voyages en mer de la tuberculose au premier degré (1).

Cette cure est-elle recommandable? Est-elle pratique? Pour répondre à ces questions, il faut examiner la situation faite aux malades à bord des yachts de plaisance, sur les voiliers, sur les paquebots.

Nous ne ferons que mentionner les premiers. Il est bien certain que le voyage en mer sur un bateau offrant tout le confort désirable, pouvant prendre la mer, regagner le port, marcher à grande vitesse ou lentement au gré du propriétaire, réalise des conditions particulièrement favorables pour le traitement de la tuberculose. Malheureusement ce moyen de déplacement est seulement à la portée d'une infime minorité ; or, il semble que lorsqu'on préconise un mode de traitement, il soit naturel de ne proposer que des choses pratiques, en un mot réalisables par la majorité des intéressés.

Les voyages à bord des grands voiliers, et nous voulons parler surtout de ceux qui vont d'Angleterre en Australie, pourront au point de vue du traitement donner quelques bons résultats. En effet, ils offrent d'assez nombreux avantages. Ces bateaux ne prennent qu'un très petit nombre de passagers, n'ont pas d'escales nombreuses, ne font pas de charbon, sont

(1) L'air marin est reconnu dangereux dans les cas de phtisie au deuxième et troisième degré.

moins durement secoués à la mer, peuvent être tenus
en état de minutieuse propreté, toujours difficile à
réaliser sur les vapeurs. La place ne manquant pas,
les cabines pourront être spacieuses, largement
aérées, bien éclairées ; quant aux vivres, ils seront
ceux que le malade conseillé par son médecin désirera
consommer.

Ils ont aussi leurs inconvénients. D'abord, au départ d'Angleterre, le début de la traversée est généralement très pénible à cause de l'état de la mer,
puis il faut pendant d'interminables journées naviguer dans la zone des calmes, car ce n'est guère
qu'après avoir doublé le cap de Bonne-Espérance
qu'on fait vraiment de la route et qu'on ne touche
plus guère à la voilure pour une longue période de
la traversée. Ces voyages, il faut le reconnaître, sont
monotones (1), très dispendieux, ne peuvent être
entrepris que par les personnes assez fortunées pour
se consacrer entièrement au soin de leur santé, s'entourer de nombreux serviteurs. Enfin, i quelque
complication survient dans l'état du malade, il ne
pourra recevoir les soins spéciaux qui nécessiteraient
le concours d'un médecin, à moins qu'il n'en emmène
un pour son service particulier. On pourrait donc
faire aux voyages en mer sur voiliers quelques-unes
des critiques formulées au sujet des bateaux de plaisance.

Quand on propose la cure de la tuberculose par

(1) Nous sommes restés une fois plus d'un mois sans voir
une terre, quelques icebergs seulement apparaissaient de
temps à autre à l'horizon (52° Sud). Voyage à bord du Cor-
douan.

les voyages à bord des paquebots, on fait preuve
d'une ignorance absolue des choses de la mer et des
conditions de l'existence sur un navire à vapeur.
Relativement aux parages à fréquenter, nous élimi-
nons tout d'abord la Méditerranée qui est bien la
plus dure et la plus capricieuse des mers. Parti par
beau temps, on ne sait jamais si quelques heures
après on ne sera pas obligé de mettre en cape. De
plus, les escales peu éloignées ne permettent pas de
faire des voyages assez longs pour en retirer quelque
bénéfice. On ne voit guère, en effet, un malade
faisant la navette entre Marseille et l'Algérie ou la
Syrie avec arrêts quotidiens ou même biquotidiens
dans des ports où l'on se livre à bord aux bruyantes
opérations de l'embarquement ou du débarquement
des passagers et des marchandises.

Sur les grandes lignes, la situation se complique
encore. Le navire accoste rarement un quai, d'où
l'obligation, si l'on désire aller à terre, de prendre
une barque inconfortable et souvent mal tenue où
l'on sera durement secoué. A toutes les escales, le
navire fait du charbon dont la poussière pénètre partout, rend le séjour à bord presque impossible pour
les passagers valides, à plus forte raison pour des
malades ; de plus, si le navire est évité debout au vent
les yeux, les voies respiratoires sont envahis par cette
poussière, d'où conjonctivite, éternuements désagréables, sensation de sécheresse sur les muqueuses
nasale et pharyngienne. Quand les passagers sont
nombreux, le malade sera dans l'obligation de retenir une cabine pour lui seul, ce qui augmentera
considérablement le prix du passage. En effet, outre

qu'il serait fort désagréable de partager la cabine avec un passager qui voudra la lumière quand on désirera l'obscurité, fermera le sabord par 30° de chaleur, il faut vraiment avoir bien peu vécu sur les bateaux ou avoir fait une singulière navigation pour ignorer que tout individu simplement suspect de tuberculose ne trouvera jamais un compagnon de cabine. Au moindre soupçon de la maladie, on voit le passager affolé réclamer énergiquement son changement et si c'est celui du malade qui est décidé, la désinfection immédiate de la cabine. Bien heureux est l'infortuné malade quand les passagers ne le mettent pas en quarantaine, ne refusent pas de s'asseoir à côté de lui à la table commune. C'est un triste spectacle auquel nous avons assisté plusieurs fois. Il existe à la vérité une catégorie de tuberculeux qui, sans égard pour leurs voisins, crachent partout et sous prétexte qu'ils sont sur un bateau refusent de prendre les plus élémentaires précautions. Ces malades, n'ayant d'autre but que la satisfaction immédiate de leurs désirs, sèment la contagion autour d'eux, sont de véritables meurtriers. Les observations sont généralement mal reçues par ces malades qui du reste n'en tiennent aucun compte; aussi l'impérieux devoir du médecin sera-t-il de mettre en garde les intéressés (surtout si on a affaire à une personne de l'équipage) contre un danger d'autant plus grand qu'il s'agira de malades chez lesquels les tubercules, les produits caséeux, les cavernules entourés de tissu fibreux contiennent néanmoins le bacille de Koch à l'état virulent. A un moment donné, une tuberculose aiguë peut évoluer et en quelques semaines enlever ces malades. Il appartiendra aux intéressés prévenus de prendre telles mesures qu'ils jugeront nécessaires, quant au médecin, il aura mis sa responsabilité à l'abri.

Les paquebots ont des itinéraires fixes, des dates de départ et d'arrivée impératives, font de la route par n'importe quel temps. Il pourra en résulter pour les malades un séjour quelquefois pénible dans une escale et, en cours de route, par mauvais temps, un mal de mer qui sera loin d'améliorer la situation, quoique nous ayons lu quelque part que « les nausées durables rétablissaient la fonction de l'estomac et de l'intestin ». Dans certains parages, la chaleur humide favorisant l'apparition des bourbouilles apportera une gène notable à la fonction cutanée si importante ; elle entraînera des excès de boissons glacées dont le résultat sera d'augmenter la dilatation de l'estomac fréquente chez les tuberculeux. En cours de route, le malade étendu sur le pont aura à se protéger contre le soleil, les embruns, les escarbilles, l'air trop excitant (1) qui pourra provoquer une recrudescence d'hémoptysies, presque toujours de la tachycardie. Le régime alimentaire essentiellement azoté qu'on a habituellement sur les bateaux, favorisera également en élevant la tension artérielle, l'apparition de ces accidents. Enfin, sera-t-il prudent de mettre sur un paquebot un tuberculeux qui au sor-

(1) De nombreuses expériences, faites par temps calme, nous ont permis de constater la présence, en proportion notable, du chlorure de sodium dans l'air marin et l'eau de pluie.

tir d'une cabine très chaude, où il aura abondamment transpiré, sera brusquement exposé aux perpétuels courants d'air qui règnent dans les batteries ?

Il ne s'agit donc pas d'établir une opinion sur quelques cas de malades observés à bord vingt-quatre ou quarante-huit heures ; il faut les avoir suivis vingt, trente, quarante jours pour voir quel résultat déplorable pourront avoir sur leur santé des changements de température tels que parti de Hong-Kong avec 28°, il ne sera pas rare de trouver trois jours après, quelques degrés au-dessous de zéro à Shanghaï, et de même en hiver en passant de la mer Rouge en Méditerranée. Nous ne saurions omettre de signaler également le danger des soirées fraîches, des nuits froides et humides, succédant à des journées de chaleur intense. Loin d'être dévorant, l'appétit diminue plutôt. Le manque absolu d'exercice, la monotonie de l'existence rendent les traversées difficiles à supporter. Il est vrai qu'on recommande de s'intéresser aux ébats des marsouins, des poissons volants, de compter les bateaux qui passent, de guetter le rayon vert, d'observer les étoiles ; comme distraction, il faut avouer que c'est vraiment insuffisant.

Les seuls réels avantages de la cure en mer, et nous avons seulement en vue les longues traversées sur voiliers, sont dans le bénéfice considérable retiré par le malade de l'existence exempte de soucis et forcément continente qu'il mène à bord et surtout de la presque complète suppression des poussières et organismes en suspension dans l'air.

Personne ne met en doute les bons effets de la cure marine, mais on veut parler de cette cure au bord de la mer dont il sera facile d'éloigner rapidement le malade au cas où les résultats ne lui en seraient pas favorables. Un moyen qui, à notre avis, semble assez pratique, serait d'installer dans les stations maritimes fréquentées par les tuberculeux des flottilles de canots aussi confortables que possible, qui deux fois par jour, le matin de 8 heures à 10 heures, le soir de 2 heures à 5 heures, seraient remorqués à plusieurs milles en mer par une simple chaloupe à vapeur qui suffirait à assurer ce service peu dispendieux. Ces canots pourraient être disposés sur deux lignes de file et accouplés deux à deux au moyen d'espars qui les maintiendraient éloignés l'un de l'autre. On pourrait y installer des chaises longues, vrais lits de repos, sur lesquels dans d'excellentes conditions les malades prendraient le bain d'air si en faveur à juste titre à l'heure actuelle. Par beau temps et suivant l'état de leur santé, ils pourraient se reposer, pêcher, ou ramer, ce dernier exercice pratiqué modérément étant particulièrement indiqué dans le traitement.

La dépense occasionnée par ces promenades en mer serait peu élevée. Elle ne grèverait par lourdement le budget des familles qui, nous le croyons, les verraient s'organiser avec plaisir.

En résumé, lorsque, sans parti pris, on cherche à établir les avantages que le malade peut retirer des longs voyages en mer, on s'aperçoit que ces avantages sont médiocres, mais qu'en revanche les inconvénients qui peuvent en résulter pour lui sont si graves que, de bonne foi, on ne saurait conseiller aux tuberculeux ce mode de traitement.

Ulcère phagédénique tropical. — Qu'on l'appelle plaie annamite, plaie malgache, etc., l'ulcère tropical paraît être une simple lésion trophique tirant son caractère de gravité, quelquefois extrême, de ce fait qu'elle siège sur des tissus que l'anémie, la cachexie palustre ont transformés en terrain favorable à son développement. La lésion primitive pourra être une plaie quelconque (abcès, furoncle, déchirure des tissus, quelquefois une simple piqûre de moustique que le grattage a enflammé), sur laquelle viendront se greffer faune et flore microbiennes et dont la marche sera favorisée par les topiques aussi nombreux que malpropres en usage dans la médecine indigène. Nous avons eu à soigner un très grand nombre de ces plaies sur les Kabyles revenant de Madagascar après l'expédition. Le phagédénisme a été la complication contre laquelle nous avons eu le plus souvent à lutter. Les diverses poudres médicamenteuses ne nous ont pas donné de bons résultats; par contre, le pansement humide ordinaire nous a très bien réussi. Rasage des poils s'il y a lieu, désinfection minutieuse de la plaie et de ses alentours au savon et à l'alcool. Les solutions employées ont été le sublimé o,3o à o,5o p. 1.ooo, l'acide phénique 25 grammes p. 1.ooo, l'acide picrique 5 p. 1.ooo. Ces solutions sont suffisamment fortes, car sur ces tissus de peu de vitalité et avec la chaleur qui règne dans la cabine, les faux ponts, un érythème phlycténoïde pourrait se développer autour de la plaie et en augmenter la gravité (1). Au début du traitement, ce pansement sera renouvelé tous les jours, deux fois par jour même dans certains cas, puis à mesure que la guérison s'avance on peut ne le faire que tous les deux jours. On le continue sans modification aucune jusqu'à cicatrisation complète de la plaie. Les solutions devront être employées aussi chaudes que le malade pourra les supporter. Dans la journée, sans défaire le pansement, on peut à diverses reprises l'humidifier au moyen d'une petite seringue sur le bout de laquelle on fixe un tronçon de sonde assez rigide pour pénétrer entre la peau et la couche de coton hydrophile. Taffetas caoutchouté recouvrant largement le pansement. Élévation du membre et son immobilisation dans cette position déclive pour favoriser la régression de l'œdème et hâter la réparation des tissus. On se trouvera bien d'exposer plusieurs fois par jour l'ulcère aux rayons du soleil lorsqu'on naviguera dans les parages chauds. Dans les régions froides, ou lorsqu'il n'y a pas de soleil, on peut aussi exposer la plaie à la chaleur rayonnante du thermocautère qui, porté au rouge, est maintenu à quelques centimètres au-dessus de la région malade. Quand la plaie est en bonne voie de guérison, nous avons dans quelques cas employé avec succès la pommade n° 2 (v. p. 86). Application d'une compresse de gaze hydrophile légèrement enduite de la pommade. Coton. Gaze chiffon. Bande peu serrée. Régime tonique. Quinine, salicylarsinate de mer-

(1) Quand la plaie a pris un bon aspect, on peut se servir uniquement d'eau distillée, bouillie et filtrée.

cure en injections hypodermiques, iodure de potassium suivant le terrain sur lequel évolue la lésion. D'après la méthode de Bier, on pourra, en suivant attentivement le malade, pratiquer à la racine du membre une compression suffisante pour entraver modérément la circulation de retour, sans gêner la circulation artérielle. Nous avons eu deux guérisons relativement plus rapides par ce moyen.

Variole. — En signalant cette maladie dont en dix-huit ans nous avons eu une vingtaine de cas à bord des différents navires sur lesquels nous avons été embarqué, nous voulons seulement établir qu'avec de sérieuses et énergiques précautions il est facile d'empêcher l'épidémie de se propager principalement parmi le personnel de couleur qui, sur certains navires comprend près des deux tiers de l'équipage. La vaccination doit être largement pratiquée (1). Bien souvent on rencontre la plus mauvaise volonté chez le personnel européen qui se prête difficilement à cette mesure nécessaire. L'isolement des malades peut être aussi complet que possible, ainsi que celui du personnel chargé de les soigner, mais il importe que le médecin trouve dans le Commandement l'appui affectif qui lui est indispensable pour réaliser cet isolement dans les meilleures conditions. A

(1) On a signalé des cas de personnes qui, deux ans avant, ayant été vaccinées avec succès, ont néanmoins contracté à nouveau la maladie. Le fait a été constaté plus spécialement chez des enfants.

Quelques jours (7 à 8) après la vaccination divers érythèmes sans gravité peuvent apparaître ; se le rappeler.

la première escale, le malade est débarqué, et on procède à une minutieuse désinfection des hardes et locaux contaminés.

Il est des cas où le diagnostic entre la variole et la varicelle suppurée est particulièrement délicat. Toutefois, nous avons cru remarquer que dans la variole les vésico-pustules sont plus nombreuses aux extrémités des membres, elles le seraient davantage sur le tronc et dans le dos dans le cas de varicelle.

Les vésico-pustules pourront être saupoudrées avec :

```
Benzoate ou salicylate de bismuth .    40 gr.
Peroxyde de zinc . . . . . . . . . .    10 —
Menthol . . . . . . . . . . . . . .     0 — 80
Talc stérilisé . . . . . . . . . . .   200 —
```

Mélanger intimement au mortier.

L'injection de nitrate de pilocarpine (o,10 p. 20), 1 centimètre cube en deux fois dans les vingt-quatre heures, modifie heureusement l'éruption, hâte et atténue la période de suppuration et surtout permet à cette période toujours critique d'évoluer avec des températures ne dépassant pas 38°. L'acide salicylique (o,30) en cachet, administré de trois en trois heures donne de bons résultats.

Surveiller les complications oculaires. Lavages fréquents avec la solution tiède de cyanure de mercure (o,25 p. 1.000). Pommade au précipité jaune en cas d'ulcération de la cornée. Instillation d'ésérine s'il y a menace de perforation.

Ventouses. — Pour éviter au malade deux applications de ventouses dans le cas où on les scarifie, on peut, au moyen d'un crayon dermographique, tracer un trait suivant les bords de l'appareil en verre après avoir désinfecté la peau par le savonnage et l'alcool. La friction vigoureusement faite suffit à produire la congestion de la peau. Rapide passage de la lame utilisée à la flamme de la lampe à alcool. Nous nous servons de préférence de verres de cuisine à bords épais plus commodes que tous les modèles de ventouses mis à notre disposition. Nous employons du papier fin plutôt que le coton hydrophile, qui ne s'éteignant pas toujours immédiatement tombe sur la peau et la brûle. Le procédé, consistant à échauffer l'air dans l'intérieur de la ventouse au moyen d'un tampon fixé sur une tige métallique, trempé dans l'alcool, et enflammé, est surtout très propre mais donne souvent des insuccès.

Le malade sera disposé de façon à ce qu'une ventouse scarifiée venant à se détacher, ne puisse se casser et aller souiller les draps, la chemise du malade. Les ventouses enlevées, essuyer le sang, recueillir les débris de papier brûlé, puis la région lavée à l'eau tiède, la recouvrir largement d'un linge fin trempé dans l'alcool camphré et fortement exprimé. Bandage de contention.

La ventouse sèche ou scarifiée est à bord des bateaux un commode et précieux moyen thérapeutique. Nous l'employons très fréquemment surtout avec les soutiers arabes et les boys.

DEUXIÈME PARTIE (1)

I

Projet de règlement pour la création d'un corps de médecins sanitaires maritimes placés sous le contrôle direct de l'État.

L'exposé sincère et détaillé des faits consignés dans la première partie de ce travail nous permettra d'établir que, si à bord d'un bateau le médecin veut s'occuper consciencieusement de son service, et principalement sur les lignes de Chine et de Madagascar, il a amplement de quoi occuper son activité.

Et dès lors, on est amené à se demander, si à l'heure actuelle la situation faite aux médecins sanitaires maritimes (M. S. M.) est vraiment en rapport avec leurs véritables attributions, si ces derniers sont suffisamment préparés à remplir la tâche qui leur est confiée, si enfin leur position mal définie,

(1) Cette deuxième partie a paru dans la *Revue d'hygiène et de médecine tropicales* du 27 juillet 1906.

placés qu'ils sont quelquefois entre leur devoir
et leurs intérêts, leur permet d'inspirer confiance,
de montrer l'esprit de décision, la ferme volonté
indispensables pour faire au point de vue sanitaire
l'œuvre utile qui, dans les circonstances critiques,
sera la meilleure sauvegarde des existences humaines. Nous pensons au contraire qu'à tous ces
points de vue, de sérieuses modifications devront
être apportées dans l'institution des M. S. M., que de
pratiques moyens d'exercer leur profession devront
leur être assurés, dans une mesure variant naturellement avec la longueur du trajet et l'importance de
la ligne.

Ce sont ces questions que nous allons essayer de
traiter avec la plus entière bonne foi, utilisant la
modeste expérience acquise au cours de dix-huit
années de navigation sur presque toutes les lignes
desservies par les paquebots français.

Recrutement d'autrefois. — Il n'y a pas encore
longtemps on autorisait les Compagnies de navigation à prendre à bord de leurs bateaux, tout docteur
en médecine faisant une demande d'embarquement.
On leur permettait même quand ces médecins venaient à manquer d'utiliser les services d'officiers de
santé, d'internes des hôpitaux, voire de simples étu-
diants en médecine. Il serait sans intérêt de suivre
dans leurs divers avatars les M. S. M. depuis le début
de cette institution. Il suffit de se rendre compte de
ce qui se passe encore aujourd'hui dans certaines
Compagnies pour être autorisé à conclure qu'il y a
quarante ou cinquante ans la situation de ces méde-

cins n'était guère brillante et que bien précaires
devaient être les moyens mis à leur disposition pour
l'exercice de leur profession.

**Recrutement conformément au décret du 4 janvier
1896.** — A l'heure actuelle, cet ancien état de choses
a subi, quant au recrutement des médecins, une importante modification. En effet, aucun docteur en
médecine ne peut songer à embarquer comme
M. S. M. s'il n'a passé avec succès un examen portant sur la bactériologie, la réglementation sanitaire
et ses applications pratiques.

Tout bâtiment à vapeur français affecté au service
postal ou ayant à bord au moins cent personnes et
faisant un trajet dont la durée dépasse quarante-huit
heures doit avoir à son bord un M. S. M. Celui-ci
est tenu de soigner toutes les personnes qui ont
recours à lui pendant leur séjour sur le bateau; de
plus, par tous les moyens mis à sa disposition, il doit
préserver le navire des maladies épidémiques ou
contagieuses, les combattre, si elles surviennent.

La présence d'un médecin sur le navire n'apparaît
pas de nécessité absolue aux yeux de tous les intéressés. Aussi est-on porté à la discuter, à la juger
trop dispendieuse, vexatoire même. Maintenant, qu'en
cours de route une maladie ait une issue fatale,
qu'un blessé attende de longs jours les soins que
réclame son état, le navire n'en aura pas moins fait
le voyage dans des conditions normales et comme
on a toujours assez de courage pour supporter les
douleurs des autres, la disparition d'un être humain,
les cris d'un blessé seront vite oubliés. Hâtons-nous

de dire que la majorité des Compagnies raisonne autrement et nous en connaissons qui n'hésitent pas à embarquer un médecin sur tout navire quittant le port d'attache, alors que le nombre des personnes se trouvant à bord n'exige pas cette formalité.

Diverses causes ont eu pour effet de modifier l'ancien mode de recrutement des médecins. C'est tout d'abord l'extension du service postal nécessitant une augmentation considérable de la flotte marchande. D'autre part, le développement de notre empire colonial a rendu chaque jour plus important le nombre des fonctionnaires civils et militaires, des colons qui, en toute saison de l'année, quittent ou regagnent la France sur de grands paquebots où il n'est pas rare de trouver quatre à cinq cents passagers et parmi eux de nombreux malades ou convalescents, principalement sur les lignes de Chine, de Madagascar, de la côte occidentale d'Afrique.

Limite d'âge dans le nouveau corps de M. S. M. — Dans le nouveau corps de M. S. M. dont nous proposons la création, tout candidat à ce poste ne devra pas avoir plus de trente ans le jour où il entrera en fonctions. A soixante ans il sera mis d'office à la retraite. Toutefois, si les soixante années d'âge n'étaient pas exactement révolues au moment de la désignation pour un nouvel embarquement, le médecin sera autorisé à faire ce dernier voyage.

Examen. — En créant un corps de M. S. M. pouvant compter sur une solde convenable, une retraite après vingt-cinq années de service actif et certaines récompenses honorifiques, l'État sera en droit d'exiger que les candidats justifient d'une sérieuse préparation tant scientifique que pratique aux devoirs de leur charge. Un examen qui pourra porter sur les matières suivantes aura lieu chaque année ou tous les deux ans, suivant les besoins du service, à une date fixée et devant un jury désigné par le Ministre compétent.

Matières de l'examen :

I. — Composition écrite. Questions relatives à :
  a) La pathologie exotique.
  b) L'épidémiologie.
  c) La prophylaxie des maladies.
  d) La réglementation sanitaire.
Examen oral. — Hygiène navale. Bactériologie. Examen de préparations microscopiques. Analyse bactériologique de l'eau.

II. — Notions élémentaires de bactériologie.
  a) Des divers procédés de stérilisation.
  b) Étuves.
  c) Cultures en général. Milieux. Ensemencements.
  d) Examen. Conservation. Examen microscopique des microbes prélevés dans les cultures, les humeurs, les organes.
  e) Procédés divers de coloration. Coupes.
  f) Le microscope et ses accessoires.
  g) Maladies expérimentales. Caractères morphologiques des microbes. Propriétés biologiques. Recherche. Diagnostic.
  h) Vaccination. Sérothérapie.

Technique particulière pour l'étude des divers microbes.

Vibrion septique.
Bactéridie charbonneuse.
Charbon symptomatique.
Tétanos.
Rouget du porc.
Pasteurelloses.
Streptocoque pyogène.
Staphylocoque.
Bacille du chancre mou.
Gonocoque de Neisser.
Spirochète de Shaudinn.
Bacille de la diphtérie.
Entérocoque.
Bacille de la fièvre ty-
  phoïde.
Bacterium coli.
Bacille d'Eberth.
Bacille de la dysenterie.
Vibrion du choléra.

Coccus de la fièvre de
  Malte.
Spirochète de la fièvre
  récurrente.
Bacille de l'influenza.
Pneumocoque.
Pneumo-bacille de Fried-
  lander.
Bacille de la peste.
Bacille de la tubercu-
  lose.
Hématozoaires endoglo-
  bulaires (Plasmodium.
  Piroplasma.   Hœmo-
  grégarine.)
Étude des moustiques.
Trypanosomes divers.
Amibes intestinales.
Coccidies.

III. — Justifier d'une connaissance pratique de la langue anglaise.

Embarquement des M. S. M. dans les différents ports. — Les M. S. M. seront en résidence fixe à Marseille, Le Havre, Bordeaux, Saint-Nazaire, Dunkerque. Ils seront autorisés à choisir leur port d'attache suivant leurs convenances personnelles, mais toutefois jusqu'à concurrence du nombre de médecins nécessaires dans chacun des ports pour les besoins du service. Au cas où les demandes de résidence dans un port quelconque seraient insuffisantes, l'État se réservera le droit de désigner d'office un médecin choisi de préférence parmi les derniers nommés.

Après cinq années de résidence dans une même circonscription sanitaire, les médecins pourront permuter entre eux après avis favorable de la Direction de la Santé du port auquel ils appartiennent. Les demandes de permutation devront être adressées aux directeurs intéressés six mois au moins avant l'expiration des cinq années de séjour. Toutefois, pour des motifs sérieux dont les Directeurs seront laissés seuls juges, une permutation pourra être autorisée entre médecins au cours de ces cinq années. Enfin, les médecins stagiaires nouvellement nommés seront désignés pour aller remplacer les confrère anciens désireux de changer de ligne et voulant profiter d'une vacance survenant dans un port de leur choix.

Etablissement des listes d'embarquement. — Dans chacun des Offices sanitaires précités, quatre listes seront affichées d'une façon permanente de façon à ce que chacun puisse aisément les consulter. Ces listes, tenues avec le plus grand soin, porteront les noms : 1° des médecins appelés à embarquer suivant désignation officielle; 2° des médecins en cours de route; 3° des médecins en congé régulier ; 4° des médecins autorisés à rester à terre pour cause de maladie. Les listes d'embarquement seront établies au moyen d'un

registre où seront inscrits : les noms des médecins
avec l'indication de leurs déplacements, la date de
leurs départs, de leurs arrivées, la durée de leur
temps de séjour à terre entre deux voyages ou pendant un congé ; enfin, chose importante pour les
sommes à payer à l'État par les Compagnies, le
nombre exact de leurs journées de présence effective
à bord d'un bateau. Ainsi, un médecin arrive de
voyage, on connaît la durée réglementaire de son
séjour à terre, de plus les dates de départ de tous
les bateaux dans les différentes Compagnies seront
un an avant l'époque prévue pour les mouvements
des paquebots portées à la connaissance des Offices
sanitaires intéressés ; dès lors il devient aisé d'ins-
crire le nom du médecin nouvellement arrivé à la
place qu'il doit occuper sur la liste, et d'indiquer à
ce médecin la date de son prochain embarquement
et sa destination.

Les divers Offices sanitaires munis de tous ces
renseignements précis pourront facilement longtemps à l'avance établir les listes d'embarquement.
Aucun changement ne sera apporté à ces listes, car
il y aura toujours à terre quelques médecins stagiaires attendant leur inscription définitive dans les
cadres des médecins naviguant régulièrement. Ces
stagiaires devront toujours être prêts à partir au cas
où pour une raison quelconque, départ d'un bateau
supplémentaire, mesures quarantenaires, entrée à
l'hôpital ou décès en cours de route du médecin
embarqué, accident survenant à ce dernier au
moment du départ.... on serait appelé à utiliser leurs
services. Les Compagnies de navigation seront

tenues d'aviser dans le plus bref délai, l'Office sanitaire intéressé de tous ces incidents susceptibles de troubler le bon fonctionnement du service. L'Office sanitaire s'occupera de pourvoir au déplacement du médecin. Les stagiaires venant à manquer, le directeur d'un Office aura toujours le droit de désigner un médecin, quelle que soit l'époque du retour de ce dernier en France. Il y aurait là, en effet, cas de force majeure, et hâtons-nous de le dire, ces cas sont absolument rares.

Désignations d'embarquement. — Les désignations faites avec le plus grand esprit de justice ne pourront donner lieu à aucune réclamation, les soldes étant attachées non à la ligne, mais à l'ancienneté. Il sera formellement interdit de solliciter un embarquement de préférence à un autre. Un fait de ce genre vaudrait aux intéressés un blâme sévère de la part du directeur de l'Office sanitaire. Aucun motif, sauf le cas de maladie grave, dûment constatée, ne pourra être invoqué pour manquer le départ du paquebot sur lequel on aura été embarqué. Il est bien évident que sans cette mesure énergique, certains médecins, alléguant le mauvais état de leur santé, ou des convenances personnelles, attendraient un embarquement de leur choix.

Devoirs du médecin à son retour au port d'attache. — Dès que le médecin aura rempli les formalités sanitaires auxquelles il est astreint au retour du voyage, et qu'il aura pris congé du commandant, il devra, si toutefois l'heure le permet, se rendre immédiatement à l'Office de la Santé et se présenter au directeur, auquel il fournira toutes les explications intéressant l'ensemble du service sanitaire à bord, puis il signera le registre d'arrivée, cette dernière formalité sera également exigée le jour du départ de France. On arrêtera le nombre de ses journées de présence à bord et on l'informera de la date à laquelle il devra se tenir prêt à repartir. Dès ce moment il sera libre de son temps, mais devra laisser son adresse exacte afin que la Direction puisse toujours rester en communication facile avec lui. Trois jours avant son départ pour une destination quelconque, le médecin devra regagner sa résidence fixe. Il aura en effet à s'occuper de son installation personnelle, à s'assurer que les médicaments, ustensiles, objets de pansement réglementaires, ainsi que les produits de désinfection, demandés par son prédécesseur ont été exactement délivrés, que l'étuve fonctionne bien, que le bord possède un pulvérisateur en bon état (v. p. 7) indispensable pour la désinfection des locaux, que l'eau, les vivres embarqués sont de bonne qualité, enfin que les hommes de l'équipage sont en état de santé satisfaisant.

Bateaux dits de station. — Plusieurs Compagnies ayant installé à l'étranger des services réguliers de bateaux, qui une ou deux fois par mois mettent en communication avec les paquebots des lignes principales, certaines escales ne figurant pas dans l'itinéraire de ces derniers, tout médecin, au cours de sa navigation, devra aller passer quatre ans au moins sur les bateaux stationnaires desservant les lignes annexes. Toutefois il ne sera pas exigé qu'il reste en station quatre années consécutives. Il pourra effectuer deux périodes de deux années, la durée du voyage d'aller et celle de retour non comprises. Certaines stations étant assez malsaines, cette mesure a sa raison d'être.

Aucun médecin ne pourra, hormis le cas de maladie grave, se faire remplacer avant l'expiration d'un minimum de deux années d'embarquement sur le bateau annexe. Autant que possible il devra attendre l'arrivée de son remplaçant. Du reste le temps passé en station lui sera exactement décompté et de toute façon il devra remplir ses engagements. Un médecin pourra rester sur un bateau annexe autant qu'il le voudra; il pourra, ses quatre années accomplies, demander à y retourner. Trois mois avant l'époque fixée pour son retour en France, il devra informer l'Office de la Santé dont il dépend, de son désir de rentrer ou de prolonger son séjour en station pendant six, douze, dix-huit mois, deux ans.

Déplacements en service et pendant les congés. — Le M. S. M. se rendant en service dans un port quelconque voyagera gratuitement sur les paquebots, ainsi que sur les divers réseaux de chemins de fer. En période de congé et entre deux voyages, lorsqu'il se déplacera pour raisons personnelles, il aura droit au demi-tarif sur ces mêmes paquebots et voies ferrées. Les compagnies de navigation seront tenues de rapatrier, au titre de fonctionnaire, sur réquisition des gouverneurs, des consuls ou agents consulaires de France, les médecins laissés à l'hôpital en cours de route. Les déplacements en service se feront dans la première classe.

Soldes. — Les soldes des médecins seront établies comme suit :

Les médecins stagiaires recevront à terre ou embarqués une solde mensuelle de 250 francs. Douze mois de navigation effective leur donneront droit à une augmentation de solde de 300 francs par an. Deux ans de navigation effective vaudront à ces médecins stagiaires, après avis favorable du directeur de l'Office sanitaire, leur inscription définitive sur la liste des médecins en fonctions. A dater de l'époque de leur mise dans les cadres, ils toucheront une solde annuelle de 3.500 francs qui augmentera de 1.000 francs par périodes de quatre années jusqu'à concurrence d'une solde annuelle maximum de 7.500 francs.

Les médecins qui, quoique des cadres, se trouveraient, faute de place vacante, dépourvus d'embarquement depuis trois mois ne toucheraient plus, quelle que soit leur ancienneté, qu'une solde mensuelle de 300 francs qui pourra être portée à 350 francs au cas où ils seraient appelés à remplacer momentanément un médecin attaché à terre au service de la Santé. Cette solde sera aussi celle des médecins restant à terre en France ou à l'étranger pour raison de santé. Les frais d'hôpital, car dans tous les cas le médecin sera hospitalisé, seront payés par l'État à la première classe. La solde en période de congé régulier sera celle afférente à l'ancienneté.

Participation des Compagnies de navigation aux frais d'entretien des M. S. M. — *a)* Pour un médecin embarqué sur les lignes de la Méditerranée, de la mer Noire, les Compagnies devront payer à l'État 13 fr. 33 par jour.

b) Sur les lignes de New-York, des Antilles, de la Havane, du Brésil, de la Côte occidentale d'Afrique, sur les lignes annexes, 15 francs par jour.

c) Sur les lignes d'Australie, de la Côte orientale d'Afrique, 20 francs par jour.

d) Sur les lignes de Chine et du Japon, 21 fr. 60 par jour.

A quelque heure de la journée que se fera l'embarquement du médecin, cette journée sera payée intégralement à l'État, de même au retour, toute journée commencée (après minuit). La date et l'heure précises auxquelles le médecin sera considéré comme ne faisant plus partie de l'équipage seront fixées d'après celle de la mise en libre pratique du navire. Cette heure sera notifiée à la direction de la Santé au port d'attache du médecin.

Les Compagnies fourniront gratuitement au médecin la nourriture et le logement. La nourriture sera celle des passagers de première classe avec lesquels il prendra ses repas. Aucune place spéciale ne lui sera réservée à la table des premières, il la choisira lui-même parmi celles laissées libres. Dans les escales, il pourra se faire servir chez lui ou manger au carré des officiers.

Séjour à terre entre deux voyages. Congés — Les

voyages de moins d'un mois donneront droit à un séjour de trois à six jours en France.

Ceux d'une durée minimum d'un mois, à un séjour de dix jours.

Ceux d'une durée d'au moins cinquante jours, à un séjour de quinze jours.

Ceux d'une durée d'au moins quatre-vingts jours, à un séjour de vingt-cinq jours.

Ceux d'une durée minimum de cent dix jours, à un séjour de trente jours.

Ces durées de séjour paraîtront suffisantes si l'on songe que le médecin embarqué quittant le navire dès son retour au port d'attache et n'ayant avant son nouveau départ que peu d'heures à passer à bord pour la vérification du matériel de pharmacie, aura tout son temps libre entre deux voyages.

Après deux années de station, le médecin aura droit à un congé d'un mois, de trois mois pour quatre années consécutives passées en station. Chaque année supplémentaire donnera droit à deux mois de congé en plus. Quatre mois de congé seront accordés à tout médecin ayant cinq années consécutives de navigation à bord des paquebots. Durant ce congé, les médecins seront tenus d'aller passer au moins quinze jours à l'Institut Pasteur pour se mettre au courant des nouvelles recherches bactériologiques.

Un certificat constatant leur assiduité aux travaux de laboratoire, aux conférences, leur sera délivré au départ et réclamé au retour au port d'attache par le directeur de l'Office sanitaire.

Peines disciplinaires — Une première infraction aux règlements établis provoquera un rappel à l'ordre.

Tout médecin qui, sans de sérieuses raisons de santé, refuserait de s'embarquer pour une destination quelconque, serait mis au dépôt sans solde pendant trois mois. En cas de nouveau refus, son nom serait définitivement rayé des listes d'embarquement.

Une plainte grave portée contre le médecin par le Directeur de la Santé, le capitaine du navire, la Compagnie au service de laquelle il se trouve pourra provoquer, après enquête, la mise à pied sans solde pendant trois mois et le renvoi en station pendant un an. Une seconde plainte pourra entraîner la mise à pied sans solde pendant six mois et le renvoi en station pendant deux ans. A la troisième plainte justifiée, le nom du médecin sera rayé des listes d'embarquement.

Distinctions honorifiques. Postes à terre. — Le M. S. M. aura droit aux diverses distinctions honorifiques que le Gouvernement accorde pour acte de dévouement aux médecins exerçant à terre. Vingt-cinq années de service à la mer mettront le médecin dans les conditions requises pour être inscrit au tableau de la Légion d'Honneur.

Les rapports, établis par les M. S. M. et envoyés tous les trois ans au Ministère de l'Intérieur, seront l'objet d'un concours à la suite duquel seront distribuées des récompenses aux meilleurs travaux.

Il sera absolument établi, sans que jamais aucune dérogation puisse être apportée à cette décision, que les fonctions de Directeur de la Santé et de médecin arraisonneur dans les ports, seront exclusivement réservées aux M. S. M. pouvant justifier de quinze années de service effectif à la mer. Les nominations se feront au choix à la suite d'un concours sur titres.

Retraite. — Après vingt-cinq années de service à la mer et au moins cinquante-cinq ans d'âge, le médecin pourra faire valoir ses droits à la retraite. Cette retraite en vue de laquelle des retenues sur la solde seront faites proportionnellement aux appointements sera de 3.000 francs par an et payée par l'État. Après quinze années de service une retraite pourra être allouée aux médecins pour raison de santé. En cas d'infirmités contractées en service et mettant le médecin dans l'impossibilité de gagner sa vie, une retraite de 1.800 francs pourra lui être allouée quelle que soit son ancienneté.

L'obtention de ces retraites sera subordonnée à un avis favorable du directeur de l'Office sanitaire au port d'attache du médecin et aux conclusions d'un examen fait par deux médecins désignés par le Ministre de l'Intérieur.

Au cas ou y ayant droit, un ancien M. S. M prendrait sa retraite comme directeur d'un Office sanitaire, la retraite allouée serait de 4.000 francs.

Tenue réglementaire. — Sauf les attributs exclusivement militaires, nous pensons que la tenue réglementaire à bord pourra être celle des médecins de première classe de la marine pour les médecins M. S. M. titularisés; celle des médecins de deuxième classe pour les stagiaires. La tenue en blanc sera autorisée dans les pays chauds.

Devoirs du médecin. Son rôle.

Patentes de santé. — Le M. S. M. est seul déposi-
taire à bord des patentes de santé. En cas de maladie
le mettant dans l'impossibilité de faire son service en
cours de route, il devra les remettre au commandant
qui confiera à l'officier chargé du rôle d'équipage le
soin de se procurer les patentes ou visas sanitaires
dans les différentes escales. Il serait à désirer que
les compagnies de navigation invitassent leurs
agents à se procurer ces visas au passage de leurs
navires. En effet, en s'occupant des formalités nécessaires auprès des autorités consulaires françaises
et des Directions du service sanitaire local, ces
agents, plus au courant des usages du pays, feraient
gagner au navire un temps précieux ; enfin aucune
embarcation n'étant nécessaire pour le médecin, on
n'aurait à distraire du travail aucun homme de
l'équipage (1). Au départ de France, le M. S. M sera
chargé de toutes les formalités de la santé.

(1) Cela permettrait en outre de n'allouer au médecin, en
dehors de circonstances exceptionnelles, aucun frais de déplacement en cours de route,

Tout M. S. M. devra être exactement au courant des règlements sanitaires qui dans certaines circonstances lui dicteront sa conduite. Nous résumons ici quelques articles qui doivent plus particulièrement retenir son attention et nous les faisons suivre de conseils qui pourront lui être utiles à ses débuts dans la navigation.

I. *La patente est nette ou brute.*

II. C'est seulement en cas de fièvre jaune, choléra, peste, que le navire est mis en quarantaine. La variole, le typhus ne donnent lieu qu'à des mesures de précaution : visite médicale, vaccination, limitation du nombre et de la qualité des passagers pouvant aller à terre dans l'escale, obligation de hisser un pavillon spécial le jour, des feux réglementaires la nuit, présence à bord de gardiens sanitaires locaux... Toutefois chaque pays se réserve le droit de prendre telle décision qui lui convient au cas où le navire lui paraîtrait suspect (1).

III. Le médecin devra s'opposer à l'introduction à bord de personnes ou d'objets susceptibles de provoquer une maladie contagieuse. En règle générale, à l'heure actuelle, le médecin n'est jamais consulté pour l'embarquement des marchandises suspectes ; interrogé il devra se contenter de déclarer le détail du chargement.

IV. En cours de route le médecin est autorisé à faire jeter à la mer, les objets, les animaux capables

(1) Divers pays, Australie, Maurice, la Réunion, etc., mettent en stricte quarantaine les bateaux sur lesquels s'est déclaré un cas de variole et se montrent très sévères pour les cas de rougeole.

de provoquer une maladie contagieuse. Faire un procès-verbal pour la circonstance.

V. Exiger l'étuve à désinfection aussi souvent qu'il sera nécessaire de la faire fonctionner. Désinfecter les locaux contaminés, exiger la désinfection du linge sale.

VI. S'assurer que le cercueil contenant le corps d'un décédé est embarqué accompagné de tous les certificats nécessaires :

a) Certificat de décès, ou une copie de ce certificat, avec indication du genre de maladie.

b) Autorisation du ministre de l'Intérieur (France) de transporter le corps.

c) Certificat de mise en bière du corps sous la surveillance d'un médecin désigné par l'État ou le consul si l'on se trouve en pays étranger (1).

d) Certificat où il sera mentionné que le corps enveloppé dans une toile, entouré de charbon et de sciure de bois a été placé dans un triple cercueil ; (1ᶜ plomb, 2° bois dur, 3° bois blanc).

e) Certificat d'identité du corps.

f) Billet de passage de première classe pour le transport du cercueil comme fret.

VII. — Avant de quitter le bord pour se rendre à terre à l'arrivée en France, ne pas oublier de se munir de la liste des passagers, du manifeste des marchandises qu'on réclame dans les Offices sanitaires. Classer les diverses patentes et visas. Nous conseillons au médecin à ses débuts dans la naviga-

---

(1) Si le corps a été enterré, il devra l'être depuis un an au moins.

tion, de prendre note des coutumes adoptées dans chaque escale par les divers Offices sanitaires, coutumes susceptibles de recevoir des modifications. Dans quelques escales on n'aura à se procurer que le visa français ; le visa local sera également exigé dans d'autres; dans certains ports le médecin arraisonneur ne vient à bord à l'arrivée que si le commandant désire communiquer avec lui. En ce cas il lui fait savoir par un signal convenu (pavillon jaune en tête de mât ou à la corne de misaine) que sa présence est indispensable à bord.

En attendant l'arrivée de ce médecin, et en général toutes les fois que l'on a quelque déclaration importante à faire à l'autorité sanitaire locale, le médecin du bord devra, par tous les moyens mis à sa disposition, empêcher qui que ce soit de monter sur le bateau ou d'en sortir. Si l'on prévoit qu'une sérieuse visite sanitaire sera pratiquée, le commandant invitera les passagers ainsi que le personnel du bord à se montrer courtois à l'égard du médecin arraisonneur. Indisposé par de mauvais procédés, des réflexions qu'on croira spirituelles et ne seront que déplacées, ce dernier pourra faire traîner les opérations en longueur et appliquer strictement le règlement. Nous donnons ci-dessous en langue anglaise des modèles de certificat et d'avis aux passagers. On pourra utilement en prendre connaissance, la traduction en est facile.

1° *Health certificate.*

I hereby certify that there is no, no has there been, any case of infectious, contagious disease, or death (other than those to be mentioned subsequently) since leaving....; that the general health of all on board during the voyage has been good, and that no dead rats have been found; further that we have communicated with no vessel on the high seas.

Signed : Medical officer.

Place......

Date : The Xth 19....

2° Notice to passengers.

Passengers are hereby informed that before obtaining pratique on arrival at..., a muster for medical inspection of all on board will be inforced. They are therefore earnestly desired to render every facility to the boarding health officer, thus saving delay and unnecessary annoyance to all on board.

Signed : Purser.

Visite de l'équipage avant l'embarquement. — Aucun homme, à quelque race qu'il appartienne, ne devra être embarqué s'il n'a été l'objet d'une minutieuse visite médicale (1). Les hommes un peu anciens à bord se dispensent fréquemment de cette visite. L'ancienneté n'a rien à voir dans cette affaire,

(1) Tout marin devrait être porteur d'une carte d'identité. Il peut arriver que le médecin de garde reconnaisse bon pour le service un homme autre que celui devant réellement embarquer et qui, craignant d'être refusé, aura délégué un camarade à sa place.

l'homme ayant très bien pu contracter une maladie quelconque p dant le séjour du bateau en France. A l'exception des officiers, tout l'équipage devra satisfaire à cette indispensable formalité. Avec les équipages réduits qui figurent sur la plupart des bateaux, le service sera difficilement assuré dès que deux ou trois hommes auront été exemptés de service, surtout s'il s'agit d'individus ayant une spécialité à bord. Une maladie vénérienne pourra priver le bateau des services d'un matelot pendant plus d'un mois, et c'est avec les plaies des jambes, l'affection que l'on rencontre le plus fréquemment dans la pratique médicale courante à bord des navires. De même en cours de route, le médecin ne devra jamais prendre, sans les visiter soigneusement, les chauffeurs arabes, les boys indiens, chinois, malgaches, canaques, malais, annamites, surtout s'ils proviennent d'une escale infectée.

Tout homme atteint de hernie doit être refusé, à moins que cette infirmité ne l'empêchant nullement de travailler, il ne consente à signer une déclaration aux termes de laquelle il reconnaîtra être atteint de hernie avant l'embarquement. Pour avoir négligé cette précaution, on s'expose à de sérieux ennuis. En cours de route, l'homme pourra se présenter à la visite, raconter qu'il vient de faire un effort en service commandé, et avec la plus insigne mauvaise foi mettra en cause le médecin et la Compagnie. Même conduite à tenir en présence d'un malade porteur d'un varicocèle ou d'un hydrocèle volumineux. L'homme chez lequel l'auscultation aura révélé des sommets douteux, devra être écarté, car, si comme cela se produit souvent, les lésions s'aggravent à la mer, cet homme ne pourra faire aucun service, exposera ses camarades à un danger constant de contamination, étant donné que les diverses fractions de l'équipage sont logés dans des locaux absolument défectueux sous le rapport de l'étendue et de l'aération. Les cardiaques avérés devront aussi être refusés, le séjour à la mer ne pouvant que leur être défavorable.

Visite médicale journalière. — Soins aux malades. — Décès. — Inspection des divers locaux. — Le M. S. M. doit être seul chargé du service médical à bord. Sur les bateaux transportant des troupes, les médecins convoyeurs devront, dans tous les cas, s'entendre avec lui pour le bon fonctionnement du service, mais il sera bien spécifié que le médecin du bord restera seul responsable de la direction de ce service dans tous ses détails. On trouvait fort bien en 1895 qu'il en fût ainsi sur la ligne de Madagascar alors que le médecin était surchargé de travail. On ne voit pas du tout pour quelle raison, à l'heure actuelle où le service n'a rien d'excessif, on imposerait la présence d'un médecin convoyeur aux Compagnies de navigation. Actuellement, il arrive que des faits, intéressant particulièrement le service médical, surviennent à bord, sans que celui qui sera seul chargé de répondre aux questions du médecin arraisonneur en soit seulement informé.

L'heure de la visite pourra être piquée le matin à sept heures précises, excepté quand cette heure coïncidera avec l'arrivée dans une escale, auquel cas la visite serait remise à un autre moment de la journée. Les passagers seront reçus après les hommes d'équipage qu'on ne saurait retenir trop longtemps sans gêner le service. Tous les malades seront l'objet d'un examen consciencieux. C'est encore le meilleur moyen de découvrir dans l'équipage les paresseux et les simulateurs. Toutefois sans être malade, un homme peut à un moment donné avoir besoin d'un peu de repos, dans ce cas-là c'est au médecin à savoir accorder cette faveur à bon escient. A ce propos nous ferons observer qu'il est absolument nécessaire que la bonne harmonie règne entre le second capitaine et le médecin. Se soutenant mutuellement, n'obéissant à aucun parti pris injuste, ils pourront, grâce à cette ligne de conduite intelligente, réaliser les meilleurs résultats dans l'exercice de leurs fonctions respectives.

Il sera bon que le médecin se renseigne auprès des chefs de service sur les hommes du bord qui se présentent fréquemment à la visite. Il peut arriver, en effet, que des hommes réprimandés, punis pour faute en service ou ivresse, viennent trouver le médecin se plaignant à lui de douleurs dont il est quelque fois impossible de contrôler la réalité. Lorsque après avoir soigneusement examiné le malade, pris sa température, on se sera fait une opinion, on pourra le plus souvent renvoyer l'homme au travail sans lui accorder l'exemption de service qu'il est venu chercher.

Quand un homme continue à se présenter à la visite, alors qu'un examen attentif n'a rien fait découvrir, il serait injuste et imprudent de le déclarer de parti pris non malade, car il faut songer que ses camarades sont obligés de faire son service, et si le second capitaine est énergique et s'occupe de son équipage le simulateur ne s'avisera pas de recommencer. Il se peut donc que l'homme souffre réellement. Il s'agira quelquefois d'une simple douleur dans le dos chez un malade ne présentant, par ailleurs, rien d'anormal dans son état de santé. L'attention du médecin pourra être éveillée sur les suites d'un traumatisme antérieur, le fera penser à la tuberculose, à une lésion de l'aorte, à un ulcère de l'estomac, à une congestion rénale... Un homme, en bon état de santé apparent, vaquant à ses occupations habituelles, pourra être porteur d'un gros épanchement pleurétique; or il ne faudra presque jamais compter sur les renseignements fournis par les malades, mais ne se fier qu'à ses constatations personnelles(1). Donc en cas de doute, ne pas hésiter à mettre le malade en observation à l'infirmerie, qu'il ne devra quitter sous aucun prétexte. On se renseignera sur la quantité et la qualité des urines de vingt-quatre heures. Nous insistons là-dessus tout particulièrement.

Du reste, en général il n'est pas mauvais que le médecin, livré à bord à ses propres ressources, soit un peu pessimiste dans ses diagnostics. D'abord il suivra mieux son malade, et si aucune complication ne survient, sa satisfaction sera d'autant plus vive que ses craintes auront été plus sérieuses. En agissant ainsi il ne cherchera pas à donner de l'importance à son

____

(1) Il faut insister sur ce fait qu'à bord la percussion et l'auscultation sont particulièrement délicates.

service, à se rendre intéressant auprès du public facilement pris aux apparences, à masquer par l'étalage d'une activité stérile la pauvreté de son bagage scientifique. Personne n'aura été mis dans la confidence, on évitera ainsi des critiques toujours aisées, ce sera seulement un mauvais moment à passer.

Au cours de la visite, les noms de toutes les personnes venues à la consultation seront inscrits sur le *Cahier de visite des malades*. Ce cahier qui pourra mesurer 30 cent. de largeur sur 20 cent. de hauteur et avoir une épaisseur de 3 cent., sera composé de feuilles partagées en six colonnes, portant les indications suivantes: date, nom, situation à bord, diagnostic, traitement, observations. Ce cahier sera tenu avec le plus grand soin, car il constituera le meilleur document à fournir en cas de réclamation au sujet des soins donnés. Les cahiers de visite resteront la propriété du médecin. Un résumé de ce cahier figurera dans le *Journal de bord du médecin* lequel, à l'arrivée en France est apporté à l'Office sanitaire pour être communiqué au directeur de la Santé (1). Ce journal, fourni par l'État, est remis au médecin à chaque départ de France en même temps que la patente de santé. Le cahier de visite, les feuilles d'exemption de service seront fournis par les Compagnies. La feuille d'exemption pourra porter les indications suivantes: date, nom, situation à bord, motifs d'exemption de service, observations.

____

(1) Les observations de cas pathologiques graves seront seules relatées ; il ne sera fait aucune mention du nom des malades.

Autant que cela sera possible, le malade prendra en présence du médecin le médicament prescrit (1). Avec les jeunes enfants et ceux absolument indociles nous procédons ainsi : l'enfant est assis sur les genoux du médecin qui maintient solidement entre ses jambes celles de l'enfant dont un aide immobilise les mains ; puis entourant du bras gauche la tête du malade, le médecin lui obture complètement les narines. Au moment où l'enfant ouvre la bouche et l'inspiration terminée, on lui introduit le médicament sans brutalité dans la bouche qu'on ferme en appuyant contre elle la paume de la main. On laisse alors l'enfant respirer par le nez. Si la mère est énergique et intelligente on peut lui confier le soin de cette petite manœuvre qui ne fait courir aucun risque à l'enfant dont la tête ne sera jamais renversée en arrière.

Après la visite, le médecin ira voir les malades alités (2). Il s'occupera ensuite de préparer les divers médicaments ordonnés. Une partie des pansements pourra être faite dans la soirée. Il serait à désirer qu'à bord de tous les bateaux à passagers, une cabine fût mise sur le pont à la disposition du médecin. On y renfermerait les pièces de pansement indispensables ; on pourrait y pratiquer sur les hommes de l'équipage, les passagers de pont,

---

(1) Beaucoup de médicaments devant être absorbés non dans la journée, mais au cours des vingt-quatre heures, on devra forcément compter sur la bonne volonté du malade et de son entourage.

(2) Dans certains cas, il sera bon que le médecin ayant à se rendre dans la cabine d'une passagère se fasse accompagner de la femme de chambre.

les pansements dont l'odeur serait de nature à incommoder les passagers logés non loin de la salle de consultation, placée la plupart du temps dans la batterie.

Au cas où un passager, un homme de l'équipage seraient gravement malades, le médecin du bord devra provoquer une consultation, car il est rare que sur le bateau il ne se trouve quelque confrère passager. Si un décès se produit et que le décédé soit sans famille, sans amis, il sera bon que le médecin s'occupe avec l'infirmier de la toilette du corps, surtout s'il s'agit d'un cadavre porteur de plaies, souillé par les déjections; il fermera les yeux, maintiendra les machoires rapprochées au moyen d'une mentonnière. Au cas où le malade près de sa fin interroge le médecin sur son état, on peut discrètement lui conseiller de mettre ordre à ses affaires. S'il est accompagné, on mettra la famille, les amis, au courant de la situation. S'il se trouve un prêtre à bord et que le malade réclame sa visite, on devra en prévenir ce dernier, mais en intervenant personnellement le médecin sort de son rôle. Du reste, une pareille démarche peut avoir sur l'état du malade un effet désastreux. En 1898 nous embarquions à Tamatave un lieutenant d'infanterie coloniale, M. T. porteur d'une grave blessure à la tête, résultat d'une tentative de suicide. L'état général du blessé permettait d'espérer qu'on pourrait le ramener en France ou tout au moins le laisser à Suez. Nous avions à bord un missionnaire qui le lendemain de son arrivée voulut à toute force se rendre auprès du malade. Cette intervention était tout au moins inopportune. Malgré nos observations le prêtre pénétra dans la cabine de M. T. Quelques heures après ce dernier nous fit appeler ainsi que plusieurs de ses camarades. Nous le trouvâmes dans un état d'excitation extrême. Il avait fait venir du champagne et des verres pour boire une dernière fois avec nous. Ce fut à grand'peine qu'on parvint à le maintenir dans son lit. Il mourut dans la nuit.

Nous recommandons vivement à nos confrères de se procurer l'adresse des familles. Une lettre dans laquelle seront indiqués la date et les causes du décès, les parages où a lieu l'immersion, où seront brièvement relatés les derniers moments du décédé, enfin tous les détails que l'on croira de nature à intéresser la famille, sera certainement la bienvenue. Nous avons adressé cette lettre quand nous l'avons pu et les réponses reçues nous ont prouvé que nous avions eu raison d'agir ainsi.

Une fois par semaine, on fera l'inspection des aménagements, des divers postes, de la batterie de cuisine, des caisses en fer placées sur le pont et contenant l'eau destinée à être bue par l'équipage. Il arrive souvent que le navire étant au mouillage, on ne fait pas fonctionner les pompes envoyant l'eau dans les lieux d'aisance ; le médecin devra faire cesser cette fâcheuse négligence, car toutes les ouvertures étant fermées à cause du charbon, l'air des batteries devient irrespirable. Au voyage de retour, sur les bateaux de Chine, d'Australie, de Madagascar, de la côte occidentale d'Afrique, l'équipage embarque une énorme quantité de grandes cages d'oiseaux, principalement de perruches dont la présence constitue un

véritable danger pour le bord. Outre l'odeur infecte
qui se dégage de ces cages, les cris des milliers d'oiseaux qui y sont entassés, rendent intolérable l'existence des officiers, des passagers logés sur le pont,
car peu à peu aux cours du voyage, les propriétaires
des oiseaux, ne se contentant plus de l'espace qui
leur est accordé, placent ces cages dans des endroits
de leux choix. Le médecin du bord ne saurait trop
énergiquement s'opposer à cet état de choses sur
lequel il conviendra d'attirer l'attention du commandant.

Le médecin devra insister auprès du second capitaine sur la nécessité qu'il y a de débarrasser autant
que possible par un fort jet d'eau et un vigoureux
balayage, la chaîne et l'ancre de la vase, des immon-
dices et des coquillages qu'elles ramènent quand on
les rentre à bord, ce qui peut n'être pas sans inconvénients dans un port contaminé et en eau peu profonde; de plus le poste de l'équipage est souillé et
les matelots incommodés par la mauvaise odeur qui
se dégage du puits à chaîne au fond duquel se décom-
posent les détritus retirés de la mer.

Le médecin devra s'assurer que les filtres, les
caisses à eau sont en bon état, en surveiller le nettoyage. Dans certains ports, l'eau est particulièrement trouble, et par grand roulis la perméabilité des
matières filtrantes est rapidement gênée ; il sera bon
d'interposer entre ces dernières et le liquide à son
arrivée dans l'appareil une ou deux plaques métalliques percées d'un très grand nombre de petits
trous. Chaque jour, ou même deux fois par jour, on
devra pouvoir procéder au nettoyage, au flambage

de cette plaque qui offrira l'avantage d'arrêter la plus grande partie des corps en suspension dans l'eau, dont la filtration sera ainsi facilitée (1). De temps à autre le médecin ira à la cuisine examiner les vivres sortis de la glacière, et après avoir prévenu le commissaire fera jeter à la mer ceux dont l'aspect, l'odeur trahiraient par trop le manque de fraîcheur.

Le personnel attaché au service des cabines devra laver à l'eau bouillante et à la potasse forte, deux fois au moins par semaine, tous les récipients placés dans les cabines. Ces soins ne doivent pas être considérés comme indignes d'attirer l'attention du médecin ; certes, de telles idées ne sont plus de notre temps, actuellement l'accord est unanime pour reconnaître à ces détails d'hygiène une réelle importance.

Ces diverses inspections terminées, le médecin en rendra compte au commandant avec lequel il se consultera pour les modifications ou améliorations nécessaires. Il mentionnera dans le *Journal de bord du médecin* les diverses constatations qu'il aura pu faire au cours des inspections et les observations qu'il a cru devoir suggérer à chacun des intéressés dans l'intérêt du service sanitaire.

Il est bien certain que quel que soit le tact du médecin, son désir de faire œuvre utile, il n'assu-

(1) Le filtre devra pouvoir être ouvert facilement. A l'heure actuelle, c'est, sur la plupart des bateaux, une véritable opération que cette ouverture qui nécessite le dévissage de vingt ou trente gros boulons ; aussi le nettoyage des filtres ne se fait-il que tous les trois ou quatre mois, ce qui est absolument insuffisant.

rera pas son service sans heurts, sans petits froissements de part et d'autre. Dans l'exercice de ses fonctions pourtant bien modestes, le seul fait de faire consciencieusement la visite des malades, d'interdire formellement à l'infirmier de sortir de son rôle, d'exiger que les mesures d'hygiène soient exactement respectées, suffit pour le désigner à la malveillance, lui rendre quelquefois très difficile l'existence sur le bateau. Tous ceux qui ont vraiment vécu la vie de bord reconnaîtront l'exactitude de cette fâcheuse constatation. Nous en connaissons et des meilleurs, qui, après quelques années de lutte, se sont découragés, se sont attachés uniquement à se faire une existence exempte de soucis, et comme disent les marins *laissent courir*. Trop souvent ils ont pu se rendre compte qu'à bord de certains bateaux, l'égoïste satisfaction d'intérêts particuliers, et surtout la crainte des responsabilités feront abandonner la cause du médecin consciencieux. Dans de telles conditions, si, ce dernier a à intervenir pour une question sanitaire et comme cela arrive de plus en plus fréquemment, au sujet d'un malade indocile, d'un simulateur, il ne pourra le faire qu'avec une extrême circonspection, car malgré ses certitudes, sa bonne foi, il verra souvent les événements se retourner contre lui.

Conduite du médecin en cas d'épidémie. — Nous allons essayer de traiter d'une façon pratique la question très importante de la conduite du médecin en cas d'épidémie à bord.

Dès que le diagnostic aura été fait et aussi dans le

cas où des doutes subsisteraient dans l'esprit du médecin, celui-ci devra tout d'abord faire part au commandant seul de sa certitude ou de ses craintes. Il est inutile que le fait soit connu de l'équipage et des passagers, il sera toujours temps de les en avertir au cas où des mesures générales d'isolement devraient être prises. Cet isolement, aussi complet que possible des malades, devra être le but auquel tendront tous les efforts du médecin, le mobile qui devra primer toute autre considération. Sur les bateaux ne possédant pas de cabine d'isolement, il est nécessaire que l'on mette à la disposition du médecin tous les moyens qu'il croira devoir employer pour remédier à ce défaut. Des cabines seront choisies de préférence à l'arrière du navire et sur le pont, de façon à ce que les germes infectieux ne soient pas entraînés par le vent sur toute la longueur du navire. En effet quand le vent vient de l'arrière, il ne se fait guère sentir dès que le navire marche à une allure de douze à treize nœuds. Cette situation sur l'arrière permettra en outre de procéder à l'immersion des corps, en attirant le moins possible l'attention des passagers, ce qui est d'une façon générale un résultat à rechercher. Pendant tout le temps que le médecin aura à s'occuper des isolés, sa conduite pourra être la suivante. S'il se trouve sur le bateau un médecin passager, il devra le prier de continuer aux malades ordinaires en cours de traitement les soins que lui-même leur donnait et de lui signaler tout nouveau cas de contagion survenant à bord. Autant que faire se pourra, il n'aura avec l'équipage et les passagers aucune relation, son rôle se bornant à soigner les

isolés. S'il est seul à bord, obligé qu'il sera de s'occuper de tous les malades, d'autre part tenu de veiller à la stricte observation des questions d'hygiène
générale, il pourra procéder de la sorte ; du moins
c'est ce que nous avons fait en pareille circonstance
et nous n'avons pas eu à le regretter.

Avant de communiquer avec les isolés, le médecin
revêtira un costume léger, facile à laver (costume
blanc ou vêtement de nuit pour le bord). Après avoir
visité les malades il ne manquera pas, en quittant
leurs cabines, de frotter à diverses reprises la semelle
de ses souliers sur des fauberts trempés dans une
solution de sublimé (10 p. 10.00) et placés sur le
seuil de ces cabines (1). La cabine la plus rapprochée des malades sera donnée au médecin, il pourra
s'y livrer au moyen d'un tub ou d'une simple baille
aux soins d'une minutieuse toilette de tout le corps
qui sera savonné, lavé à l'eau chaude et lotionné avec
une solution de sublimé à 1 p. 1.000 légèrement
alcoolisée. Pour le visage se contenter d'un savonnage, puis à la surface passer un linge trempé dans
une solution alcoolique boriquée à saturation ; terminer par la désinfection des mains et un curage
mécanique des ongles à sec. Le médecin pourra alors
revêtir un costume blanc propre changé chaque
matin. Il prendra ses repas à part, et ne négligera
aucune précaution dans le but de diminuer le plus
possible les causes de contamination par sa propre
personne. Si un décès survient, il pourra sans diffi-

(1) Une paire de galoches pourrait être de préférence utilisée à ce moment.

culté, aidé d'un homme de bonne volonté, préparer le corps pour l'immersion après avoir averti le capitaine qui lui fera tenir tout ce dont il aura besoin.

Il sera bon que l'infirmier du bord ne communique pas avec les isolés, car momentanément, il pourra rendre quelques services d'ordre médical en l'absence du médecin. Et puisque nous sommes amené à parler de l'infirmier, faisons remarquer que cet homme a à remplir à bord une tâche qui n'est pas négligeable. En lui accordant de modestes avantages, on pourrait se montrer plus difficile dans le recrutement, et on arriverait à posséder un personnel bien entraîné, intéressé à conserver sa place et dont le concours serait précieux au médecin, surtout à l'époque où sur les différentes lignes, ont lieu de grands départs d'émigrants, d'importants envois ou rapatriements de troupes. De plus il est indispensable que le médecin, venant à s'absenter, soit assuré de laisser à bord un serviteur suffisamment au courant du service pour faire un pansement d'urgence, donner d'une façon intelligente les premiers soins à un malade. Or actuellement, la grande majorité des individus préposés à ce service sur les bateaux sont absolument incapables de le remplir, s'occupent uniquement de leur pacotille, n'ont d'un infirmier que le nom.

L'homme dont on utilisera les services, devra lui aussi observer les mêmes soins minutieux pour la désinfection du visage et des mains. Il restera d'une façon permanente avec les isolés, et s'occupera plus spécialement de désinfecter les récipients destinés à recevoir les déjections, les crachats, etc... Le médecin aura soin de faire placer dans la cabine qui lui aura été attribuée, les médicaments, instruments, ustensiles et objets de pansement indispensables. Il y joindra quelques boîtes de lait concentré, des biscuits secs, du thé, du cognac, quelques pots de confiture, de l'eau minérale, de l'alcool à brûler, une lampe en verre à trépied, du sucre, quelques bouteilles de vin de Champagne, etc... Des récipients fermés pour l'eau potable lui seront donnés en nombre suffisant ainsi qu'une assez forte provision de glace qu'on conservera dans des couvertures de laine.

En cas de peste toutes les personnes ayant été plus particulièrement en contact avec les malades, le médecin, ses aides, seront immunisées sans retard. A un pesteux, injecter dans une veine dès que le diagnostic aura été fait, 8o centimètres cubes du sérum de l'Institut Pasteur. Au cours de la maladie injecter chaque jour 6o centimètres cubes jusqu'à défervescence complète. En cas de variole toutes les personnes se trouvant à bord devront être vaccinées. En cas de choléra les passagers, les hommes de l'équipage, rationnés pour la boisson, n'auront à leur disposition que de l'eau bouillie conservée dans des récipients propres et exactement clos. On épuisera toute la provision d'eau minérale se trouvant à bord. Rationner tout le monde, et faire comprendre à chacun la nécessité de cette mesure temporaire. Ces moyens devenant insuffisants, on pourra être dans l'obligation de stériliser en grand l'eau de boisson. Dans ce but les caisses à eau seront vidées complètement (1), désinfectées avec une solu-

(1) Cette eau pourrait être renvoyée aux chaudières ou au bouilleur de l'appareil « Perroy ».

tion de permanganate de potasse — 0.25 p. 1.000 — puis lavées à l'eau bouillante, jusqu'à ce que cette eau ressorte claire. Les parois séchées seront soigneusement flambées avec la grosse lampe à souder (1). Ces opérations se feront sous la surveillance du médecin. Les caisses seront alors remplies de nouveau d'eau distillée par le bord. Les filtres seront minutieusement visités. Cette eau pourra ne servir qu'aux besoins de la cuisine, quant aux caisses placées dans les aménagements et sur le pont, elles seront vidées, nettoyées, flambées et remplies d'eau distillée. Par surcroît de précaution on mettra dans cette eau 0.02 centigrammes de permanganate de potasse par litre, puis cinq minutes après on ajoutera 0.06 centigrammes de sulfate de manganèse qui détruit ce dernier. On laisse déposer le précipité, et au fur et à mesure des besoins on filtre sur coton hydrophile (2). C'est le procédé de Lambert. L'étuve sera mise à la disposition du médecin qui devra en user largement, surtout après le débarquement des malades dans la première escale où l'on consentira à les prendre. Car il ne faut pas ignorer que certains pays, à la vérité très peu nombreux, prétextant de l'insuffisance de leurs installa-

---

(1) Cette dernière opération, sur laquelle nous insistons tout particulièrement, donne d'excellents résultats. Il suffira de la confier à un aide consciencieux.

(2) On trouve actuellement dans le commerce des flacons contenant l'un du permanganate de potasse, l'autre du sulfate de manganèse, d'alumine (précipitation des sels) et du carbonate de soude (saturation de l'acide libéré). Il sera bon d'avoir à bord une certaine quantité de ces poudres qu'on fera doser pour stériliser 200 à 300 litres d'eau.

tions sanitaires, s'opposent au débarquement des
malades. Il n'y a qu'à s'incliner et aller frapper à
une autre porte.

Les cabines dans lesquelles les malades ont été
isolés seront soigneusement désinfectées. Si l'on ne
possède pas la lampe à formaline qui devrait se
trouver sur tous les bateaux, on pourra commencer
la désinfection par une intense sulfuration de ces
cabines après en avoir bouché toutes les ouvertures,
et les avoir débarrassées avec les précautions nécessaires de tous les objets qu'on pourra faire passer à
l'étuve. On se procurera à la cambuse de vastes
gamelles en fer qu'on posera sur deux larges briques
ou grilles de la machine, et loin de tout objet susceptible de communiquer le feu à la cabine. Dans
chaque gamelle on placera 5o à 6o grammes de
soufre par mètre cube et on y mettra le feu après
l'avoir légèrement arrosé d'alcool à brûler. Les
tiroirs, armoires, tables à toilette seront largement
ouverts. Le lendemain, après avoir aéré ces cabines,
on y répandra en tous sens au moyen du pulvérisateur à pompe plusieurs litres d'une solution d'oxycyanure de mercure à 5 p. 1.000. Le sol sera lavé avec
une solution de permanganate de potasse (10 p. 1.000)
Quelques jours après les cabines seront repeintes à
neuf. Tous les postes seront soumis à la sulfuration,
et le sol en sera désinfecté également avec une
solution de permanganate de potasse. On fera frotter
énergiquement avec des balais de jonc trempés dans
une solution concentrée de potasse (les bateaux en
sont abondamment pourvus) le sol des autres cabines
du bord, des batteries, les caillebotis. Le linge

salo du bord sera désinfecté à l'étuve, ainsi que celui qu'il sera possible de se faire délivrer par les passagers comprenant l'importance de cette opération indispensable.

Sur les anciens types de bateaux avec cabines dans la salle à manger, il faudra s'entendre avec le commandant pour installer sur le pont, à l'arrière, un hôpital de fortune qu'on pourra facilement isoler des passagers au moyen d'une toile solidement fixée, et derrière laquelle le médecin seul pourra pénétrer. Une séparation de même genre ménagera un réduit où il pourra procéder à sa toilette après la visite aux isolés. Si le temps est beau cette installation est l'idéal à réaliser. Elle sera infiniment préférable aux cabines forcément situées non loin de celles occupées par les passagers, et au point de vue des précautions à prendre elle sera d'accès plus facile. Nous revenons plus loin sur cette question de l'hôpital volant.

Nous nous sommes contenté d'indiquer dans ses grandes lignes ce que pourra être la conduite du médecin désireux de faire œuvre utile en cas d'épidémie à bord. Revenir ici sur les instructions précises données pour chaque cas particulier dans tous les traités d'hygiène serait tomber dans des redites inutiles. D'autre part, il est malaisé d'établir pour la désinfection, pour le mode d'isolement des malades à bord une règle *ne varietur*. Il est toujours possible, avec ou sans compétence justifiée, d'accumuler les conseils, d'entrer dans les moindres détails d'une rigoureuse désinfection, de décrire au point de vue sanitaire le bateau idéal ; on aura fait là une excellente œuvre d'imagination, ce sera complet, mais en cours de route le médecin s'apercevra vite que tout cela est purement théorique et ne lui est pas d'un grand secours. En effet, le navire pourra être mal distribué au point de vue des aménagements, la mer très dure, l'encombrement à bord considérable, les désinfectants en quantité insuffisante ; de plus, tel paquebot différera si bien de tel autre que des mesures faciles à prendre sur le premier seront impraticables sur le second. Avant tout, l'expérience acquise après plusieurs années de navigation sur différentes lignes, divers types de bateaux, sera d'un précieux secours au médecin. Là, comme dans bien des circonstances délicates de la profession, *nécessité devient mère de l'invention*, quand il s'agit de faire pour le mieux avec de pauvres moyens et au milieu de réelles difficultés. Comme disent les marins il faut se *débrouiller* ; on y réussira en faisant feu de tout bois.

III

Installations hospitalières à bord
des bateaux.

Cette importante question de l'isolement des malades nous amène à parler des hôpitaux de bord, ou du moins de ce que l'on appelle hôpital sur la plupart des bateaux français. En fait, il n'existe aucune installation qui mérite ce nom. On réserve quelquefois au service médical une cabine, à plusieurs couchettes, située à l'avant du navire sur le pont, mais il arrive assez souvent qu'on la reprend pour y loger des passagers quand ces derniers sont trop nombreux à bord. Cette cabine se trouve dans le voisinage immédiat des parcs à bœufs, des cages à poules, ce qui n'est pas sans inconvénients, surtout sur les lignes de Madagascar et de Chine, où l'on a souvent à pratiquer des opérations de petite chirurgie, à faire des injections hypodermiques (1).

(1) Faisons remarquer qu'il est indispensable qu'à l'heure actuelle, tous les grands paquebots possèdent des chambres frigorifiques suffisantes pour supprimer l'introduction à bord de tout animal vivant destiné à la consommation. Quand la

Ajoutons que cette cabine est réservée aux seuls hommes et que le médecin n'a à sa disposition aucun local pour soigner une femme indigente, pratiquer un accouchement. Nous avons pu constater qu'en France, c'est sur les lignes où l'on en a le moins besoin que l'on trouve des installations sanitaires suffisantes (Ligne Havre-New-York). En résumé, il n'existe point d'hôpital sur la plupart des paquebots (1). Voyons comment il pourrait être établi.

Deux sortes d'installations s'imposent à bord de tout paquebot affecté aux grandes lignes (2) :

1° Un hôpital fixe réservé aux malades ordinaires ;

2° Un hôpital volant qui ne sera monté qu'en cas d'épidémie à bord.

Hôpital fixe. — Placé à l'arrière du navire, cet hôpital comprendra au minimum douze couchettes pour les hommes, quatre pour les femmes (3). Il se composera de deux cabines situées l'une à babord, l'autre à tribord, ayant leur entrée dans un passage ménagé entre la cloison de la cabine et la muraille

brise fait défaut, certains aménagements affectés à l'équipage et aux passagers sont absolument inhabitables.

(1) Nous ne parlerons pas des cargo-boats mixtes plus spécialement affectés au transport des troupes et qui, sous le rapport des installations hospitalières sont bien aménagés. (Type Sontay, Gange, Euphrate, C⁰ des Messageries Maritimes).

(2) Elles existent, nous l'avons constaté, sur les grands paquebots anglais, allemands, japonais.

(3) Dans la cabine-hôpital réservée aux femmes, on devra pouvoir établir une séparation provisoire au cas où l'on aurait à pratiquer un accouchement.

du navire, ce qui permettra aux malades d'être complètement isolés des autres passagers. Ce passage devra être assez large pour qu'on puisse y installer une chaise longue, une table, etc... De vastes hublots prenant jour sur la mer laisseront entrer largement l'air et la lumière ; des manches à vent pourront rendre plus intense l'aération. Du reste, si cette dernière était insuffisante, des ventilateurs électriques à grandes ailes et à deux vitesses, fixés au plafond, pourront fonctionner de jour et de nuit. Dans aucun cas, les couchettes ne seront superposées, car, déjà malaisé dans les couchettes inférieures par gros temps, l'examen d'un malade devient à peu près impossible quand il faut se cramponner à l'échelle permettant d'atteindre les couchettes supérieures. Toutes ces couchettes seront du type dit « à roulis » ; une simple cheville métallique suffisant pour les immobiliser par beau temps. Elles seront placées dans le sens de la longueur du navire et installées de façon à ce que l'on puisse facilement se mouvoir autour. Elles seront démontables, ce qui permettra de ne les installer qu'au fur et à mesure des besoins. N'ayant pas de rideaux, aucun ornement inutile, elles seront seulement supportées par quatre pieds en fer se vissant solidement sur le pont dans des pièces métalliques destinées à les recevoir. A la tête du lit, une planchette mobile percée de trous recevra les pots, verres destinés aux malades. Même dispositif au pied du lit. Du côté de la tête, à droite, sur l'un des pieds en fer, seront fixés des anneaux larges destinés à recevoir l'urinal. En supprimant les quatre planches formant l'entourage du lit et en élevant un peu le sommier métallique du côté des pieds, on devra pouvoir transformer l'une de ces couchettes en table d'opération suffisamment pratique. Le sommier sera constitué de quatre tiges d'acier plates, recourbées en arc à convexité supérieure assez accentuée et reliées entre elles par des traverses en acier plus étroites. Il sera fixé sur le cadre du lit par des chevilles métalliques le long desquelles il pourra glisser dans une fente pratiquée à chaque extrémité des deux tiges extérieures. Les chevilles métalliques seront munies de longs écrous à oreilles se vissant sur elles. Ce dispositif permettra de laisser du jeu au sommier ou de le fixer à demeure sur le cadre du lit. Les diverses pièces constituant cette couchette seront aisément désinfectées. Des bocks à injection en verre de la contenance de trois à quatre litres et entourés d'une armature métallique portant une graduation, devront pouvoir être fixés à diverses hauteurs près des lits. Une armoire fermée à clef contiendra les objets de pansement, les médicaments d'un usage fréquent ainsi que quelques instruments ou ustensiles de première nécessité, pinces, ciseaux, seringues à injection hypodermique, verres, bols, bassins plats, carrés ou ovalaires, tasses dites canard, un peu de vaiselle, quelques cuillers et fourchettes, etc. Un lavabo, des pliants, une table, quelques draps et serviettes, taies d'oreillers, un thermomètre constitueront le matériel indispensable de la cabine-hôpital. Le sol sera couvert d'un carrelage mobile en caoutchouc uni (1), légèrement en pente du côté des da-

(1) Par grand roulis, il est impossible de se maintenir sur le plancher glissant.

lots, pour faciliter l'écoulement des lavages fréquents. Un éclairage électrique permettra de panser un blessé la nuit. Des lieux d'aisance largement aérés du côté de la mer seront annexés aux cabines avec lesquelles une porte fermant exactement les mettra en communication. Seuls les malades y auront accès. On y trouvera, outre un siège ordinaire, un seau hygiénique, un vase garde-robe. Le tout sera tenu en état de minutieuse propreté. Une cabine contenant une baignoire, un appareil à douches avec arrivée d'eau chaude et d'eau froide sera également disposée près de l'hôpital et réservée aux malades. Un appareil que le médecin ou l'infirmier auront seuls le moyen de faire fonctionner fournira en quelques minutes, au moyen de la vapeur, l'eau bouillante dont on aura besoin. Un timbre fermé à clef recevra une certaine quantité de glace, on évitera ainsi de réveiller la nuit le personnel du service des passagers. Un tuyautage spécial amènera l'eau filtrée nécessaire. Les cabines seront chauffées en hiver au moyen d'une circulation d'eau chaude. Comme il sera bien rare que l'hôpital soit entièrement occupé par les malades, il sera possible de réserver une couchette à l'infirmier qu'un timbre électrique mettra en communication avec le médecin. L'ensemble de ces installations constituera un hôpital suffisant pour un bateau. Le médecin pourra, dans de bonnes conditions, garder à bord ceux des malades dont la présence n'est pas un danger pour la santé générale et dont on décide souvent le débarquement avec une facilité absolument contraire aux intérêts des Compagnies de navigation qui ont de ce fait de grosses sommes à payer chaque année aux hôpitaux dans les différentes escales.

Au retour de tout voyage d'une durée d'au moins trois mois, et dans le cas où en cours de route surviendrait une maladie épidémique, l'hôpital sera repeint à neuf, après avoir été sulfuré, lavé à la potasse forte et qu'au moyen du pulvérisateur on y aura projeté en tous sens une solution forte d'oxycyanure de mercure.

Hôpital volant. — Sur le pont supérieur, toujours à l'arrière, un emplacement, délimité par un hiloire peu élevé et qu'en temps ordinaire on pourra utiliser à tout autre usage, devra être aménagé pour l'immédiate installation d'un hôpital volant où l'on isolera certains malades en attendant leur débarquement dans la première escale. De simples montants en fer, susceptibles d'être fixés solidement sur le pont en les y vissant par la partie inférieure dans de larges pièces métalliques appelées à les recevoir, des planches appliquées sur ces montants et placées exactement les unes au-dessus des autres au moyen de supports en fer, constitueront un solide entourage à l'intérieur duquel on disposera quelques hamacs aussi confortables que possible, d'un accès facile, accrochés dans le sens de la longueur du bateau (1). Une cloison en planches divisera l'hôpital

(1) Le hamac représente un mode de couchage particulièrement pratique. Il est aisément déplacé, désinfecté, peu encombrant et certes, le fait d'avoir dans certains postes donné à l'équipage des couchettes étroites, superposées, ne saurait être, à notre avis, considéré comme une heureuse amélioration.

en deux parties, l'une pour les hommes l'autre pour les femmes. Les tentes du navire mettront les isolés à l'abri de la pluie et du soleil ; de plus une tente solidement fixée au dehors sur les cloisons en planches et dans laquelle seront ménagées des ouvertures laissant un jour suffisant et correspondant à celles des cloisons, sera appelée à jouer le même rôle. Des manches à vent en toile assureront la ventilation.

Une installation provisoire sera établie pour la lumière électrique. Des seaux hygiéniques, hermétiquement clos et pouvant être fixés en cas de roulis, seront mis à la disposition des malades dans un réduit ménagé derrière une toile. Quelques pliants, de nombreux crochets fixés le long des planches, des tablettes percées de trous pour recevoir les verres et les bouteilles, un lavabo, une petite table, quelques pliants et le strict nécessaire sera assuré pour l'isolement des malades destinés à être débarqués dans la première escale. Une cabine située dans le voisinage le plus immédiat sera momentanément attribuée au médecin pour lui permettre de procéder à une minutieuse toilette après la visite aux isolés, et d'avoir sous la main les pièces de pansement, les médicaments, ustensiles et produits de première nécessité.

Cette installation d'un abri volant sera nécessairement sommaire, mais suffisante pour constituer un hôpital de fortune destiné à être rapidement monté, démonté et désinfecté. Au sujet de la disposition des montants, de la forme à leur donner pour recevoir les cloisons en planches, il serait oiseux d'entrer dans des détails connus de tous ceux qui s'occupent de constructions navales. Ces installations existent depuis longtemps dans les faux ponts destinés, soit à recevoir des marchandises, auquel cas on fait disparaître les montants, soit des passagers et alors on a tôt fait de remonter 200, 300 couchettes...

IV

Établissement de nomenclatures de médicaments. Objets de pansement. Instruments de chirurgie. Articles divers du matériel indispensables pour les recherches bactériologiques.

De longues années de pratique médicale à la mer nous ont permis de reconnaître quels étaient les médicaments appelés plus spécialement à être utilisés à bord des bateaux. Sans aller aussi loin que ce brave infirmier rencontré à nos débuts dans la navigation, et qui nous disait aimablement. « Laissez-moi faire, M. le docteur, vous n'avez pas l'habitude des pansements de mer », nous croyons toutefois pouvoir affirmer qu'il est tel antiseptique, tel révulsif qu'il ne faudra employer qu'avec la plus extrême prudence, et qu'il y a des médicaments à peu près inutilisables à bord d'un bateau. Un exemple entre plusieurs, On part de France emportant une certaine quantité d'emplâtre vésicant. En passant la mer Rouge par des températures dépassant quelquefois 35°, cet emplâtre subit de telles modifications qu'il n'est plus qu'un moyen de révulsion infidèle et dangereux. Laissé en place de trois à quatre heures, il ne produira aucune vésication de la peau, seulement de la rougeur, on croit ne l'avoir pas laissé suffisamment agir, lorsque brusquement certains malades présentent des accidents de cystite cantharidienne ; en outre, dans d'autres cas, cet emplâtre occasionne une plaie que la chaleur, la sueur rendront très difficile à guérir. A bord d'un bateau la toile vésicante doit être bannie de la pharmacie. Les pilules, les extraits, les sirops se conservent difficilement. Certains médicaments devront être remplacés à tous les voyages.

Les premiers chiffres marqués en regard du médicament ou de l'ustensile en indiqueront la quantité ou le nombre qu'on pourra exiger à bord des paquebots de grande ligne. Les seconds chiffres intéressent les navires ne faisant que des voyages d'un mois ou de moins d'un mois. On pourrait se servir de cette nomenclature pour établir une liste de médicaments à exiger à bord des navires dépourvus de médecins. Car incidemment, nous voudrions attirer l'attention des pouvoirs compétents sur la composition défectueuse du coffre à médicaments, et le manque absolu d'instruments de chirurgie de première nécessité à bord des cargo-boats et des voiliers. Il serait à souhaiter que l'on exigeât des capitaines au longcours des connaissances élémentaires de petite chirurgie, et aussi quelques notions indispensables de médecine. Il y aurait à faire dans ce but un petit traité pratique qui pourrait avantageusement remplacer celui en service actuellement. On ne verrait plus de capitaines dépourvus ou méprisant l'usage d'un bistouri désinfecté, s'acharner à ouvrir un panaris avec la pointe d'un compas malpropre. Nous ne parlons que de ce que nous avons vu (1).

Médicaments (2).

Acétique (*Acide cristallisable*). .	6o gr.	3o gr.
(analyse d'urine, bactériologie, pelade).		
Aconit (*Teinture de racines*). . .	6o gr.	3o gr.
(bien spécifier sur l'étiquette).		
Adrénaline (*Soluté mère au millième*)	3o gr.	3o gr.
Alcool absolu (*bactériologie*) . .	5oo gr.	2 gr·
Alcool rectifié à 6o°	1o lit.	3 lit.

Indispensable pour les pansements. Au cas où l'on n'aurait que de l'alcool rectifié à 95°, on peut le ramener à un degré inférieur.

Pour ramener un alcool à 95° au titre 6o°, on verse

(1) Sur la ligne d'Australie, on a fréquemment l'occasion de soigner des marins du commerce provenant des nombreux voiliers français. Nous avons eu à bord un de ces hommes auquel on a dû amputer l'avant-bras à la suite d'un panaris laissé sans soins durant de longs mois.

(2) Nous faisons suivre plusieurs des noms de médicaments et d'ustensiles, de courtes indications destinées à en justifier la demande et aussi de quelques réflexions personnelles sur leur mode d'emploi. Les noms écrits en italiques sont ceux des médicaments qui devront être contenus dans des flacons à deux étiquettes ; l'une rouge orangé portant le nom du médicament en lettres noires, l'autre rouge orangé portant la mention *toxique* et faisant le tour du flacon.

dans un verre gradué 60 centimètres cubes de cet alcool et on ajoute de l'eau distillée de façon à faire un volume total de 95 centimètres cubes. Pour ramener l'alcool à 95° au titre 50, on versera 50 centimètres cubes de cet alcool et 45 centimètres cubes d'eau distillée et ainsi de suite.

Aloès (Pilules d'). .   .   .   .   .   .   300 pil.   150 pil.
   (*V. formule p.* 66).
Alun .   .   .   .   250 gr.   100 gr.
Amidon .   .   .   .   500 gr.   250 gr.

Servira seulement pour les glycérolés; ne l'employer jamais seul sur la peau, car mélangé à la sueur, aux débris épithéliaux, il peut provoquer de véritables accidents surtout aux plis de flexion.

Ammoniaque liquide (*officinale*) .   500 gr.   250 gr.
   —   acétate .   .   .   .   .   200 gr.   100 gr.
Amyle (*Nitrite d'*) .   .   .   .   .   .   10 gr.   5 gr.
      Hémoptysies des tuberculeux.
Antipyrine .   .   .   .   300 gr.   100 gr.
Argent cristallisé (Azotate d') .   .   15 gr.   5 gr.

Ne jamais se servir d'un crayon de nitrate d'argent fondu pour cautériser l'intérieur de la bouche, la gorge. Dans un mouvement de roulis, le crayon peut-être brisé et tomber dans l'œsophage, la trachée. Avoir une solution titrée, renfermée dans un flacon jaune, bouché à l'émeri.

Atropine (*Sulfate neutre d'*).   .   .   10 gr.   5 gr.

Exiger en outre une solution titrée dont XX gouttes représenteront 1 milligramme d'atropine.

Azotique (Acide) . . . . . . 100 gr. 60 gr.
Belladone (Extrait de) . . . . 60 gr. 30 gr.

Tous les extraits fermes et secs seront délivrés mélangés à leur poids de glycérine, car au bout de peu de temps ces extraits deviennent durs comme pierre et ne sont plus utilisables.

Indiquer ce mélange sur l'étiquette.

Benzine rectifiée pour le thermocautère. . . . . 250 gr. 150 gr.
Bismuth (Salicylate de) . . . . 500 gr. 150 gr.

Remplacera avantageusement le sous-nitrate de bismuth.

Borique (Acide) . . . . 2 kg. 1 kg.

L'exiger pulvérisé. Ne jamais l'utiliser en paillettes, car il est obtenu sous cet aspect au moyen d'un procédé qui fait des solutions de cet acide un véritable bouillon de culture.

Cachets (azymes) variés nº 1 et 2. 500 cach. 250 cach.
Caféine. . . . . 30 gr. 10 gr.

De plus il faudra avoir à bord vingt ampoules pour injection hypodermique à 10 centigrammes par centimètre cube.

Camphre en poudre . . . . . .   500 gr. 250 gr.
Camphré (Alcool). . . . .   5 lit.   2 lit.
Camphrée (Huile). . . . . . .   15 amp. 5 amp.
  (*ampoules à* 10 *centigrammes*
  par centimètre cube) . . . .
Cannelle (Teinture de) (1) . . .   3oo gr. 15o gr.
Charbon de Belloc . . . . . .   1 flac.   1 flac.
Chloral (Hydrate de). . . . . .   3oo gr. 15o gr.
Chlorhydrique officinal (Acide) .   3oo gr. 15o gr.
Chlorodyne. . . . .   6 flac.   3 flac.
Chloroforme pur . . . .   6 flac.   3 flac.
  (*flacons scellés à la lampe*).

Pour avoir toujours à la disposition de l'eau chloroformée saturée, vider un de ces flacons dans un demi-litre d'eau distillée, en ayant soin d'ajouter chaque fois une quantité d'eau égale à celle qu'on a retiré au fur et à mesure des besoins.

Chrysophanique (Acide) . . . .   3o gr.   15 gr.
Citrique (Acide). . . . . . .   6o gr.   3o gr.
Analyses d'urine.
Cocaïne (Chlorhydrate de) . . .   10 gr.   5 gr.
Codéine . . . .   1o gr.   5 gr.

On peut préparer facilement à bord du sirop de codéine suivant les besoins de la pharmacie.

Colchique (Alcoolature de fleurs
  de) . . . .   100 gr.   6o gr.

(1) On peut se procurer à bord, la cannelle, les clous de girofle, la noix muscade, l'alcool. Avoir toujours une certaine quantité de cette teinture composée (dentifrice).

Collodion élastique . . . . . 3oo gr. 15o gr.
Copahu (Capsules de baume de) . 1 kg. 5oo gr.
Créosote de hêtre pure . . . . 3o gr. 15 gr.
Diachylon (Emplâtre de). . . . 1 kg. 5oo gr.

Difficile à conserver, la chaleur transformant le rouleau en un bloc compact. Rendra des services dans les fractures de côtes.

Digitaline (Nativelle) . . . . . 1 fl. 1 fl.
   Dosées au 1/4, au 1/10 de milli-gramme.
Eau distillée simple . . . . . 5 lit. 2 lit.

Bactériologie. Solutions spéciales. Collyres. Se rappeler que l'eau distillée, à bord des bateaux, contient une notable proportion de sels et des traces de matières grasses.

Eau-de-vie allemande. . . . 25o gr. 1oo gr.
Élixir parégorique. . . . . 3oo gr. 15o gr.
Ergotinine . . . . 1o amp. 5 amp.

L'avoir en solution hypodermique à un demi-milligramme par ampoule de 1 centimètre cube.

Ésérine (Salicylate d') . . . . 1 fl. 1 fl.

Glaucome, et au cas où une intervention d'urgence ne s'imposerait pas.

L'ésérine pure ne se conserve pas à bord. Formuler : salicylate d'ésérine, o gr. 5 ; nitrate de pilocarpine, o gr. 5 ; huile d'olives stérilisée, 3o gr.

Ether sulfurique pur . . . 2 lit. 1 lit.
Éthyle (Chlorure d'). . . . 4 tubes 2 tubes

Tubes en métal (60 à 100 gr.) ou en verre avec levier et soupape de fermeture.
Incision d'abcès, opérations dentaires.

Fer (Perchlorure de) . . . . . . 60 gr. 30 gr.

S'en servir le moins possible contre les hémorragies; jamais dans les plaies par écrasement, car alors celles-ci se compliquent de lésions causées par l'agent hémostatique, ce qui ne facilitera pas les essais ultérieurs de chirurgie conservatrice.

Formol. . . . . 1 lit. 500 gr.
  (*Solution aqueuse à 40 p. 100*).
Glycérine officinale. . . . . . 3 lit. 1 lit.
Goménol pur. . . . . 100 gr. 30 gr.
Gomme arabique pulvérisée . . 500 gr. 300 gr.

Mélangée à la glycérine, remplacera le sirop de gomme qu'on ne peut conserver à bord.

Gouttes amères de Beaumé . . . 30 gr. 15 gr.
Hamemelis virginica (Teinture de
  feuilles d'). . . . . 150 gr. 60 gr.
*Hydrastis canadensis (Extrait
  fluide d')* . . . . 150 gr. 60 gr.
Ichtyol. . . . . 100 gr. 60 gr.
  Affections de la peau. Inhalations.
Iode métallique. . . . . 50 gr. 30 gr.

Le faire dissoudre dans un linge noué trempant

dans l'alcool. (1 p. 9 d'alcool à 95°.) Quand on a une grande quantité de teinture à sa disposition, on la gaspille. En préparer peu à la fois. Métallique, l'iode servira pour la bactériologie. Se rappeler qu'on en augmente l'absorption par l'enveloppement hermétique.

Iodoforme . . . . 100 gr.   30 gr.

S'en servir avec les indigènes. Éviter de panser à l'iodoforme les passagers et les garçons de cabine.

Ipécacuanha en poudre . . . . . 60 gr.   30 gr.
   Le renouveler fréquemment.

Kermès minéral	15 gr.	10 gr.
Lactique (Acide).	200 gr.	100 gr.
Lanoline	500 gr.	250 gr.
Laudanum de Sydenham . . .	250 gr.	60 gr.
Laurier-cerise (Eau de). . . .	100 gr.	60 gr.
Lithine (Benzoate de)	150 gr.	60 gr.
Liqueur de Fowler	60 gr.	30 gr.
Magnésie (Sulfate)	2 kg.	1 kg.
Manne en larmes.	300 gr.	100 gr.
Menthol.	30 gr.	10 gr.
Mercure (Benzoate de). . . .	60 amp.	30 amp.

Ampoules pour injections hypodermiques, à 2 centigrammes par centimètre cube.

Mercure (Bichlorure de) . . . . 500 gr.   200 gr.

Comprimés violets de o gr. 25, o gr. 5o, 1 gramme.

Mercure (Biiodure de) . . . . 3o gr.   10 gr.

On pourra avoir aussi une cinquantaine d'ampoules dosées à 2 centigrammes par centimètre cube pour injection hypodermique.

Mercure (Cyanure de). . . . . 20 gr.   10 gr.

10 ampoules dosées à 1 centigramme par centimètre cube pour injections intra-veineuses.

Mercure (Oxycyanure de) . . . 100 gr.   5o gr.
Comprimés orangés de o gr. 25, o gr. 5o, 1 gramme.
Désinfection des instruments.

Mercure (Oxyde jaune de) . . . 10 gr.   5 gr.
Indispensable.
Mercure (Protochlorure de). . . 5o gr.   3o gr.
Méthyle (Salicylate de) . . . . 3o gr.   15 gr.
Morphine (Chlorhydrate de) . . 3o gr.   15 gr.

Ampoules contenant 1 et 2 centigrammes de morphine par centimètre cube d'eau distillée.
Ne pas les laisser à la disposition de l'infirmier, pas plus du reste que les autres ampoules et certains médicaments très toxiques.

Naphtol (Benzo-) . . . . 15o gr.   6o gr.
Onguent mercuriel double . . . 2 kg.   1 kg.

Oxygène pur (avec ballon et accessoires).
Sera délivré sous pression dans un cylindre en acier.

Papier sinapisme. Rigollot . . .   3 b^les   3 b^tes.
Pelletiérine Tanret . . . . . .   2 fl.   1 fl.

Réserver ce produit pour l'équipage du navire.

Pérou (baume du). . . . . . .   100 gr.   50 gr.
   Gale, brûlures, fissure anale.
Phénacétine . . . .   100 gr.   60 gr.

Sera utile quand l'antipyrine ne pourra être administrée.

Phénique (Acide cristallisé) . .   2 lit.   1 lit.

S'en servir en solutions faibles colorées en rouge
et dans lesquelles l'acide sera mélangé à parties
égales à la glycérine.

Picrique (Acide) . . . .   300 gr.   100 gr.
Pilocarpine (Chlorhydrate de) . .   5 gr.   5 gr.

Avoir aussi 10 ampoules contenant un demi et un
centigramme de pilocarpine par centimètre cube.

Pilules de Ricord. . . . . . .   300 pil.   100 pil.

A peu près inutiles, mais il faudra en avoir pour
certains malades qui n'acceptent pas les injections.
Leur préférer les cachets (V. p. 244).

Plomb (Sous-acétate liquide de) .   1 lit.   500 gr.
Pommade d'Helmerich à la vase-
line . . . .   1 kg.   500 gr.

Formule : Vaseline, 300 grammes; soufre 50 grammes; sous-carbonate de potasse, 25 grammes.

Potasse (Chlorate de).	3oo gr.	100 gr.
Potasse (Nitrate de)	1oo gr.	5o gr.

Remplacera avantageusement les espèces diurétiques (racines, fleurs, tiges) qu'on conserve difficilement à bord.

Potasse (Permanganate de) . .	3 kg.	1 kg.
Potasse (Silicate de) à 35° . . .	2 lit.	1 lit.
Potassium (Bromure de). . . .	200 gr.	1oo gr.
Potassium (Iodure de)	5oo gr.	25o gr.
Poudre de Dower	3o gr.	15 gr.
Pyramidon	6o gr.	3o gr.
Quinine (Chlorhydrate neutre de)	200 gr.	6o gr.
Quinine (Bichlorhydrate de) . .	1oo gr.	6o gr.
Quinquina (Teinture de). . . .	4 lit.	2 lit.
Ratanhia (Extrait de).	1oo gr.	6o gr.
Résorcine.	200 gr.	1oo gr.
Rhubarbe pulvérisée.	1oo gr.	5o gr.
Ricin (Huile de).	2 lit.	1 lit.
Salicylique (Acide)	200 gr.	1oo gr.
Salol	5oo gr.	1oo gr.
Santonine en poudre	10 gr.	5 gr.
Séné (Follicules de)	200 gr.	1oo gr.
Sérum antidiphtérique	6 fl.	6 fl.
Sérum antipesteux.	12 fl.	6 fl.
Sérum antitétanique	6 fl.	6 fl.
Sérum antivenimeux (Calmette) .	6 fl.	3 fl.

Vingt centimètres cubes en injection sous-cutanée. Faire une série d'injections de permanganate de potasse à 1/1.000 à la limite de l'œdème. Incision cruciale au niveau de la plaie et permanganate de potasse 1/1.000 pour pansement humide. Caféine.

Pour quelques-uns de ces sérums, on pourra les demander à chaque voyage (1), on aura ainsi une certaine provision. Ceux qu'on pourra se procurer à l'état sec se conserveront plus aisément. La caisse qui les contiendra sera aussi étanche que possible, bien close et sera placée non dans les chambres frigorifiques, mais dans le couloir donnant accès à ces chambres. On la placera sur une étagère à l'abri des chocs, et de façon à ce qu'elle ne puisse se déplacer au roulis.

Sodium (Iodure de)	150 gr.	60 gr.
Soude (Benzoate de)	100 gr.	50 gr.
Soude (Bicarbonate de)	2 kg.	500 gr.

L'équipage et les passagers en font un usage aussi immodéré que peu judicieux. On ne peut toutefois leur en refuser.

Soude (Borate de)	200 gr.	100 gr.
Soude (Carbonate de).	500 gr.	100 gr.

Désinfection des instruments.

Soude (Perborate de).	2 kg.	1 kg.

Représenteront 30 litres d'eau oxygénée à 6 volumes. Plaies. Ulcères.

(1) Les bateaux en station et aussi les paquebots des grandes lignes pourront renouveler leur provision à l'Institut Pasteur de Saïgon.

Soude (Salicylate de). . . . . . 3oo gr. 1oo gr.
Soude (Sulfate de). . . . . . . 2 kg. 1 kg.

L'exiger anhydre, ou bien comme il est impossible de le conserver (1), en faire des solutions titrées (3o gr. pour 3oo gr. d'eau). Filtrez.

Soufre précipité. . . . . 35o gr. 1oo gr.
Stovaïne . . . . 1o gr. 5 gr.

Avoir aussi quelques ampoules dosées à 2 et 4 centigrammes par centimètre cube.

Strychnine (sulfate de) . . . 20 amp. 1o amp.

Ampoules dosées à 2 milligrammes de sel par centimètre cube.

Strychnine (Arséniate) . . . . . 5 gr. 5 gr.
Sulfurique officinal (Acide). . . 1oo gr. 3o gr.
Trional . . . . 3o gr. 3o gr.
Taffetas d'Angleterre. . . . . 12 f^lles 6 f^lles.
Talc de Venise stérilisé . . . . 2 kg. 1 kg.

   Indispensable à bord.
Tannique (Acide) . . . . 3oo gr. 1oo gr.
Tartre stibié. . . . . 1o gr. 5 gr.
Térébenthine (Essence rectifiée) . 5oo gr. 25o gr.
Tartrique (Acide) . . . . 5oo gr. 2oo gr.
Terpine . . . . 1oo gr. 6o gr.
Théobromine . . . . 1oo gr. 5o gr.
Tolu (sirop de). . . . . 2 lit. 1 lit.

(1) L'eau de cristallisation se sépare et le sel est transformé en un bloc dur inutilisable.

Trinitrine (solution à 1/100) . .   15 gr.   15 gr.
  (HUCHARD)
Urotropine . . . .   150 gr.   100 gr.
Vaseline blanche . . . .   2 kg.   1 kg.
Vaccin de génisse (Tubes de) . .   50   25

Le renouveler à chaque voyage.

Zinc liquide (Chlorure de) . . .   50 gr.   30 gr.
Zinc (Oxyde de). . . . .   100 gr.   50 gr.
Zinc (Peroxyde de) . . . . .   200 gr.   100 gr.
Zinc (Sulfate de) . . . .   50 gr.   30 gr.

Ustensiles divers et objets de pansement.

Agitateurs en verre   6   3
Balance à main (utile en cas de
  roulis)   1   1
Balance (trébuchet) avec plateaux
  en verre, très sensible. . . .   1   1
Balance. (Pesée 1 kilo)   1   1
Bandage pour hernie inguinale
  double   2   1
Bandage pour hernie inguinale
  (2 côté droit, 2 côté gauche) .   4   2
Bandes de gaze simple, ou gaze
  mousseline . . . .   12 roul.   6

On pourra délivrer au médecin des rouleaux de
0 m. 60 de largeur et de 15 mètres de longueur. Au
moyen d'une lame bien affilée on fera des bandes de
la largeur désirée. On réalisera ainsi une réelle économie.

Bandes de toile forte   100   5o

8 à 10 centimètres de largeur, sur 10 mètres de longueur. Pourront être lavées et servir plusieurs fois.

Bassins pour garde-robe.   .   .   .   2   2
Bassins à pansement. (Réniforme,
   rond, carré dimensions, moyen-
   nes.).   3   3
Bassin plat pour injection vaginale
   en tôle émaillée avec orifices
   d'écoulement latéraux   1   1
Bocks à injection vaginale en verre
   avec garniture métallique sur
   laquelle est indiquée une gra-
   duation.   4   2

Ils seront délivrés avec tuyaux en caoutchouc rouge de deux mètres de longueur, pinces pour tuyaux et canules à robinet. Ils remplaceront l'irrigateur Eguisier qui est malpropre et se détraque facilement.

Boîtes du Tyrol assorties   .   .   .   200   5o

Remplaceront les pots en porcelaine. Ces derniers sont en petit nombre dans les pharmacies de bord, et l'on est souvent obligé de délivrer les pommades dans du papier. Ces boîtes étant sans valeur on n'aura pas à les réclamer.

Bouchons en liège assortis .   .   .   25o   15o
Bouilloires en fer battu. (1 litre,
   2 litres, 4 litres).   3   3

Camisole de force	1	1
Canules en ébonite. (2 vaginales, 3 rectales avec robinet) . . .	5	5
Capsules en porcelaine émaillée .	2	2
Carton fort	2 flles	2 flles
Catgut stérilisé.	3 nos	3 nos
Compresso-doseur.	1	1

Indispensable, car les malades sont habitués aux cachets proprement faits et acceptent avec répugnance ceux qu'on leur prépare à bord d'une façon un peu primitive.

Compte-gouttes ordinaires . . .	6	3
Coton hydrophile en paquets de 5o grammes	6 kg.	3 kg.

Exiger du coton vraiment hydrophile. Il sera préférable de n'avoir que de petits paquets car les infirmiers laissent habituellement ouverts les paquets entamés. Les cotons à l'iodoforme, au sublimé sont absolument inutiles. De même la gaze iodoformée peut être préparée au moment de s'en servir.

Coton cardé	5 kg.	2 kg.
Drains en caoutchouc rouge (Nos variés)	1 fl.	1 fl.

Le flacon sera en verre jaune à large goulot, bouché à l'émeri.

Entonnoirs en verre	3	3
Epingles de nourrice en acier. .	100	5o
Etiquettes blanches et rouge orangé non gommées	100	5o

Toxique, usage externe, à rendre, etc., autant d'inscriptions qu'on pourra y faire figurer. Seront accompagnées d'un flacon de colle et d'un pinceau.

Fil d'Alsace (sur bobine en verre,
    facile à stériliser) . . . . . .   2 n⁰ˢ   2 n⁰ˢ
Fioles ordinaires assorties . . .   100   30
Ficelle. . . . .   2 paq.   2 paq.
Flacon à deux tubulures (pour
    injection de sérum artificiel) .   1   1
    On devra pouvoir y adapter la poire de Richard-
son.

Gaze hydrophile stérilisée. . . 30 paq.(de 1 m.) 10.
Gouttière en fil de fer, membre
    inférieur droit, cuisse et jambe.   1   1
Gouttière en fil de fer, membre
    inférieur gauche, cuisse et jambe   1   1
Gouttière pour fracture de l'hu-
    mérus et du coude. (Côté droit et
    gauche)   2   2
Gouttière pour fracture de l'avant-
    bras, du poignet (côté gauche
    et droit)   2   2
Lampe à alcool en verre, à tré-
    pied, grand modèle (6 mèches).   1   1
Lampe à formaline   1   1
Linge à pansement, moitié fil,
    moitié coton . . . .   30 kg.   10 kg.

Mackintosh. — Le mackintosh pourra être avantageusement remplacé par la gaze chiffon qu'on trouve à meilleur marché dans le commerce par pièces de 4. m 5o. Le mackintosh, sous l'influence de la chaleur, devient inutilisable car il n'offre plus aucune résistance, de plus il déteint sur le pansement, la peau, et coûte cher. On pourra demander deux pièces de gaze chiffon.

Mortier en porcelaine de 5oo gr. avec pilon.	2	1
Papier de tournesol	3o gr.	15 gr.
Pinceaux.	12	6
Pince en bois pour tubes à essais.	1	1
Plâtre à mouler	2 kg.	1 kg.

Sera renfermé dans des petites boîtes soudées, à cause de l'humidité. Pour les fractures, le carton fort, bien utilisé, rend de précieux services.

Poêlons en cuivre	2	2
Poire de Richardson (pour rechange)	1	1
Pots à tisane.	3	3
Pots en faïence assortis avec couvercle en celluloïd .	20	10
Pulvérisateur à pompe	1	1

Le modèle dont le piston est muni d'une rondelle en caoutchouc doit être absolument écarté, il est continuellement hors de service.

Seringues en verre, à piston entouré d'une rondelle de caoutchouc	12	6
Soie sur bobine en porcelaine .	3 n^{os}	3 n^{os}

Sonde œsophagienne (Longueur o m.90. Diamètre 6 millimètres).	1	1
Sondes rectales n°s 17-18 en caoutchouc rouge (Longueur o m.20).	2	2
Spatules en bois assorties . . .	4	4
Suspensoirs assortis	20	10
Tarlatane en pièces de 12 à 15 épaisseurs (Fractures). . . .	4 p.	2 p.
Tasses dites canards	3	2
Thermomètre à bain	1	1
Thermomètre à mercure à maxima (Centigrade et Fahrenheit) . .	2	2

Ils seront tout en verre, car avec la chaleur la garniture métallique se sépare de l'instrument. Les savonner de temps en temps, et placer au fond de l'étui un peu de coton hydrophile imbibé de la solution de formol à 40 p. 100.

Toile imperméable. Largeur 1 m. Longueur 2 mètres.	1	1
Tubes à essais assortis	6	3
Urinal en verre (et non en porcelaine)	2	2
Ventouses en verre	6	6
Verres gradués assortis	3	3
Vessies tout en caoutchouc. . .	3	1

REMARQUES

a) Il est bien entendu que les quantités et les nombres indiqués dans ces nomenclatures seront modifiables suivant le reliquat constaté en fin de voyage.

Ce sera aux Compagnies de navigation à veiller à ce qu'en l'absence du médecin la pharmacie ne soit pas mise au pillage.

b) Les ampoules pour injections hypodermiques sont absolument nécessaires à bord où il est pratiquement très difficile de préparer des solutions absolument stériles.

c) Tous les flacons contenant les médicaments et objets de pansement seront en verre jaune à large goulot et bouchés, les uns avec un couvercle en caoutchouc épais recouvert lui-même d'une capsule métallique, les autres au moyen d'un bouchon en porcelaine et caoutchouc maintenu par un ressort. Le premier bouchage conviendra pour les gros flacons, le second pour les moyens et petits. L'adhérence quelquefois complète du bouchon en verre pourrait occasionner la brisure du goulot ce qui à la longue deviendrait très dispendieux. L'achat des flacons constituera une première dépense assez forte mais on réalisera de sérieuses économies, car les médicaments seront mieux protégés contre les rayons chimiques et l'humidité. Les étiquettes vitrifiées sont inutiles et coûteuses. Quand une étiquette en papier est soigneusement collée, elle ne se détache jamais du verre, à moins qu'on ne la gratte ou ne la trempe dans l'eau chaude.

d) Autant que possible (excepté pour la quinine) une grande partie des médicaments seront délivrés sous forme de comprimés exactement dosés. Cela évitera des pesées inutiles, et quelquefois impossibles à bord par mauvais temps. Les pulvériser s'ils sont trop durs.

e) Tous les objets en caoutchouc, en gomme devront être chaque semaine l'objet d'une minutieuse visite. Tous les quinze jours les tubes en caoutchouc seront plongés pendant vingt minutes dans une solution ammoniacale 10 p. 1.000. Un autre procédé consiste à enfermer tous ces objets dans une boîte bien close renfermant de la poudre de talc.

f) Dans les pharmacies de bord une petite armoire fermée à clef sera aménagée pour recevoir les médicaments qu'on ne saurait laisser à la disposition de l'infirmier.

g) Le médecin, qu'on rendra responsable de la perte des ustensiles (1), de la mauvaise tenue de la pharmacie, de l'hôpital, aura soin, avant de quitter le bord, de faire constater au second capitaine qu'il laisse toutes choses en bon état. En cours de route il sera autorisé à faire acheter par les agents des diverses Compagnies les médicaments, objets de pansement, désinfectants, dont la consommation aurait dépassé les prévisions.

h) Il sera indispensable d'avoir dans toutes les pharmacies, un petit coffre toujours au complet, de façon à ce qu'il puisse être emporté immédiatement en cas d'abandon du navire ; à ce moment en effet, on n'aurait ni le temps, ni les moyens de le préparer. Il contiendra, sous un petit volume, tous les médicaments et objets de première nécessité.

Actuellement il n'existe aucun coffre de ce genre

(1) Au cas où fortuitement quelque objet disparaîtrait, le médecin devra établir un procès-verbal de perte ou casse avec explications à l'appui.

sur les bateaux. Celui qui est réglementaire sur les navires sans médecin, est une énorme botte qu'il ne faudrait pas songer à emporter.

Instruments de chirurgie.

Accouchements.

Forceps Tarnier ou Demelin	1
Stéthoscope de Champetier de Ribes ou de C. Paul	1
Basiotribe de Tarnier	1
Curette	1

Hémostase.

Pinces hémostatiques de Kocher 13 cm. 5 .   12

Injections hypodermiques et intraveineuses.

Seringues en verre (Lüer) 1 cc. 5 cc. 10 cc. 20 cc. Embouts métalliques variés permettant de greffer les différentes aiguilles, le tube et l'aiguille pour injections de sérums.

Aiguilles en platine iridié 4 centimètres. . .	3
— — — 6 — . . .	3
— — — 8 — . . .	2

Il est bon de tenir séparées les deux parties de la seringue en verre, car lorsqu'on reste quelque temps sans s'en servir, le piston finit par adhérer fortement à l'intérieur du cylindre. Cet accident contre lequel tous les efforts échouent avec les seringues tout en métal rendent ces dernières inutilisables. Si le piston en verre venait à adhérer à l'intérieur du cylindre, il ne faudra jamais essayer de séparer les deux parties en chauffant le verre ; le mieux sera d'introduire une ou deux gouttes d'huile de vaseline ou de pétrole dans la seringue maintenue verticale. On pourra aussi lubréfier le piston avec une goutte de glycérine avant de remettre la seringue dans la botte, cette glycérine disparaîtra quand on désinfectera la seringue à l'eau bouillante. Ne jamais la mettre brusquement dans l'eau chaude et ne pas laisser le piston aller frapper violemment le fond du cylindre de verre qu'il briserait infailliblement.

Larynx.

Miroir laryngien avec manche (servira aussi pour l'examen des dents) 1
Pinces à fausses membranes (servira aussi pour l'extraction de corps étrangers situés peu profondément). 1
Canules de Krishaber n⁰ˢ o. 2. 4. 3
Dilatateur Anger ou Laborde. 1
Ecouvillons. 4

Bouche, arrière-bouche, œsophage.

Pince à langue de Collin 1
Abaisse langue de Collin 1
Ouvre-bouche. 1
Porte-coton avec manche (Lermoyez). . . . 1
Pince de Collin (œsophage) 1

Instruments de diérèse. Amputations.

Bistouri droit moyen	2
Bistouri mousse moyen	1
Bistouri droit étroit.	1
Couteaux à amputation (10 et 20 cm.).	2
Scie à dos mobile grand modèle avec lame de rechange.	1
Cisaille courbée de Liston.	1
Rugine courbe (Farabeuf).	1
— droite —	1
Appareil d'Esmarch.	1
Écarteurs (Farabeuf)	2
Thermo-cautère Paquelin.	1

Extractions dentaires.

Davier incisives et canines supérieures . . .	1
— — — inférieures . . .	1
— petites molaires supérieures. . . .	1
— — — inférieures	1
— molaires supérieures droites	1
— — — gauches . . .	1
— molaires inférieures droites et gauches.	1
— racines des grosses molaires inférieures	1
— — — petites — —	1
— dent de sagesse supérieure et racines	
— grosses molaires supérieures	1
— baïonnette à mors très fins	1

Stylets recourbés. Explorateurs. Limes.

Nez.

Spéculum de Duplay	1
Pince à pansement de Lubet-Barbon	1

Œil.

Couteau de Graefe   1
Pince courbe à iridectomie   1
Ciseaux courbes fins pour iridectomie . . .   1
Gouge à corps étrangers   1
Loupe forte pour éclairage oblique. (Il est
   facile d'installer dans la salle de consultation
   une source lumineuse suffisante pour l'exa-
   men de l'œil, de l'oreille, etc.)   1

Oreille.

Miroir frontal à bandeau   1
Spéculum de Toynbee en argent   1
Aiguille à paracentèse de Politzer avec manche
   à double direction   1
Pince de Duplay à corps étrangers de l'oreille .   1
Seringue en ébonite avec piston de rechange
   3oo gr.   1

Pansements généraux.

Stylet aiguillé cannelé.   1
Sonde cannelée (argent)   1
Sonde forte de Nélaton.   1
Ciseaux droits et courbes (14 et 17 centimètres)   3
Pince à épiler.   1
Rasoir à manche en métal.   1
Pince à griffes.   1
Spéculum de Cusco.   1
Pince longuette (22 centim.) droite.   1
      —   —   courbe   1
Sonde intra-utérine de Collin à double courant   1

Pince de Museux (24 centim.).   2
Curettes de Volkmann à manche octogonal
  nᵒˢ 5 et 6.   2
Cuir et pierre à aiguiser.   1

Urètre.

Filière Charrière.
Sonde en argent pour homme.
Sonde en argent à double courant (vessie).
Sondes en gomme, 3 cylindriques variées, 3 oli-
  vaires variées, 3 à béquille variées.
Bougies, 3 olivaires variées, 2 cylindriques va-
  riées, 2 filiformes olivaires.
Mandrins, l'un à courbure des béniqués, l'autre
  coudé en béquille.   2
Sondes de Nélaton en caoutchouc vulcanisé. .   2
Pince urétrale démontante de Collin.

Le tube de Desnos, excellent à terre, ne peut servir
à bord où il faut absolument que les sondes soient
isolées les unes des autres. On peut procéder ainsi :
obturer l'œil et le pavillon de la sonde avec une parcelle de coton non serré, puis étendre sur une table
un large morceau de gaze chiffon ou silk protective
largement saupoudrés du mélange suivant :

Acide borique porphyrisé. . .   50 grammes.
Trioxyméthylène.   20   —
Poudre de talc. . . . .   ·300   —

Chaque sonde est roulée soigneusement de façon
à n'avoir aucun contact avec sa voisine. Tous les
quinze jours environ on les visite. Ce procédé nous

a paru préférable à celui qui consiste à enduire la sonde de vaseline, laquelle disparaît rapidement avec la chaleur et laisse les sondes adhérer à l'étoffe; nous le conseillons volontiers pour les bons résultats qu'il nous a toujours donnés. Avant de se servir des sondes les laver dans l'eau chaude glycérinée (1 p. 5).

Sutures.

Fil d'argent n^{os} variés.
Aiguilles à suture variées. 24
Pince à poser les agrafes de Michel. 1
Pince à retirer les agrafes   —   1
Agrafes Michel (Les stériliser à la flamme). . 100
Aiguille de Deschamps fine.

Thoracentèse.

Aspirateur Potain ou siphon de Fernet. 1
Trocart multiple 1

Pour les sutures superficielles, les fils d'argent devront être préférés, car ils sont faciles à stériliser, ne s'infectent pas, ce qui a son importance.

Pour passer le fil, une simple aiguille de la seringue à injection hypodermique peut être utilisée en cas d'urgence ou bien celle décrite (V. p. 120).

Notre intention n'a pas été d'établir une liste définitive; nous pensons seulement qu'avec ces instruments le médecin sera en mesure de faire face à toutes les éventualités.

Ces instruments pourront être placés dans des

boîtes en cuivre nickelé. Il suffira d'envelopper chaque pièce dans de la gaze légèrement enduite de vaseline et de piquer un petit morceau de sureau sur les pointes, pour les protéger (1).

Matières colorantes et petit matériel pour les recherches bactériologiques courantes. — Nous avons fait faire pour notre usage personnel une boîte en noyer de 20 centimètres de hauteur sur 3o centimètres de largeur et 45 centimètres de longueur, munie de deux tiroirs, et recouverte d'un étui en toile entouré d'une solide courroie en cuir qui sert à la transporter. Elle contient les objets suivants :

A

Lames 76 × 26 mm. à bords rodés et polis. .	200
Lamelles carrées 26 mm. de côté.	100
Pipettes de Pasteur.	12
Öses de platine (rectiligne, en boucle, en crochet, en spatule).	4
Crochet pour luter.	1
Tubes de gélose (recouvert d'un capuchon en caoutchouc rouge)	12
Petite balance très sensible	1
Étiquettes carrées	200
Paraffine fusible à 52°. . . . . . . gr.	100
Lampe à alcool (avec chalumeau)	1
Capsules en porcelaine.	3

(1) On aura soin de maintenir quelques instants ce sureau dans un mélange de borate de soude ou de carbonate de soude et de vaseline bouillante avant de s'en servir ; sans cette précaution l'humidité du sureau ferait rouiller les pointes.

Cristallisoirs en verre (moyens et bas). . . . 6
Godets en porcelaine 5
Anneaux de verre collés sur un porte-objet. . 6
Chambre humide de Ranvier avec rigole cir-
    culaire et petit canal aboutissant à la rigole 6
Compte-gouttes (dont un donnant exactement
    20 gouttes d'eau distillée au gr.). 4
Entonnoirs. 4
Platine chauffante 1
Pince de Debrand 1
Lime. 1
Pince courbe à dissocier, fine. 1
Papier joseph pour sécher les préparations. . 1
Petits carrés de carton mince pour étaler le
    sang 1
Petits filtres en papier. 100
Moelle de sureau. . . . .
Tubes à essais. 4
Pinceaux 4
Aiguilles à dissocier courbes. 2
Eprouvettes de Mohr (graduées au 1/10 de c. c.). 2
Verres de montre à fond plat. 4
Spatules pour coupes 2
Toile métallique 10/10. 1

<h2 style="text-align:center">B</h2>

4 flacons de 250 grammes.

Alcool	Xylol
Ether	Eau distillée (Pissette).

34 flacons compte-gouttes en verre jaune. Contenance, 90 grammes.

Solution alcoolique de bleu de méthylène.
Solution alcoolique de violet de gentiane.
Solution camphrée de tannin à 20/100.
Solution aqueuse d'éosine à 1/100.
Solution saturée de sulfate ferreux.
Solution saturée de fuchsine dans l'alcool absolu.
Violet de gentiane phéniqué.
Fuchsine de Ziehl.
Bleu de méthylène phéniqué.
Thionine phéniquée.
Krystall violet phéniqué.
Carmin de Orth.
Bleu de toluidine.
Bleu de Kühne.
Bleu de Löffler.
Solution alcoolique saturée d'éosine.
Solution saturée d'acide picrique.
Bleu de Borrel.
Giemsa.
Hématéine.
Hématoxyline.
Gram.
Acide chlorhydrique pur.
Acide nitrique pur.
Acide acétique à 40 p. 100.
Acide acétique cristallisable (pur).
Alcool méthylique absolu.
Huile d'aniline pure.
Glycérine.
Acétone pure.
Chloroforme.
Essence de girofles.
Ammoniaque.
Formol.
Baume du Canada.
Huile de cèdre.

C

Flacons en verre jaune bouchés à l'émeri. Flacons à large goulot pour conserver une pièce (1).

(1) Pour la conservation des coupes employer : solution saturée de sublimé dans l'eau distillée, y faire tomber goutte à goutte de la teinture d'iode du Codex jusqu'à l'apparition d'une couleur vin de Madère. Maintenir la pièce 6 heures dans ce liquide dans lequel de temps en temps on ajoutera quelques gouttes de teinture d'iode pour lui conserver sa coloration vin de Madère. La pièce est plongée ensuite dans l'alcool à 90° (Dominici).

Produits divers destinés à renouveler les solutions et contenus en partie dans la boîte précédente et dans une boîte annexe peu volumineuse.

Acide phénique neigeux.
Sulfate ferreux.
Citrate de soude.
Acide osmique.
Bleu Marino.
Acide chromique.
Nitrate d'argent pur.
Oxycyanure de mercure.
Carbonate de lithine.
Permanganate de potasse.
Acétate de soude fondu.
Iodure de potassium.
Carbonate de potasse.
Azur bleu II.
Borate de soude pur.
Gomme arabique.
Carmin n° 40.
Tanin pur.
Violet dahlia.
Picrocarmin.
Violet de méthyle B.
Thionine pure.
Soude pure.
Hématoxyline.

Hématéine.
Bleu de méthylène.
Carbonate d'ammoniaque.
Alun de potasse.
Chlorure de sodium.
Acide gallique pur.
Eosine de Höchst.
Neutral-Roth.
Vert de méthyle.
Fuchsine basique.
Citrate de potasse pur.
Iode métallique.
Azur éosine.
Bleu de méthylène médicinal.
Acide pyrogallique pur.
Acide borique pulvérisé.
Safranine.
Potasse caustique.
Poudre de Jenner (Grübler).
Eosine à l'alcool.
Krystall violet.
Violet de gentiane.

Microscope Zeiss. Statif IE avec condensateur s'écartant hors de l'axe et grande platine à chariot. Boîte et étui en cuir.

Oculaires compensateurs, 6, 12, 18.
Oculaires d'Huygens, 1, 3, 4, 5.

Objectifs *aa*. AA. C. E. D'. 1/12 immersion homogène.

a) Une partie de ces objets, sels liquides, figurent dans la nomenclature des médicaments, on sera donc assuré de les trouver à bord. De plus, comme on a des loisirs, ce sera une distraction pour le médecin de préparer les solutions fraîches pour les diverses méthodes de coloration. Il pourra n'en faire que des quantités réduites, ce qui lui permettra de ménager ses modiques provisions.

b) Le microscope, les boîtes de chirurgie, le petit matériel bactériologique seront la propriété du médecin. L'État lui en facilitera l'achat en faisant l'avance d'une partie des fonds nécessaires. Le paiement de cette dette pourra se faire en deux ans au moyen d'une retenue sur la solde. En cas de démission, décès avant versement total de la somme avancée par l'État, les objets précités deviendront la propriété de ce dernier à moins que le remboursement complet de ladite somme ne soit effectué.

V

Conclusions.

Conséquences pratiques et morales du nouveau projet relatif à la création d'un corps de M. S. M. — Nous nous sommes efforcé d'établir un projet de création d'un nouveau corps de M. S. M. dans un esprit pratique éloigné de toute exagération. Il est certain qu'il est loin d'être parfait, et le grave reproche qu'on lui fera visera la participation de l'État à de nouvelles dépenses, son ingérence dans le fonctionnement d'un service qui jusqu'ici a subsisté tant bien que mal. Nous n'insisterons pas là-dessus, croyant n'avoir nullement engagé l'État dans des dépenses exagérées, n'avoir proposé que des modifications raisonnables, de nature à ne léser personne, et dont nous ferons ressortir plus loin l'incontestable utilité.

Une autre critique portera sur les fréquents changements de bateaux imposés aux médecins. Mais ne semble-t-il pas qu'il serait profondément injuste de laisser certains d'entre eux à poste fixe, sur des lignes agréables, où le séjour à la mer serait de peu de durée, alors que d'autres feraient d'un bout de l'année à l'autre les voyages de Chine, de Madagascar, très pénibles à certaines époques de l'année. De plus n'est-il pas désirable, qu'au point de vue professionnel, le médecin se tienne toujours en haleine ; or rien ne sera plus préjudiciable pour lui qu'un long séjour sur des lignes où il n'aura que de rares occasions d'occuper son activité. Certes, il faudra laisser aux Directeurs de la Santé une certaine latitude dans les désignations d'embarquement. Il restera bien entendu que le temps de séjour à terre entre deux voyages sera respecté, mais il pourra survenir telle circonstance qui nécessitera le départ d'un médecin pour une désignation quelconque avant la fin de ce séjour. Du reste, à l'heure actuelle, les choses ne se passent pas autrement, et prises au dépourvu, les Compagnies ne demandent pas l'avis du médecin lorsque son bateau est désigné pour repartir après un très court séjour en France.

Au point de vue des soldes attribuées aux médecins, nous avons proposé d'assez importantes modifications, car il faut bien le dire, en dehors de la Compagnie des Messageries Maritimes qui assure à ses médecins une véritable situation, les autres Compagnies allouent à leurs médecins des soldes insuffisantes.

Certes, nous ne nous faisons guère d'illusions sur le sort réservé à ce projet. Trop d'intérêts, et ajoutons-le, trop d'intérêts mal compris et en apparence opposés sont en jeu, pour que nous puissions espérer qu'une bienveillante attention lui soit accordée. Et cependant les Compagnies de navigation seraient les premières intéressées à embarquer des médecins instruits, soucieux de bien faire, dans lesquels les diverses Directions de Santé auraient entière confiance, et dont les déclarations, à l'arrivée, permettraient de donner sans contrôle immédiat, la libre pratique au navire par le moyen de signaux convenus. Une fois le navire dans le port, ce serait au médecin à aller fournir au directeur de l'Office sanitaire tous les renseignements que celui-ci croirait devoir lui demander (1). Les opérations du navire seraient de la sorte facilitées. Actuellement quoique bien simplifiées les choses se passent encore ainsi. Tout navire venant de Chine, de Madagascar, d'Australie, etc., et ayant ou non une de ses nombreuses patentes brutes, doit attendre soit au Frioul, soit dans le port la visite du médecin arraisonneur. Cette visite, qui consiste à faire défiler équipage et passagers devant le médecin de la Santé, est une simple formalité qu'on pourrait supprimer sans inconvénient. En effet le médecin arraisonneur, qui voit l'équipage et les passagers pour la première fois, ne saurait au cours de ce rapide défilé porter un diagnostic sur un cas douteux.

Il importe que les divers Offices sanitaires aient entière confiance dans les déclarations du M. S. M. Si ce dernier ne fait pas son devoir, qu'on le frappe sévèrement, mais si en toute connaissance de cause, il a déclaré que l'état sanitaire était parfait à bord, qu'on donne sans contrôle immédiat la libre pratique au navire. A la vérité, la situation resterait sensiblement la

(1) Au surplus, il serait toujours possible au capitaine de faire prévenir l'Office sanitaire qu'on a besoin de communiquer avec le médecin arraisonneur.

même dans la plupart des escales étrangères, car chaque pays se réserve le droit de faire lui-même sa police sanitaire. Toutefois les déclarations du médecin embarqué comme agent sanitaire du Gouvernement français, ne manqueraient pas de bénéficier d'une force nouvelle, appuyées qu'elles seraient sur de sérieux éléments de diagnostic bactériologique. Ces recherches, qui permettraient au médecin de se faire une opinion ferme sur un cas douteux, éviteraient aux Compagnies de navigation de grandes dépenses, des retards considérables dans le mouvement des navires, ce qui arrive ordinairement quand le médecin, hésitant au sujet du diagnostic, se contente d'exposer le cas au médecin arraisonneur, qui lui-même, peu soucieux de prendre une décision, la réserve à une date ultérieure et commence par mettre le bateau en quarantaine. Il faut avoir passé par ces moments-là pour comprendre combien pourra être délicate, difficile même la position du M. S. M., surtout s'il s'agit d'un cas de peste ou de choléra, alors que l'escale approchant, il lui faudra prendre une décision au sujet des déclarations à faire à la Santé. De sa réponse dépendra l'obtention ou le refus de la libre pratique, d'où mécontentement du capitaine, réflexions désagréables des passagers dérangés dans leurs projets. Et si après enquête médicale, après application de sages mesures que l'on qualifiera de vexatoires, il se trouve que les craintes du médecin n'étaient pas fondées, quel concert d'imprécations contre le malheureux. On ne songera pas un instant à la grave responsabilité encourue par lui, s'il omet sciemment de déclarer un cas douteux, on n'aura pas un mot d'excuse pour sa prudente conduite; on considérera seulement que sa déclaration inexacte a causé du retard au navire, que grâce à une erreur de diagnostic on n'a pu aller à terre faire l'excursion projetée, acheter le bibelot convoité (1). C'est dans ces circonstances qu'apparaît dans toute sa misère, la situation du M. S. M. pris quelquefois entre son devoir et ses intérêts immédiats. Puis il y a le retour au port d'attache. Le médecin sera critiqué sur son manque de précision dans le diagnostic, on lui reprochera de n'avoir pas su se *débrouiller*, d'avoir occasionné à la Compagnie des frais inutiles. A vrai dire les choses ne se passent pas toujours ainsi, et nous avons encore présente à l'esprit la réponse d'un capitaine apprenant que nous avions la peste à bord. « Vous savez, docteur, ce que vous avez à faire, commandez, on vous obéira. » Soyez assuré que de telles paroles vous vont au cœur et qu'on est bien résolu à faire simplement tout son devoir.

Combien différente aussi sera la disposition d'esprit du médecin auquel l'avenir apparaîtra moins sombre, lorsqu'il sera assuré d'une modeste retraite, au moment où, ses forces déclinant, il souhaitera plus ardemment la fin de cette existence nomade, un peu de repos bien gagné après de longues années passées à la mer.

En assurant au M. S. M. des avantages incontestables, en lui donnant une autorité morale nouvelle, on sera en droit d'être difficile dans le recrutement.

(1) Ces mêmes personnes, une fois à terre, seront les premières à déplorer la facilité avec laquelle on donne la libre pratique à quelque navire suspect.

Ce recrutement lui-même sera rendu facile grâce à la certitude qu'aura le médecin d'avoir une situation à l'abri des vicissitudes par lesquelles peut passer une Compagnie de navigation, et dont il subira forcément le contre-coup. Le M. S. M. étant appelé à faire dans l'intérêt des Compagnies de délicats examens bactériologiques, devra être logé en conséquence à bord des bateaux. Il aura une cabine spacieuse, bien éclairée, communiquant avec la salle de consultation et la pharmacie. Ce ne sera pas un des moindres avantages que lui conférera sa situation d'agent sanitaire du Gouvernement. A l'heure actuelle, dans certaines Compagnies, le médecin est logé de telle façon qu'il prend en horreur sa cabine ; il est ainsi amené à contracter l'habitude de boire et de jouer avec les passagers, ce qui peut avoir les plus tristes résultats. C'est principalement sur les bateaux de construction déjà ancienne que d'indispensables améliorations devront être apportées dans les installations réservées au service médical. Le médecin appréciera mieux le séjour dans une cabine où il pourra intelligemment occuper ses loisirs, sera moins porté à débarquer les malades quand il sera assuré de pouvoir les soigner à bord dans de bonnes conditions. Le M. S. M. a besoin d'être soutenu, encouragé. Il peut se trouver dans telles circonstances où la façon dont il comprendra son devoir, pourra avoir les plus graves conséquences. S'il veut faire consciencieusement son service, surtout sur les grandes lignes, les soins à donner aux malades lui feront des journées bien remplies. Cela on ne le sait pas assez, on ne le croit pas. De son côté, le médecin ne doit pas

oublier qu'il est sur le bateau à la disposition de
l'équipage et des passagers qui pourraient avoir
besoin de ses services et qu'en méconnaissant cette
règle il fournit des armes à ceux qui se passeraient
volontiers de sa présence sur le bateau. Il nous faut
convenir qu'il arrive quelquefois que certaines personnes abusent de la situation, et de jour et de nuit
font appeler le médecin pour des motifs qu'à terre
elles n'auraient sûrement pas considérés comme
nécessitant son intervention. Mais c'est là une des
obligations ordinaires de la profession et il devra
s'estimer heureux quand les soins donnés ne seront
pas l'objet de critiques déplacées de la part des passagers que leur existence désœuvrée prédispose souvent à une inexacte appréciation de la situation.

**Situation actuelle du médecin. Ce qu'elle pourrait
être.** — A tort ou à raison on n'a généralement dans le
médecin de bateau qu'une confiance très limitée. S'il
est jeune on le jugera inexpérimenté, s'il est vieux on
pensera qu'il était incapable de gagner sa vie à terre,
que peut-être le jeu, la boisson, le manque d'habileté
dans son art l'ont contraint à naviguer. Assurément,
des exemples de ce genre peuvent se rencontrer à la mer
aussi bien qu'à terre, mais à bord, plus observé, le
médecin souffrira davantage de ces appréciations fondées ou fausses. Certes nous n'ignorons pas que les
conditions de l'existence pour le médecin exerçant à
terre deviennent chaque jour plus difficiles, que dans
l'exercice de sa profession l'attendent de pénibles
travaux, que les décisions dont il aura à prendre la
responsabilité dans diverses circonstances [accidents

du travail] lui attireront bien souvent des haines im-
méritées, mais du moins il est pour lui, dans la journée, des moments où il lui sera loisible de s'isoler ou
d'oublier dans un milieu sympathique les misères de
la profession. Essayez donc de goûter sur un bateau
les douceurs du *home* par 30° de chaleur, dans une
étroite cabine de laquelle vous entendrez les bruits de
la batterie, les rires et les chants des voisins dont une
mince cloison vous sépare. De plus, on ne se fera pas
faute de vous y relancer à toute heure, car la consultation est gratuite et un simple appel électrique suffit au
passager pour demander le médecin. Eh bien ! malgré tout, dans l'état actuel de sa situation si défectueuse à bien des points de vue pour l'exercice de
sa profession, le médecin peut arriver à se créer à
bord une existence en somme supportable. Il lui suffira de s'intéresser à son service, de le faire de telle
façon qu'on ne puisse articuler aucun grief fondé
contre lui, de savoir tirer de son propre fonds assez de
ressources pour que la traversée ne lui semble pas
mortellement longue.

Tout d'abord il importe qu'il se tienne au courant
du mouvement scientifique et littéraire (1). Les longs
loisirs de la vie de bord lui permettront de lire avec
soin les publications qui se seront accumulées chez
lui en son absence (2). Il fera de la musique, de la

(1) Il sera bon qu'il fréquente les hôpitaux et les cliniques
pendant son séjour en France.

(2) Les dépêches, nouvelles détaillées qu'on reçoit dans
tous les ports sont amplement suffisantes pour tenir le
médecin au courant de tous les événements politiques et
autres.

peinture, du modelage, s'occupera de collections,
mais ne devra pas rester inoccupé. On n'ignore pas
avec quelle déplorable facilité on oublie le peu que
l'on sait, on s'habitue à ne rien faire, à vivre d'une vie
végétative qui annihilera toute énergie, toute initiative,
fera le médecin démuni et désemparé dans les circonstances difficiles où il pourra se trouver. Certes,
il n'empêchera pas le passager, les gens du bord, de
critiquer ses faits et gestes ainsi que les soins donnés,
de glisser leur avis dans la discussion du diagnostic
et du traitement, de consulter en dehors de lui les
médecins passagers, mais ce sont là misères inhé-
rentes à la profession aussi bien à terre que sur un
bateau.

Le médecin sera le véritable artisan de la situation
qu'il aura à bord. Qu'il n'ait rien à se reprocher, il
restera fort pour se justifier des attaques méchantes
ou simplement maladroites dont il sera l'objet.
Aujourd'hui que les idées en cours sur l'hygiène, la
contagion, la prophylaxie des maladies sont plus
familières à la majorité des passagers et des officiers
de la marine marchande, le médecin se heurtera
rarement chez eux à une opposition systématique,
dans les cas où il aura à faire preuve de décision et
d'énergie. Quelques récriminations se feront entendre, on parlera de vexations, d'incapacité, d'ingérence non justifiée dans les divers services. Que ne
dira-t-on pas ? Puis tout se tassera, et en présence
du diagnostic confirmé, des heureux résultats obtenus grâce aux mesures énergiques prises par le médecin, qui saura payer de sa personne, on reviendra à
une plus juste appréciation des faits, on sera moins

disposé à traiter de « bluffeur » celui qui n'a eu
d'autre but que de préserver les existences humaines
confiées à ses soins, et cela malgré les difficultés et
les mauvais procédés de la première heure.

En somme avec un peu de tact, le médecin pourra
facilement donner à tous une bonne opinion de lui,
inspirer confiance.

Bien éloigné de s'autoriser de sa situation pour
exiger l'impossible, il s'attachera seulement à assurer son service dans les meilleures conditions avec le
concours bienveillant de tous. Mais pour cela, il
faudra qu'il soit assuré de trouver dans le Commandement l'appui effectif qui lui sera indispensable
pour faire œuvre utile, et aussi beaucoup de bonne
volonté chez les différentes personnes du bord. Ar-
mateurs, équipage, passagers y trouveront toujours
leur compte.

Il a affaire sur le bateau à un personnel aigri par
les misères d'une existence passée presque toute entière à la mer, mécontent des gages qu'il juge insuffisants eu égard au travail fourni, très disposé à considérer le médecin en particulier comme un inutile
et un paresseux, jugement à la vérité sommaire,
mais ayant quelque apparence de fondement, parce
que ce dernier ne sait pas assez profiter des occasions qu'il aurait de se faire justement apprécier. Et
certes, pour arriver à ce résultat désirable il lui suffirait d'un bien modeste effort. Quel empêchement
y aurait-il par exemple à ce que chaque dimanche
passé à la mer, à une heure choisie de façon à ne
pas gêner le service, et sous la forme d'une simple
causerie, il initiât les matelots, les chauffeurs, le

personnel du service des passagers, aux notions
élémentaires d'hygiène courante ? A coup sûr, il les
intéresserait en leur faisant comprendre l'importance des soins corporels pour éviter les bourbouilles et la furonculose dans les pays chauds, la
nécessité du port d'un casque pratique quand leur
travail les force à s'exposer au soleil, le danger des
promenades près des endroits marécageux dans les
pays où règne la malaria, l'utilité des fréquents lavages
de mains, particulièrement recommandés aux chauffeurs (1), aux garçons de cabine, au personnel de la
boucherie et de la cuisine. Un soigneux nettoyage, au
moins quotidien de la bouche et des dents, avec une
brosse rude et une poudre dentifrice peu coûteuse et
facile à préparer, serait également une habitude à faire
prendre à tous. Il leur conseillerait de s'abstenir de
consommer les coquillages que dans certaines escales ils vont détacher le long des warfs, ou se procurent auprès des indigènes. Il ne manquerait pas
d'attirer leur attention sur les conséquences déplorables que peut avoir sur leur santé, la consommation habituelle de l'alcool dont ils font une ample
provision dans les ports où ils peuvent se le procurer à bon marché. Assurément ils ne font pas de cet
alcool un très grand abus, et il faut reconnaître qu'en
général dans les ports du sud de la France, les équipages sont plutôt sobres, mais ils en consomment
journellement et de mauvaise qualité. Il devra insis-

(1) L'intoxication saturnine est devenue très rare à bord
des bateaux, les préparations à base de plomb ayant été
à peu près complètement abandonnées et remplacées par
celles à base de zinc (blanc de zinc).

ter sur les dangers de cette lente et insidieuse intoxication qui, avec l'existence assez dure à la mer, fait qu'à quarante-cinq ans beaucoup de ces hommes sont complètement usés (1). Plus particulièrement avec les chauffeurs, dont l'instruction générale est plus développée que celle des autres catégories de l'équipage, il ne craindra pas d'entrer dans quelques détails pour leur faire bien comprendre l'imprudence commise en sortant à peine vêtus de la machine pour monter sur le pont, sans se soucier de la différence de température. Il les mettra en garde contre les contacts avec les cadavres de rats qui pourraient se trouver dans la machine, car ces rats peuvent être infectés, et les chauffeurs doivent savoir que dans plusieurs épidémies de peste sur les bateaux, ils ont été souvent les premières victimes. Il les invitera à ne pas hésiter à venir immédiatement le consulter pour un rhume, une brûlure, un corps étranger de l'œil, qui exigent une prompte intervention pour éviter des complications fréquentes. Enfin, il devra mettre tous les hommes de l'équipage en possession d'utiles et pratiques moyens pour se protéger, dans la mesure du possible, contre les maladies vénériennes. A tous les voyages, au départ de France et à l'issue de la première réunion, il pourra délivrer à chaque homme quelques médicaments, pommade au calomel, au protargol, permanganate de potasse, renfermés dans des tubes en verre bouchés hermétiquement, d'un usage commode et

(1) Peu d'entre eux et surtout de ceux ayant fait longtemps la ligne de Chine arrivent à profiter de la petite retraite que l'État leur accorde.

sur lesquels sera indiqué le mode d'emploi. C'est ce qui se fait à bord des bateaux de commerce et navires de guerre allemands et japonais; pourquoi n'adopterions nous pas en France ces intelligentes mesures ? On réussirait au moins à diminuer le nombre des hommes qui ne pouvant, à cause de leurs modiques ressources, fréquenter les maisons un peu surveillées, reviennent en France avec la syphilis une blennorragie. Or la plupart des malades ne sont arrêtés par aucune espèce de considération. Insouciants, ou croyant s'être suffisamment traités, ils communiqueront ces maladies. Quelques-uns aussi, après avoir été infectés, usent de représailles, se vengent sur la collectivité. Il n'est pas besoin de longues années de pratique pour persuader le médecin de l'exactitude de cette fâcheuse réalité, confirmée par la fréquence des affections de l'utérus et des annexes, le nombre toujours croissant des syphilitiques. Si l'on envisage ces tristes conséquences, on ne pensera pas à critiquer à la légère, la réelle utilité de cette simple causerie, au cours de laquelle le médecin aura su donner quelques pratiques conseils, en somme avec un léger effort réaliser beaucoup de bien.

Justement pénétré de cette idée que du jour où il est embarqué il fait partie de l'état-major du bateau, le M. S. M. ne négligera rien pour vivre en bons termes avec le commandant et les officiers dont la profession a ses côtés pénibles et dont l'existence n'est pas non plus exempte de tristesses et de déboires. Il se montrera toujours respectueux des règlements établis par chaque Compagnie en particulier dans l'intérêt du service en général. Il sera toujours d'une méticuleuse propreté sur sa personne. Rien ne dispose le malade à la défiance à l'égard du médecin comme une mise débraillée chez ce dernier. En dehors du service, il se tiendra autant que possible à l'écart des passagers. En devenant trop familier avec eux il s'expose à souffrir quelque jour dans sa dignité. Trop d'intimité avec les femmes peuvent ruiner à bord la situation du médecin. Les conditions particulières à cette vie monotone dans l'obsédante fréquentation des mêmes individus qui, désœuvrés, s'observent et se jalousent avec une passion inimaginable, l'absence de diversions utiles qui permettraient de se ressaisir, peuvent donner à une simple passade, la fâcheuse apparence d'un sentiment vrai ; bien souvent que de désillusions, de regrets, quand, soustrait à l'influence de cette sorte d'intoxication passagère, sollicité de divers côtés, on a retrouvé à terre une existence plus normale. Un confrère, que nous connaissons bien, eut à éprouver de sérieux désagréments à ses débuts dans la navigation, alors que plein d'illusions encore, il crut pouvoir négliger ces précieux avis.

Ne jamais jouer ou accepter de boire avec les passagers. Le médecin pourra s'occuper consciencieusement de son service, observer une habituelle sobriété il n'en sera pas moins celui qui fréquente la salle de jeu, et a du goût pour l'alcool, si pendant qu'il se livre aux joies d'un innocent domino, on a besoin de lui pour quelque accident survenant chez un malade un peu en vue à bord. Mais s'il va jusqu'à jouer de l'argent et que la chance le favorise d'une façon continue, ses partenaires malheureux, après l'avoir accueilli parmi eux, seront les premiers à marquer leur étonnement des nombreux loisirs que comporte la profession de médecin de bord. Ce sera une façon de lui faire comprendre que sa place serait plutôt auprès de ses malades.

Les réflexions qui précèdent paraîtront le fruit d'un pessimisme fâcheux aux jeunes confrères qui, tout heureux de faire leurs premières armes sur un navire, trouvent que tout est pour le mieux dans la plus agréable des existences ; elles ne seront pas taxées d'exagération par les *vieux sanitaires maritimes* que de désagréables expériences ont amenés à observer une prudente réserve dans leurs relations avec les personnes qu'ils sont forcément appelés à fréquenter sur le bateau.

Les conseils d'une sage philosophie acquise après quelques années de navigation aideront le médecin à arriver sans trop de difficulté au terme du voyage. Or, chacun sait qu'une fois à terre on a vite fait d'oublier et les tortures du mal de mer, les crises sentimentales et aussi les petites misères que les conditions un peu spéciales de la vie à bord rendent plus délicates à supporter.

2354. — Tours, Imprimerie E. Arrault et Cie.

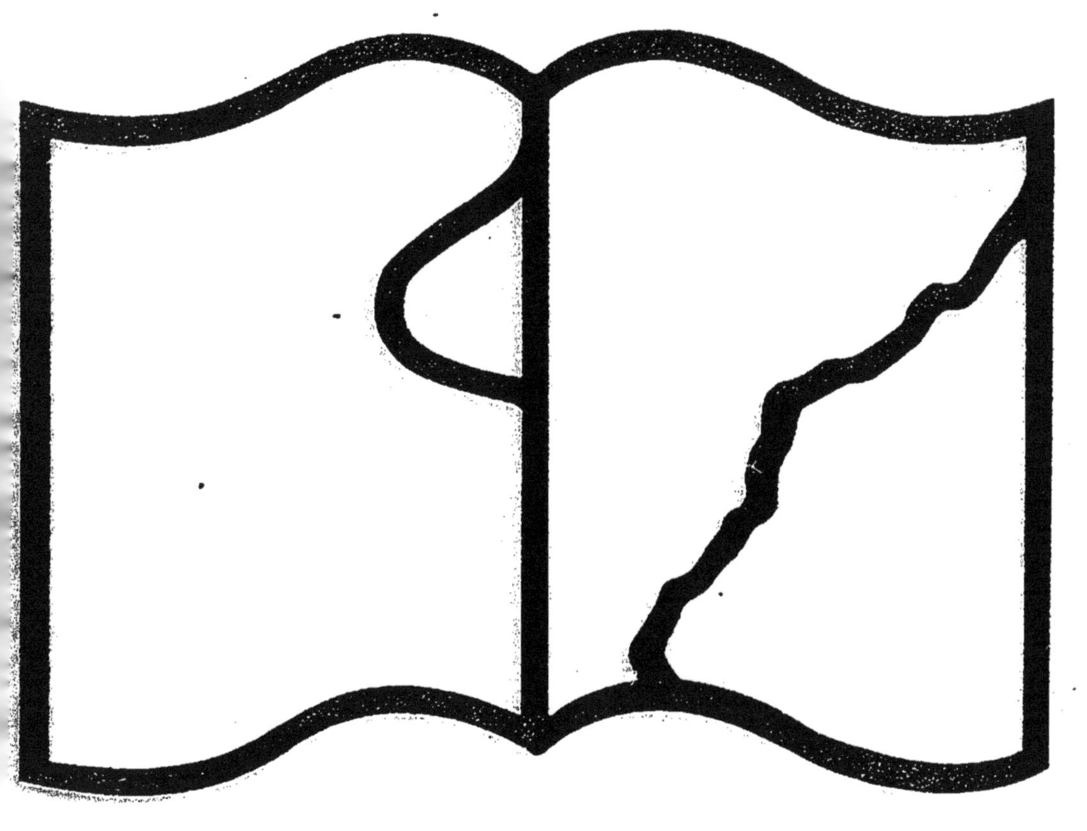

Texte détérioré — reliure défectueuse

NF Z 43-120-11

www.ingramcontent.com/pod-product-compliance
Ingram Content Group UK Ltd.
Pitfield, Milton Keynes, MK11 3LW, UK
UKHW010910160726
13695UKWH00007B/132